Barbara Seewald

Aphasie und Natürlichkeit

Psycholinguistische Studien

Herausgegeben von
Gert Rickheit und *Dieter Metzing*

In der Reihe „Psycholinguistische Studien: Normale und pathologische Sprache und Sprachentwicklung" werden Arbeiten veröffentlicht, welche die Forschung in diesen Bereichen theoretisch oder empirisch vorantreiben. Dabei gibt es grundsätzlich keine Beschränkung in der Wahl des theoretischen Ansatzes oder der empirischen Methoden. Sowohl Beobachtungs- als auch experimentelle Studien sollen in dieser Reihe erscheinen, ebenso Arbeiten, die Sprachverarbeitungsprozesse mit Hilfe von Computern simulieren, sofern sie nicht nur lauffähige Systeme darstellen, sondern auch deren empirische Validität aufzeigen.
Im Bereich der pathologischen Sprache sollen neue Diagnose- und Therapieverfahren sowie Erklärungsansätze für bestimmte Formen sprachlicher Abweichungen oder abweichender Entwicklungen in die Reihe aufgenommen werden. Arbeiten, die die normale Sprachverwendung thematisieren, sollen neue Einsichten in die Mechanismen und das Funktionieren der sprachlichen Kommunikation vermitteln.
Die Studien, die die Sprachentwicklung zum Gegenstand haben, sollten sich thematisch auf die normale oder auf die gestörte Entwicklung der Sprache konzentrieren und die empirischen Befunde auf entsprechende theoretische Konzepte beziehen.

Barbara Seewald

Aphasie und Natürlichkeit

Abbauhierarchien im Bereich der Grammatik

Springer Fachmedien Wiesbaden GmbH

Ursprünglich erschienen bei Westdeutscher Verlag GmbH, Opladen/Wiesbaden, 1998

http://www.westdeutschervlg.de

Höchste inhaltliche und technische Qualität unserer Produkte ist unser Ziel. Bei der Produktion und Verbreitung unserer Bücher wollen wir die Umwelt schonen: Dieses Buch ist auf säurefreiem und chlorfrei gebleichtem Papier gedruckt. Die Einschweißfolie besteht aus Polyäthylen und damit aus organischen Grundstoffen, die weder bei der Herstellung noch bei der Verbrennung Schadstoffe freisetzen.

Umschlaggestaltung: Christine Huth, Wiesbaden

ISBN 978-3-531-13269-3   ISBN 978-3-322-93551-9 (eBook)
DOI 10.1007/978-3-322-93551-9

Für Frida, Clemens und Peter,

die dafür sorgten, daß die Prioritäten meines Lebens bewahrt blieben

Inhalt

Vorwort

Bei der Entstehung der vorliegenden Arbeit haben mich zahlreiche Menschen unterstützt, denen ich an dieser Stelle meinen herzlichen Dank aussprechen möchte. Allen voran möchte ich meinen Probanden für ihr Vertrauen und ihr Engagement danken. Ohne ihren Einsatz, den einige unter erschwerten persönlichen Bedingungen leisteten, hätte das Vorhaben nicht realisiert werden können. Meine Betreuer Elisabeth Leiss und Horst-Haider Munske standen mir mit ihrem reichen Erfahrungsschatz zur Seite und ließen mir gleichzeitig einen maximalen Freiraum. Ihnen danke ich für ihren fachlichen und persönlichen Respekt. Für den Entwurf und den Aufbau der Untersuchung gaben Wolfgang U. Dressler und Jacqueline A. Stark eine wertvolle Starthilfe. Luise Springer und Martina Penke verdanke ich wertvolle fachliche Hinweise und Auskünfte. Mit ihrer Bereitschaft, problematische Punkte zu diskutieren, trugen Sabine Engel, Dong Ying Hong, Gabriele Diewald, Annegret Ott, Doris Weber und Silke Kruse dazu bei, daß aus einem vorsichtigen Versuch ein spannendes Unternehmen wurde. Mein besonderer Dank gilt Hildegard Weeg, Michael Tielemann und Ingrid Stockinger, die mit Engagement und Akribie einen beträchtlichen Teil der Korrekturarbeiten übernahmen. Monika Bihler war mir mit ihrer fundierten Kritik eine wichtige Unterstützung. Kurt Meidenbauer und die Aphasikerselbsthilfegruppe Nürnberg, die logopädische Praxis Susanne Bachem und Evi Finkbeiner sowie Theodor R. v. Stockert und die Logopädinnen der neuropsychologischen Abteilung des Bezirkskrankenhauses Erlangen waren mir bei der Vermittlung von Probanden eine unerläßliche Hilfe. Finanziell unterstützt wurde die Arbeit durch ein Stipendium aus dem Hochschulsonderprogramm II (HSP II) der Universität Erlangen-Nürnberg. Meinen Eltern danke ich für alle sichtbare und unsichtbare Unterstützung. Sie standen mir sowohl durch ihre Zuversicht als auch durch tatkräftige Enkelfürsorge zur Seite. Besonders bedanken möchte ich mich schließlich bei meinem Mann Peter, der in bewundernswerter Ausdauer der Arbeit zu einer leserfreundlichen Optik verhalf und mich mit seiner Liebe und seinem Humor durch die Arbeit begleitete.

Einleitung

Die Beschreibung von aphasischen Sprachstörungen beschäftigt Neurologen, Sprachwissenschaftler und Psychologen seit mehr als einem Jahrhundert. Während insbesondere in der Anfangsszeit das Interesse an der Lokalisation psychischer Funktionen im Gehirn die Aphasieforschung motivierte, stand in den letzten Jahren der Entwurf von Sprachverarbeitungsmodellen im Vordergrund. Die Suche nach einem Mechanismus der Steuerung aphasischer Abbauprozesse ist trotz der langjährigen Forschungstradition ohne befriedigende Ergebnisse geblieben. Längst ist klar, daß aphasische Fehlbildungen nicht willkürlich auftreten, sondern sich durch ein regelmäßiges Muster auszeichnen. Wenngleich aphasische Phänomene - seien sie semantischer, syntaktischer oder grammatischer Natur - mittlerweile sehr detailliert beschrieben werden, steht bislang eine umfassende Erklärung dafür aus, warum Fehlbildungen in genau dieser Regelhaftigkeit auftreten.

Die vorliegende Arbeit vertritt den Standpunkt, daß die Lösung dieser überfälligen und komplexen Frage im neurolinguistischen Alleingang nicht möglich ist. Es wird davon ausgegangen, daß über die pathologischen Evidenzen hinaus weitere linguistische und nicht-linguistische Quellen herangezogen werden müssen. Dazu gehören neben fundierten Grundlagen seitens der linguistischen Theoriebildung sowie kognitions- und entwicklungspsychologischen Erkenntnissen auch die Beschreibung sprachlicher Prozesse, wie sie bei Sprachwandel, Spracherwerb und Kreolsprachen stattfinden. Damit ist die vorliegende Arbeit an die Schnittstelle zwischen theoretischer Linguistik und Aphasiologie einzuordnen. Diese Interdisziplinarität vereinigt zwei Forschungsperspektiven. Auf der einen Seite steht der Versuch, aphasische Störungen mit Hilfe von Modellen aus der theoretischen Linguistik zu beschreiben und zu erklären. Auf der anderen Seite werden gestörte Prozesse der Sprache als Evidenz für die linguistische Theoriebildung verwendet, das heißt, es wird erprobt, ob sich theoretische Modelle nicht nur in ungestörter Sprache, sondern auch in der Sprachpathologie bewähren.

Für die Beschreibung und Erklärung aphasischer Störungen wird ein Ansatz aufgegriffen, der bereits in den dreißiger Jahren entwickelt wurde. Er erfuhr - mit Ausnahme des Bereichs phonologischer Störungen - in der Aphasieforschung bislang wenig Aufmerksamkeit, was neben methodischen Mißverständnissen vermutlich auch forschungspolitischen Gründen zuzuschreiben ist. Bei besagtem Ansatz handelt es sich um die aus dem funktionalen Strukturalismus entstandene Markiertheitstheorie (JAKOBSON 1957/1971, MAYERTHALER 1977). Gemäß dieser Theorie besteht eine natürliche Sprache nicht aus gleichrangigen, nebengeordneten Elementen, sondern ist in ihrem Aufbau hierarchisch strukturiert. Die entscheidende Bedingung dieser hierarchischen Organisation wird in der Anordnung der Sprachelemente in sogenannten „binären Oppositionen" gesehen. Für den hierarchischen Aufbau der Sprache werden vor allem solche Oppositionen verantwortlich gemacht, deren Pole eine unterschiedliche Wertigkeit bzw. Markiertheit aufweisen. Das markierte Element einer solchen Opposition weist eine bestimmte Eigenschaft auf, das unmarkierte Element weist diese Eigenschaft nicht auf, bzw. bleibt hinsichtlich dieser Eigenschaft neutral. Grundlegend ist dabei die Annahme, daß das Prinzip der Markiertheit sprachlicher Elemente mit den Charakteristika des „prototypischen Sprechers" korrespondiert. Entsprechend der menschlichen Wahrnehmung, die die Umwelt nach hervorstechenden und neutralen Merkmalen strukturiert, und so dem Menschen überhaupt erst eine Verarbeitung der Reizflut ermöglicht, wird davon ausgegangen, daß auch die Sprache nach dem Prinzip von markierten und unmarkierten Werten aufgebaut ist. Die Wirkung des aus der Gestaltpsychologie bekannten Figur-Grund-Phänomens wird nach diesem Modell in der Sprache weitergeführt. Das „Normale" bzw. der Hintergrund einer Handlung repräsentiert das jeweils unmarkierte Element einer Opposition; das „Besondere", der Vordergrund einer Handlung wird durch das jeweils markierte Element repräsentiert (Vgl. KARPF 1990 und Kapitel 2.2.3).

Eine erste Anwendung auf die Sprachpathologie erfährt das Prinzip der Markiertheit durch Roman JAKOBSON (1944/1982, 1968), einem der führenden Vertreter der Prager Schule. JAKOBSON zeigt am Phonemsystem verschiedener Sprachen, daß bei Aphasie die einzelnen Laute einer Sprache in einer ganz bestimmten Reihenfolge abgebaut werden. Diese Hierarchie der Störungsanfälligkeit wird im Prinzip der Markiertheit vermutet, nach dem tendenziell die mehr markierten Elemente leichter störbar sind als die jeweils weniger markierten Elemente. Während sich die Annahme von Abbaureihenfolgen im Bereich der Phonologie auch in weiteren Untersuchungen bestätigte, verlor die Übertragung dieser Ergebnisse auf weitere Bereiche, wie etwa den der Grammatik, nach einigen anfänglichen Versuchen wieder die Aufmerksamkeit der psycholinguistischen Forschung (vgl. CARAMAZZA/ ZURIF 1978). Die geringen Erfolge bei der Suche nach Abbaureihenfolgen im Bereich der Grammatik überraschen nicht, wenn man berücksichtigt, daß vom JAKOBSONschen Ansatz im wesentlichen der Hierarchiegedanke weiterverfolgt wurde, der markiertheitstheoretische Hintergrund hingegen vernachlässigt wurde (vgl. z.B. GOODGLASS u.a. 1972, DE VILLIERS 1978). Der Grund für diese Vernachlässigung könnte ein ganz praktischer sein: Voraussetzung für die Anwendung der Markiertheitstheorie in der Aphasieforschung ist eine fundierte Grundlagenarbeit von theoretisch-linguistischer Seite, in der für das zu untersuchende Gebiet der systematische Aufbau aus Oppositionen erstellt wird. Außerhalb der Phonologie werden derartige markiertheitsbasierte Darstellungen erst allmählich erarbeitet (vgl. z.B. LEISS 1992, MAYERTHALER/ FLIEDL 1993).

Die vorliegende Untersuchung versteht sich als ein Versuch, die von JAKOBSON begonnene Arbeit systematisch wieder aufzugreifen und an einem ausgewählten Bereich die Übertragbarkeit der Ergebnisse aus der Phonologie auf die Grammatik zu überprüfen. Für eine Untersuchung aphasischer Abbauphänomene nach markiertheitstheoretischen Gesichtspunkten bieten sich die Verbalkategorien Tempus, Modus und Aspekt besonders an, da sie sowohl von psycholinguistischer als auch von theoretisch-linguistischer Seite hinsichtlich ihrer hierarchischen Organisation gut beschrieben sind. So konnte gezeigt werden, daß im Spracherwerb verschiedener Sprachen Aspekt vor Tempus erworben wird (STEPHANY 1985, STUTTERHEIM 1986). Auch die Serialisierung von Morphemen im Wortverband von Verben weist offensichtlich eine hierarchische Struktur auf. Eine Untersuchung von BYBEE (1985) ergab, daß in den über 50 untersuchten Sprachen Aspekt am nähesten am Wortstamm realisiert wird, gefolgt von Tempus und Modus.

Schließlich wurde für das deutsche Verbalsystem gezeigt, daß Aspekt, Tempus und Modus nicht als gleichrangige Kategorien zu verstehen sind, sondern hinsichtlich ihrer Komplexität in eine hierarchische Anordnung gebracht werden können. Mit Hilfe von Markiertheitsrelationen beschreibt LEISS (1992) Aspekt als Basiskategorie, aus der sich die weiteren Verbalkategorien in der Reihenfolge Genus Verbi, Tempus und Modus ableiten lassen. Im Zentrum der vorliegenden Arbeit steht die Frage, ob diese angenommene hierarchische Organisation von Verbalkategorien bei aphasischen Störungen zutage tritt. In diesen Zusammenhang fällt die Überlegung, ob sich tatsächlich das gesamte Spektrum der aphasischen Störungen für eine derartige Untersuchung eignet. Von den großen Aphasiesyndromen bieten sich zunächst vor allem die Wernicke Aphasie und die Broca Aphasie an, die sich typischerweise durch grammatische Störungen manifestieren, den Paragrammatismus bzw. den Agrammatismus. Bei der Frage, ob sich beide oder nur einer der Störungstypen für die Untersuchung von Abbauhierarchien eignen, stößt man auf den beinahe schon klassischen Disput um die Abgrenzbarkeit von Agrammatismus und Paragrammatismus (vgl. DE BLESER 1987, SCHLENCK 1991). Ohne den Anspruch zu erheben, diese Frage hier klären zu wollen, sollen die beiden gegensätzlichen Positionen kurz vorgestellt werden. Eine weitgehende Kontinuität von agrammatischen und paragrammatischen Symptomen wird vor allem von HEESCHEN (1985) vertreten. Eine grundsätzliche Trennbarkeit der beiden Störungsbilder wird in diesem Ansatz abgelehnt. Demgegenüber steht die Darstellung von JAKOBSON (1956/1971), nach der es sich bei Agrammatismus und Paragrammatismus um sehr gegensätzliche und einander ausschließende Symptomatiken handelt. So beschreibt JAKOBSON den Paragrammatismus als eine sogenannte Similaritäts- bzw. Selektionsstörung, bei der die Auswahl der linguistischen Elemente fundamental gestört ist. Demgegenüber wird beim Agrammatismus eine sogenannte Kontiguitätsstörung angenommen, bei der vor allem kontextabhängige Elemente, wie bspw. Funktionswörter, stark störungsanfällig sind. Hingegen soll die Selektion der linguistischen Elemente nach ihrer Ähnlichkeit (Similarität) bei diesem Störungstyp gut erhalten sein. Aphasiker mit Kontiguitätsstörung wählen demnach, je nach Schweregrad der Störung, in den einzelnen Paradigmen systematisch die jeweils weniger komplexen Elemente aus. Damit ist beim Agrammatismus ein systematischer Abbau der Paradigmen zu erwarten, während beim Paragrammatismus wegen der gestörten Selektionsfähigkeit mit einer willkürlichen Auswahl aus den Paradigmen zu rechnen ist.

In den Pilottests für die vorliegende Untersuchung ließ sich bei den Paragrammatikern keine Tendenz im Fehlerverhalten ausmachen, weshalb der JAKOBSONsche Ansatz aus markiertheitstheoretischer Sicht im Moment noch zu bevorzugen ist. Vor dem Hintergrund dieser Beobachtungen bzw. theoretischen Annahmen wurden für die Untersuchung von Abbauhierarchien im Bereich grammatischer Störungen ausschließlich agrammatisch sprechende Patienten herangezogen. Für gesicherte Aussagen über die Rolle von Markiertheit bei Paragrammatismus werden weitere Untersuchungen erforderlich sein.

Mit dem Vorhaben, grammatische Hierarchien mit Hilfe von Markiertheitsrelationen aufzuspüren, reiht sich die Arbeit in die noch relativ junge Tradition der Natürlichkeitstheorie ein. Die Natürlichkeitstheoretiker um MAYERTHALER (1977), DRESSLER (1977b, 1977c) und WURZEL (1977) gehen davon aus, daß bestimmte sprachliche Elemente „natürlicher“ sind als andere. Diese Annahme wird damit begründet, daß „natürlichere" Elemente beispielsweise in der Sprachentwicklung früher erworben werden und gegen aphasische Störungen resistenter sind. „Natürlichkeit" steht dabei in einem umgekehrt proportionalen Verhältnis zu Markiertheit. Das heißt, ein Element wird als umso natürlicher eingeordnet, je weniger markiert es ist, und umgekehrt als umso weniger natürlich, je markierter es ist. Entsprechend dieser Gesetzmäßigkeiten postulieren die Natürlichkeitstheoretiker bei Aphasie Markiertheitsabbau und greifen damit die von JAKOBSON aufgestellten Thesen wieder auf. Demnach wird bei Aphasie erwartet, daß mehr markierte (= weniger natürliche) Elemente störungsanfälliger sind als weniger markierte (= natürliche) Elemente. Übertragen auf die Verbalkategorien müßten sich demnach sowohl kategorieintern als auch kategorieübergreifend die jeweils markierten Elemente einer Opposition als besonders störungsanfällig erweisen. Modusdifferenzierungen müßten sich als stärker störbar erweisen als Tempusdifferenzierungen, PAST-Formen als störungsanfälliger als Präsens und so fort. Außerdem dürften umgekehrte Störungsverläufe (also von unmarkiert nach markiert) nach den Erwartungen der Markiertheits- und Natürlichkeitstheoretiker nicht zu beobachten sein. Dieser Punkt verdient insofern besondere Aufmerksamkeit, als sogenannte „two-way errors" (Ersetzungen in beide Richtungen) in der Literatur immer wieder Anlaß zur Skepsis gegenüber der Markiertheitstheorie geben (MENN/ OBLER 1990:1373). Ein ähnliches Problem stellen bislang die Partizipialformen dar, die von Agrammatikern regelmäßig präferiert werden. Sie werden ebenfalls als Gegenargument angeführt, da die Markiertheitstheorie angeblich den häufigen Gebrauch dieser Formen nicht erklären kann (MENN/ OBLER 1990:1373). Auch dieser „Schwachstelle" wird bei der Auswertung und Besprechung der Daten nachzugehen sein.

Der eben dargestellte Problemkreis, ob sich bei Aphasie Abbauhierarchien im Bereich der Grammatik nachweisen lassen, bzw. ob Markiertheit als Erklärungshilfe für aphasische Erscheinungen in Betracht gezogen werden kann, stand am Anfang der Untersuchung und bildete den Schwerpunkt der Studie. Nach den ersten Vortests erwies es sich als sinnvoll, die Verbalkategorien nicht isoliert zu betrachten, sondern den gesamten Bereich der Temporalität und Modalität ins Auge zu fassen. Das bedeutete, daß auch Temporalitätsadverbien wie *gestern* oder *in drei Tagen* und Modalwörter wie *wahrscheinlich* oder *vielleicht* in die Auswertung miteinbezogen werden mußten. Hinter diesem Schritt standen vor allem zeichentheoretische Überlegungen. Bei Temporaladverbien und Modalwörtern handelt es sich um Elemente des Lexikons, die - ebenfalls wie die grammatischen Kategorien Tempus und Modus - deiktische Funktion ausüben. Das heißt, beide Gruppen sind sprecherabhängige Ausdrucksmittel, mit deren Hilfe vom Standpunkt des Sprechers auf Sachverhalte gezeigt werden kann. Die Bereiche Temporalität und Modalität werden damit von sprachlichen Mitteln versorgt, die einerseits die Funktion der Deixis teilen, andererseits unterschiedlichen Bereichen der Sprache - dem Lexikon bzw. der Grammatik - entstammen. Im Zusammenhang mit Agrammatismus stellt sich die Frage, wie sich bei Störungen der Grammatik die entsprechenden lexikalischen „Mitspieler" verhalten. Da Grammatik und Lexikon aus semiotischer Sicht nicht in gleicher Weise funktionieren, wäre ein unterschiedliches Störungsverhalten nicht überraschend. Zudem wären Kompensationsmechanismen seitens der lexikalischen Deiktika als Reaktion auf Störungen im grammatischen Bereich naheliegend.

Die Zusammenhänge zwischen Markiertheit, Verbalkategorien und Aphasie wurden bisher noch nicht in der Ausführlichkeit beschrieben, wie es als Grundlage einer empirischen Untersuchung erforderlich ist. Aus diesem Grund nimmt die Darstellung des theoretischen Hintergrunds einen verhältnismäßig großen Raum ein.

Mit dem Versuch, Markiertheit zur Erklärung aphasischer Symptome heranzuziehen, und der Annahme unterschiedlicher Deiktika wird in der vorliegenden Arbeit ein semiotischer Ansatz angewandt. Nach der Einleitung werden in Kapitel 1 die zeichentheoretischen Grundlagen dieses Ansatzes dargestellt. Anschließend wird aus den Zeichenfunktionen nach PEIRCE die hier vertretene Funktion von Grammatik und die Funktion von Verbalkategorien im besonderen abgeleitet. Am Ende des ersten Kapitels werden Annahmen zu den Auswirkungen der verschiedenen Zeichenfunktionen auf aphasische Störungen ausgeführt. Kapitel 2 stellt dar, wie mit Hilfe der Markiertheitstheorie grammatische Systeme strukturiert und in ihrer hierarchischen Organisation beschrieben werden können. Dazu werden die markiertheitstheoretischen Grundlagen und deren Anwendung in der Phonologie vorgestellt. In einem Exkurs wird über bereits existierende Forschungsergebnisse zum Abbau von Verbalkategorien bei Aphasie berichtet. In diesem Zusammenhang wird ferner diskutiert, warum bis dato durchgeführte Untersuchungen die Forschung wenig vorangetrieben haben. JAKOBSON (1957/1971) übertrug die Prinzipien der Markiertheit auch auf die Grammatik und entwarf eine markiertheitsbasierte Definition grammatischer Kategorien. Dieser Grundbaustein des in der vorliegenden Arbeit verwendeten alternativen Konzepts wird anschließend dargelegt. Wie mit Hilfe dieses Grammatikbegriffs der hierarchische Aufbau der Verbalkategorien Aspekt, Tempus und Modus transparent gemacht werden kann, zeigt der folgende Abschnitt. Eine zentrale Stellung nimmt dabei der Ansatz von LEISS (1992) ein, in dem auf Grundlage der Markiertheitstheorie eine unterschiedliche Komplexität von Verbalkategorien postuliert wird. Als Abschluß von Kapitel 2 werden die Annahmen der Markiertheitstheoretiker bezüglich des Verhaltens grammatischer Kategorien bei Aphasie formuliert. Es wird die Hypothese aufgestellt, daß bei Aphasie die Störungsresistenz von Aspekt über Tempus nach Modus abnimmt. In Kapitel 3 wird der Untersuchungsbereich abgesteckt, indem unter Einbeziehung gängiger Modelle dargelegt wird, auf welchen Tempus-, Modus- und Aspektbegriffen die vorliegende Arbeit aufbaut. Die Frage, welche Störungsresistenzen für die Kategorien Aspekt, Tempus und Modus bei aphasischen Störungen tatsächlich festzustellen sind, wird im Rahmen einer Fallstudie zweier Agrammatiker bearbeitet. Die Äußerungen eines leicht und eines mittelschwer gestörten Agrammatikers, die in freier sowie experimentell gelenkter Spontansprache aufgezeichnet wurden, stellen die Grundlage für die Analyse der grammatischen Kategorien Aspekt, Tempus und Modus dar. In Kapitel 4 wird das methodische Vorgehen und der Aufbau der durchgeführten Untersuchung beschrieben. Kapitel 5 bildet den Kern der Arbeit. Hier werden die Ergebnisse der linguistischen Analyse dargestellt und in Hinblick auf bereits vorliegende Forschungsarbeiten sowie auf die Erstellung neuer Therapieprogramme besprochen. Die Arbeit wird durch eine Zusammenfassung aller wesentlichen Inhalte abgeschlossen.

Die vollständigen Transkripte der Interviews sind über die Verfasserin zu beziehen.
Dr. Barbara Seewald
Fachklinik Herzogenaurach
Abteilung Sprachtherapie
In der Reuth 1
91074 Herzogenaurach
e-mail: barbara.seewald@gmx.de

1. Grammatische Kategorien und ihre Funktion

1.1 Die Funktion sprachlicher Zeichen

In der vorliegenden Arbeit wird von bestimmten Wirkungsweisen der sprachlichen Zeichen ausgegangen. Da sich diese Funktionen, so weiter die Annahme, vermutlich auch auf die Ausprägungen aphasischer Störungen auswirken, soll als erstes das hier vertretene Bild von sprachlichen Zeichen vorgestellt werden. Mit der Entwicklung von Sprache hat der Mensch seine Handlungsmöglichkeiten entscheidend erweitert. Er hat dadurch die entscheidende Fähigkeit hinzugewonnen, die Aufmerksamkeit des Gegenübers zu lenken, und zwar nicht nur innerhalb der gegebenen Situation, sondern über das Hier und Jetzt hinaus. In der vorliegenden Arbeit wird ein semiotischer Ansatz verfolgt, nach dem an dieser Loslösung von der konkreten Situation die einzelnen sprachlichen Zeichen unterschiedlich stark beteiligt sind. Grundlage dieses Ansatzes ist das Zeichenmodell von PEIRCE (1939-1914), einem amerikanischen Philosophen und Semiotiker, dessen Bedeutung erst in den letzten Jahrzehnten erkannt worden ist (vgl. OEHLER 1993:7). PEIRCE nimmt drei grundlegende Arten bzw. Funktionen von Zeichen an:

- Ikon bzw. ikonisch
- Index bzw. indexikalisch
- Symbol bzw. symbolisch

(vgl. PEIRCE 1960, II:156f)

Nach PEIRCE besteht das wesentliche Merkmal *ikonischer* Zeichen in der Ähnlichkeitsbeziehung zwischen Bezeichnetem und Bezeichnendem. Ikonische Zeichen stehen für etwas aus dem Grund, weil sie dieser Sache ähneln. Als typische ikonische Zeichen nennt PEIRCE geometrische Diagramme und Abbildungen von Gegenständen (PEIRCE 1960, II:157). In der menschlichen Sprache wird Syntax und Diskursorganisation ein hoher ikonischer Zeichenanteil zugeschrieben, da hier beispielsweise durch Mittel der natürlichen Serialisierung bekannte und unbekannte Inhalte in einer bestimmten Reihenfolge angeordnet werden können (vgl. z.B. EHRICH 1992:155f). Auch hinsichtlich der Organisation des Lexikons wird ein hohes Maß an Ikonizität angenommen, was von der Beobachtung abgeleitet wird, daß Lexeme untereinander offensichtlich in logischen Abhängigkeitsbeziehungen stehen. Diese Beziehungen werden beispielsweise in Teil-Ganzes-Relationen gesehen (z.B. *Körper - Arm - Hand - Finger*), wie sie in der Meronomie-Lehre beschrieben werden (CRUSE 1986:157f). Ikonische Zeichen beschreibt PEIRCE als die grundlegenden Zeichentypen, aus denen sich alle weiteren Zeichentypen entwickeln: „The only way of directly communicating an idea is by means of an icon; every indirect method of communicating an idea must depend for its establishment upon the use of an icon. Hence every assertion must contain an icon or a set of icons, or else must contain signs whose meaning is only explicable by icons." (1960, II:158). Auch in der Natürlichen Morphologie wird darauf hingewiesen, daß Zeichen um so natürlicher sind, je ikonischer sie sind, was sich beispielsweise an der Abfolge des Spracherwerb erkennen läßt (DRESSLER u.a. 1987:18).

Bei den *indexikalischen* Zeichen besteht nach PEIRCE eine Verweisbeziehung zwischen Zeichen und Bezeichnetem. Sie wirken wie ein Zeigefinger, der auf etwas zeigt. Indexikalische Zeichen zeichnen sich dadurch aus, daß sie unsere Aufmerksamkeit auf ein bestimmtes, konkretes Objekt lenken (Verweisfunktion). Das entscheidende Merkmal wird darin gesehen, daß hier eine Verbindung („dynamical connection") zwischen dem Zeichen und dem bezeichneten Objekt besteht (PEIRCE 1960, II:170). Diese Eigenschaft findet sich beispielsweise bei natürlichen Zeichen (z.B. Rauch) und physikalischen Symptomen (z.B. Krankheitssymptomen). So zeigt aufsteigender Rauch auf eine Feuerquelle hin und steht zudem in Verbindung mit dieser Feuerquelle. Als eine wichtige Eigenschaft indexikalischer Zeichen nennt PEIRCE die Fähigkeit, die Aufmerksamkeit des Sprechers durch „blind compulsion", also zwingend, auf das betreffende Objekt zu lenken (1960, II:172). Beispiele für sprachliche Zeichen mit hohem indexikalischen Gehalt sind Demonstrativpronomina, Ausdrücke wie *ich, du, hier, dort* oder grammatische Elemente wie beispielsweise die Tempusmorpheme. In diesem Zusammenhang hat sich auch die Bezeichnung „Deiktika" bzw. „Deixis" etabliert (vgl. BÜHLER 1934/1982). Indexikalische oder deiktische Zeichen zeichnen sich dadurch aus, daß sie in Abhängigkeit vom Standpunkt des Sprechers interpretiert werden. Sie werden deshalb auch „Shifter" genannt (JAKOBSON 1957/1971). Deiktika sind stark kontextabhängig. Sie können nur interpretiert werden, wenn der Kontext bekannt ist. Sehr treffend fassen DRESSLER u.a. die Eigenschaften indexikalischer Zeichen zusammen: „An index is a sign which focusses the attention of the interpreter on the object intended without describing it and which is common to the experience of speaker and listener" (1987:17).

Symbole schließlich werden als Ergebnis eines Wachstumsprozesses beschrieben: „Symbols grow. They come into being by development out of other signs, particularly from icons, or from mixed signs partaking of the nature of icons and symbols." (PEIRCE 1960, II:169). Die Natürlichkeitstheoretiker sehen in Symbolen die höchste Leistung menschlicher Sprache und damit auch das Abgrenzungskriterium zur Kommunikation unter Tieren (DRESSLER u.a. 1978:17). Symbole stehen nach PEIRCE nur durch das, was er „the symbol-using mind" (1960, II:169) nennt, in Beziehung zum bezeichneten Objekt. Wörter, Sätze, Bücher und andere konventionelle Zeichen, die als Beispiele für Symbole genannt werden (PEIRCE 1960 II:165), bezeichnen vorerst keinen konkreten Gegenstand. Sie wecken lediglich eine Assoziation des betreffenden Objekts. PEIRCE betont, daß erst durch Hinzufügung eines Indexes ein Lexem zur Identifizierung eines Objekts fähig wird: „ (...) for without indices it is impossible to designate what one is talking about" (1960, II:167). Hier zeigt sich auch, daß in einer natürlichen Sprache die drei genannten Zeichenfunktionen zusammenwirken. Erst durch dieses Zusammenspiel wird sprachliches Zeigen unabhängig vom Hier und Jetzt möglich. Wie die von PEIRCE angenommenen Prozesse im Einzelnen wirken, läßt sich am

Zusammenspiel von Grammatik und Lexikon veranschaulichen. Wie oben bereits angesprochen, wird angenommen, daß Grammatik und Lexikon konstitutiv für sprachliche Prozesse sind. Nach der Darstellung von LEISS (1992:6f) wirken sie komplementär, das heißt, sie ergänzen sich in ihren Funktionen. Dieses Zusammenspiel wird folgendermaßen dargestellt. Ein Lexem gibt Hinweis auf eine Entität eines semantischen Subsystems, es sagt jedoch noch nichts darüber aus, welches Individuum der gemeinsamen Erfahrungswelt von Hörer und Sprecher damit bezeichnet werden soll. Das läßt sich an folgendem Beispiel erläutern. Das Lexem „Baum" drückt aus, daß ein Gegenstand mit einer bestimmten Merkmalsmatrix gemeint ist: „hat Stamm", „hat Nadeln oder Blätter", „produziert Sauerstoff" etc. Ein solches Lexem ist vorerst noch nicht in der Lage, einen bestimmten, individuellen Baum zu bezeichnen. Es ist für sich genommen noch nicht zur Herstellung einer eindeutigen Referenz fähig. Erst in Kombination mit grammatischen Elementen, z.B. mit einem definiten Artikel („*der* Baum"), wird Denotation möglich. Das Entscheidende an dieser Stelle ist nach LEISS die deiktische, also zeigende Wirkung von Grammatik. Das grammatische Komplement zeigt auf ein bestimmtes Individuum und entarbitrarisiert damit das an sich vage Lexem. Hier deutet sich auch eine der Hauptaufgaben der Grammatik an, nämlich den Standpunkt des Sprechers zu rekonstruieren. Durch grammatische Einheiten werden Lexeme, die vorerst noch „schweben", in der aktuellen Situation „verankert". Dieses Zusammenspiel faßt LEISS folgendermaßen zusammen:

> „Die grammatischen Kategorien haben die Funktion, (...) primär indexikalische und ikonische Zeichenfunktionen in das arbiträre Symbolsystem der Sprache einzugliedern. Die wesentliche Funktion aller grammatischen Zeichen besteht in der Entarbitrarisierung von Sprache. Die grammatischen Zeichen, die im Spracherwerb erst sekundär erworben werden, remotivieren die symbolischen Zeichen. Ohne dieses Ökonomieprinzip, welches diese motivierenden, 'natürlichen' Zeichen darstellen, wäre die menschliche Sprache nicht möglich, jedenfalls nicht mit gleicher Effizienz. Ein gleichermaßen effektives, rein arbiträres Zeichensystem wäre kognitiv nicht zu bewältigen." (1992:6f)

Die wesentliche Aussage der PEIRCEschen Zeichentheorie in Bezug auf die menschliche Sprache läßt sich so pointieren: Alle sprachlichen Zeichen sind in einem gewissen Maße symbolische Zeichen. Das heißt, sie sind zu einem bestimmten Grad konventionalisierte und damit arbiträre Zeichen. Es darf dabei nicht übersehen werden, daß sprachliche Zeichen immer auch ikonisch und deiktisch sind und damit in einer nicht-konventionellen und nicht-willkürlichen Beziehung zu den bezeichneten Objekten stehen. Sprache ist demnach nicht generell arbiträr, wie es seit SAUSSURE (1916/1967) fast dogmatisch vertreten wird (vgl. BENVENISTE 1977:61). Prinzipiell trägt jedes sprachliche Zeichen jede der drei Zeichenfunktionen in sich, jedoch zu unterschiedlichen Anteilen. Es ist davon auszugehen, daß Syntax und Lexikon schwerpunktmäßig ikonische Funktion übernehmen. Die Funktion der Flexionsmorphologie ist vornehmlich im deiktischen Bereich anzusiedeln, wenngleich auch hier ikonische Zeichenanteile angenommen werden (LEISS 1992:5f; vgl. auch Kapitel 2.2.3). Diese Zuordnung kann als Basisgerüst gesehen werden, es gibt jedoch auch Überschneidungen. So können beispielsweise auch Elemente des Lexikons deiktisch wirken. Beispiele für solche lexikalischen Deiktika sind *hier*, *dort*, *jetzt*, *gestern*, *ich*, *du*, etc. Wie bereits angemerkt, wirkt auch Grammatik nicht ausschließlich deiktisch. Welche Zeichenfunktionen der Grammatik für die vorliegende Arbeit relevant sind, wird im nächsten Kapitel erläutert.

1.2 Die Funktion von Grammatik

Das Verhalten von Verbalkategorien bei aphasischen Störungen wird durch die Beschreibung der Flexionsmorpheme erfaßt, die die entsprechenden grammatischen Kategorien realisieren. Im folgenden wird kurz beschrieben, mit welchen Zeichenfunktionen der Sprache man damit in Berührung kommt. Grammatik wird traditionellerweise in zwei Bereiche aufgeteilt, in Syntax und (Flexions-)Morphologie. Syntax beinhaltet die Reihenfolge von Elementen im Satz. Es wird angenommen, daß die Wortstellung das Vorher und Nachher von Satzelementen in einer Weise wiedergibt, die den Präsuppositionen von Hörer und Sprecher entspricht (LEISS 1992:9). Diese Vorannahmen spiegeln den natürlichen Sprecherstandpunkt, der mit den Merkmalen ICH/ HIER/ JETZT beschrieben werden kann. In Zusammenhang mit der ikonischen Funktion von Syntax spricht EHRICH (1992:172) von einem „Chronologieprinzip", welches den temporalen Zusammenhang eines Diskurses steuert. Entsprechend dieses Prinzips wird mit Syntax die natürliche Reihenfolge von Sachverhalten wiedergegeben. LEISS weist darauf hin, daß der Sprecher - passend zu seiner Wahrnehmung - mittels Serialisierung darstellen kann, was prominenter ist, bzw. was weniger wichtig ist. Sie geht davon aus, daß diese ikonischen Mechanismen solange ausreichen, als die Präsuppositionen des ICH/ HIER/ JETZT zutreffen. Sobald gegen eine dieser Präsuppositionen verstoßen wird, also in irgendeinem Merkmal von dem „natürlichen" Sprecherstandpunkt abgewichen wird, treten die morphologischen Aktivitäten der Grammatik - und damit deren deiktische Funktion - in Kraft (1992:9). Es wird hier auch von default-Prinzipien gesprochen, die im Normalfall gelten, die aber unter bestimmten Bedingungen suspendiert werden können (EHRICH 1992:174). Tempusmorphemen wird in diesen Ansätzen die Aufgabe zugeschrieben, auf Abweichungen von der durch die natürliche Serialisierung vorgegebenen temporalen Abfolge der Inhalte hinzuweisen (vgl.: *Sie schrieb den Brief zu Ende und ging sofort ins Bett* versus *Sie ging sofort ins Bett, nachdem sie den Brief zu Ende geschrieben hatte*).

Die hier vorgestellte Sichtweise von der Funktion von Grammatik läßt sich folgendermaßen zusammenfassen: Grammatik bzw. Morphologie signalisiert Verstöße gegen die durch die ikonische Serialisierung der Syntax vorgegebenen Annahmen. Realisiert wird diese Signalisierung mit morphologischen Ausdrucksmitteln. Bei dieser - deiktischen - Funktion der Grammatik, und damit im Bereich der Morphologie, liegt der Schwerpunkt der vorliegenden Untersuchung. Wie die Funktion grammatischer Kategorien im Einzelnen gesehen wird, soll im nächsten Kapitel am Beispiel der Verbalkategorien gezeigt werden.

1.3 Die Funktion von Verbalkategorien

In der vorliegenden Arbeit wird mit LEISS (1992) davon ausgegangen, daß Tempus, Modus und Aspekt über eine bestimmte Funktion verfügen, die allen Verbalkategorien gemeinsam ist und die diese auch gegenüber anderen, ebenfalls deiktischen Mitteln abgrenzt. Bevor Tempus, Modus und Aspekt im Einzelnen dargestellt werden, soll die als diesen Kategorien gemeinsam angenommene Funktion herausgearbeitet werden. Als Grundlage dient dabei im wesentlichen das von LEISS (1992) vorgestellte Konzept des deutschen Verbalsystems. Wie bereits erläutert, wird die Hauptaufgabe grammatischer Kategorien in der Deixis angenommen, sie werden damit zu den zeigenden, stark kontextsensiblen Elementen der Sprache gerechnet. Die besondere Wirkungsweise von Verbalkategorien wird deutlich, wenn man sie solchen verwandten Ausdrucksmitteln aus dem Lexikon gegenüberstellt, die ebenfalls deiktische Funktionen erfüllen. Als Beispiel nehmen wir den Bereich Temporalität. Hier lassen sich gemeinsame und unterschiedliche Wirkungsweisen grammatischer und lexikalischer Deixis gut veranschaulichen.

Als erstes zu den Gemeinsamkeiten. Deixis zeichnet sich bekanntlich dadurch aus, daß mit ihrer Hilfe vom Standpunkt des Sprechers auf einen anderen Punkt verwiesen werden kann, und damit Sprache im aktuellen Kontext verankert wird. Dazu sind sowohl die grammatische Kategorie Tempus als auch die lexikalischen Temporaladverbien in der Lage (DIEWALD 1991:45f). Beide Ausdrucksmittel können im temporalen Raum eine Abweichung vom natürlichen Sprecherstandpunkt signalisieren. *Gestern* deutet auf einen Zeitpunkt hin, der vor dem Sprecherzeitpunkt liegt, ebenso verweist PAST[1] auf einen Sprecherzeitpunkt, der vor dem aktuellen Sprecherzeitpunkt liegt. Beiden sprachlichen Mitteln, der grammatischen Kategorie Tempus als auch den lexikalischen Temporaladverbien, wird damit die Fähigkeit zugeschrieben, **Distanz** zum „natürlichen" Sprecherstandpunkt anzuzeigen (ANDERSSON 1989:37f). In engem Zusammenhang damit wird angenommen, daß sie in der Lage sind, die **Perspektive** auf einen anderen Punkt zu schwenken (LEISS 1992:33f).

Neben diesen gemeinsamen Fähigkeiten wird für die grammatischen Deiktika eine Funktion angenommen, die sie in entscheidender Weise von den lexikalischen Deiktika abhebt, die sogenannte Versetzungs- oder Shifterfunktion (vgl. JAKOBSON 1957/1971, LEISS 1992:244f). Lexikalische deiktische Mittel zeigen auf einen anderen Punkt (z.B. der Zeitlinie), der Ausgangspunkt des Zeigens bleibt dabei jedoch konstant. Das bedeutet, lexikalische Deiktika bleiben - ähnlich einem Wegweiser - mit dem Ausgangspunkt des Zeigens verhaftet und deuten von dort aus auf einen weiteren Punkt (BÜHLER 1934/1982:79). Im Gegensatz dazu wird für grammatische Kategorien angenommen, daß sie eine mentale Loslösung vom Ausgangspunkt des Zeigens ermöglichen. Die typische Leistung beispielsweise von Tempus oder Modus wird darin gesehen, daß sie an den Hörer die Anweisung geben „Versetze dich an einen anderen Punkt und betrachte das Geschehen von dort aus neu!". Diese Aufforderung zur Versetzung, zum Beispiel an einen weiteren Punkt der Zeitlinie, wird als die besondere Eigenschaft von Verbalkategorien

---

1 PAST wird im Folgenden als Überbegriff für Perfekt und Präteritum verwendet (Vgl. Kapitel 4.2.)

verstanden. So impliziert etwa ein Vergangenheitstempus die Anweisung „Versetze dich an einen Punkt vor dem aktuellen Sprechzeitpunkt und betrachte das Geschehen von dort aus!“. Bei dem so verursachten „mentalen Shifting“ wird angenommen, daß die angesprochene Person eine neue Perspektive einnimmt, von der aus alle weiteren Informationen verrechnet werden (LEISS 1992:232). „Die grammatischen Kategorien leisten somit genau das, was als Artspezifikum menschlicher Sprache angenommen wird: die Unabhängigkeit der sprachlichen Referenz von Raum und Zeit“ (LEISS 1992:245).

Einen unterschiedlich komplexen Status grammatischer und lexikalischer Deiktika nimmt auch EHRICH an, indem sie anmerkt, daß Temporaladverbien einfacher strukturiert seien als Tempora (1992:174). Sie weist darauf hin, daß im Bereich der Tempora der Referenzzeitpunkt R sowohl vom Sprecherzeitpunkt S als auch vom Ereigniszeitpunkt E verschieden sein kann. Im Bereich der Positionsadverbien schließt dagegen der Referenzort (den sie RL nennt) den Verweisort (VL) grundsätzlich ein. EHRICH wählt im übrigen - im Gegensatz zu früheren Arbeiten (z.B. EHRICH 1983) - für Tempora und Temporaladverbien unterschiedliche Analyseformate, was den Unterschied zwischen diesen beiden deiktischen Ausdrucksmitteln noch unterstreicht.

Die entscheidende Wirkungsweise von Verbalkategorien wird im Ansatz von LEISS (1992) in der Versetzung auf einen anderen Punkt gesehen. Es kann sich hierbei um einen anderen Punkt im Raum, in der Zeit oder in der Wirklichkeit handeln. Geht es um ein Shifting im Bereich der Aspektualität, bietet die Kategorie Aspekt für den Sprecher die Möglichkeit, eine Handlung von außen oder von innen zu betrachten und damit entweder eine Innenperspektive (imperfektiver Aspekt) oder eine Außenperspektive (perfektiver Aspekt) aufzubauen. Eine Versetzung in der zeitlichen Dimension kann durch die Kategorie Tempus bewerkstelligt werden. Tempus ermöglicht es, durch die mentale Versetzung des Zeigfelds auf einen anderen Zeitpunkt der Zeitlinie eine neue Perspektive zu installieren. Dieser andere Zeitpunkt kann vor (PAST) oder nach (Futur) dem Sprechzeitpunkt liegen. Im Bereich der Modalität stellt die Kategorie Modus eine Wahlmöglichkeit zwischen realer und irrealer Perspektive bereit. Mittels der Subkategorie Konjunktiv kann der Sprecher eine Versetzung der gesamten Handlung auf eine irreale Ebene signalisieren (vgl. LEISS 1992:244 und 286).

Eine Bemerkung sei noch zur Bedeutung des Kontexts im Zusammenhang mit der Funktion von Verbalkategorien angefügt. Beim Entwurf des Testdesigns für die vorliegende Untersuchung stellte sich die Frage nach der Art des Untersuchungsmodus. Die in der Untersuchungsliteratur häufig favorisierten Bildbenennungsaufgaben und Satzergänzungstests (vgl. z.B. GOODGLASS/ KAPLAN 1983, STOCKERT/ BADER 1976, HÖHLE 1995) bieten den Vorteil, den Probanden auf die Äußerung einer bestimmten sprachlichen Form festzulegen. Das heißt, für den Untersucher ist in der Regel klar ersichtlich, ob eine Form richtig produziert werden kann oder nicht. Spontansprache, wie sie in Interviews, Diskussionen, Verkaufsgesprächen etc. erhoben werden kann, ermöglicht dagegen eine weitaus größere Variabilität in den Äußerungen. Das bedeutet häufig, daß größere Sprachkorpora erhoben werden müssen, um die angestrebten Zielformen in ausreichender Menge zu erhalten. Außerdem stellt sich bei dieser Form der Korpuserhebung das Problem der Vergleichbarkeit zwischen den einzelnen Probanden (vgl. auch SCHLOBINSKY 1992). Trotz dieser Nachteile wurde in der vorliegenden Arbeit als Hauptquelle für Sprachdaten das semistandardisierte Interview gewählt. Der Grund dafür findet sich in der Funktion von Verbalkategorien, die darin angenommen wird, eine Versetzung auf einen anderen Punkt, z.B. in der temporalen oder modalen Dimension, anzuzeigen. Damit diese Versetzung überhaupt möglich ist, muß ein tatsächlich existierender Kontext vorhanden sein, der in einem bestimmten, den Gesprächspartnern bekannten Verhältnis zum Ausgangspunkt des Sprechens (der „Origo", vgl. BÜHLER 1934/1982:102f) steht. In einem Gespräch, etwa über ein vergangenes Ereignis, ist beiden Partnern klar, von wo aus auf die Vergangenheit Bezug genommen wird und auf welchen Punkt in der Vergangenheit geshiftet wird. Mit Bildkarten präsentierte Situationen zeichnen sich dagegen meist dadurch aus, daß sie relativ kontextschwach sind. Das heißt, sie können häufig nicht eindeutig an einen bestimmten Zeitpunkt und an bestimmte (bekannte) Personen geknüpft und damit nicht optimal in Relation zur aktuellen Origo gesetzt werden.

Zusammenfassung

In diesem Kapitel wurde erläutert, welche Funktion bei den Verbalkategorien Tempus, Modus und Aspekt angenommen wird. Verbalkategorien sind dann erforderlich, wenn eine Abweichung vom kanonischen Standpunkt angezeigt werden soll. Sie bewirken Distanzierung und ermöglichen den Aufbau einer neuen Perspektive. Es wird davon ausgegangen, daß grammatische und lexikalische Deiktika in den Bereichen Temporalität, Modalität und Aspektualität unterschiedliche Wirkungen verursachen. Während lexikalische Deiktika zeigen, ohne eine Versetzung zu bewirken, „shiften" grammatische Deiktika den Sprecherstandpunkt an einen anderen Punkt und etablieren dort eine neue Perspektive.

1.4 Verbalkategorien, Semiotik und Aphasie

Wie in Kapitel 1.1 bereits ausgeführt wurde, wird in der Semiotik davon ausgegangen, daß sprachliche Zeichen in unterschiedlichen Anteilen symbolische, ikonische und indexikalische Funktionen ausüben. Sprachlichen Zeichen mit hohem indexikalischem Gehalt wird eine hohe Komplexität zugeschrieben, da vor allem bei ihnen angenommen wird, daß sie eine sprachliche Loslösung des Sprechers von der konkret gegebenen Situation ermöglichen. Mit ihrer Hilfe kann über die gegebene Situation hinaus verwiesen werden, indem sie beispielsweise eine Abweichung von den Präsuppositionen des ICH/ HIER/ JETZT signalisieren. Diese Annahmen zur deiktischen Funktion von Sprachzeichen münden in der Überlegung, ob derartige hochkomplexen Zeichenfunktionen auch besonders sensibel für Störungen sind. Als Hypothese soll formuliert werden, daß mit steigendem indexikalischen Gehalt und sinkendem ikonischen Gehalt auch die Störanfälligkeit der betreffenden sprachlichen Elemente zunimmt. Grundsätzlich betrachtet entspricht das der Annahme, daß die unterschiedlichen Anteile an den drei Zeichenfunktionen auch eine unterschiedliche Störanfälligkeit bewirken. Eine Auswirkung der semiotischen Funktion auf die Störbarkeit sprachlicher Elemente im Falle aphasischer Erkrankungen wird vereinzelt auch von anderen Autoren postuliert. So vermutet HILLERT (1986), daß, je geringer der Ikonizitätsgrad eines sprachlichen Elements ist, sich umso stärker die aphasische Beeinträchtigung auswirkt. Einen ähnlichen Ansatz vertritt PLANK (1978), der für stark ikonische Zeichen eine größere Störungsresistenz gegen kortikale Störungen postuliert als für stark symbolische Zeichen.

Aphasien bieten sich als Untersuchungsfeld besonders an, da sie sich in systematischen Ausfällen sprachlicher Fähigkeiten äußern. Aphasische Symptome treten nicht in zufälliger Kombination auf, sondern lassen sich idealtypisch zu verschiedenen Syndromen gruppieren. In der klinischen Aphasiologie wird zwischen Amnestischer Aphasie, Broca Aphasie, Wernicke Aphasie und Globaler Aphasie unterschieden. Eine detaillierte Darstellung findet sich bei POECK (1989). Für die vorliegende Arbeit ist vor allem die Broca Aphasie relevant, deren Leitsymptom der sogenannte Agrammatismus darstellt. Agrammatismus äußert sich in Störungen der grammatischen Elemente, wie etwa der Auslassung von Funktionswörtern, Auslassung bzw. Ersetzung grammatischer Morpheme, vereinfachter Syntax und Problemen mit der Wortstellung (für einen Überblick vergleiche TESAK 1990). Damit bietet sich das Störungsbild des Agrammatismus für die Untersuchung grammatischer Kategorien bzw. deiktischer Funktionen besonders an. Wie LESSER (1993) in einem Überblick darstellt, haben Agrammatiker häufig Probleme mit deiktischen Mitteln wie Pronomina, Tempora oder Definitheit. Die vorliegende Untersuchung konzentriert sich auf die deiktische Funktion von Verbalkategorien. Es soll untersucht werden, wie sich eine Einschränkung in der Fähigkeit, mit Hilfe grammatischer Kategorien auf eine Abweichung vom kanonischen Standpunkt zu verweisen, auswirkt. Es soll versucht werden, sowohl Auswirkungen auf das Gefüge der Verbalkategorien als auch Auswirkungen auf das gesamte deiktische System zu untersuchen. Mit dieser Motivation sind letztlich auch grundsätzliche Fragen zu möglichen Zusammenhängen zwischen semiotischen Funktionen und aphasischen Störungen verbunden. Dadurch, daß neben den grammatischen Kategorien auch lexikalische Deiktika untersucht werden, soll versucht werden, einen Eindruck über das Störungsverhalten semiotisch unterschiedlicher Zeichengruppen zu gewinnen.

Zusammenfassung

Am Beispiel der Verbalkategorien Aspekt, Tempus und Modus wurde gezeigt, welche Funktionen grammatische Kategorien in der Sprache übernehmen können. Sie bewirken Distanzierung und stellen verschiedene Perspektiven bereit. Der zentrale Punkt besteht in der Annahme, daß Verbalkategorien den Sprecher dazu befähigen, bei sich selbst und beim Hörer eine mentale Versetzung auf einen anderen Punkt des Raums, der Zeit oder der Wirklichkeit auszulösen. Damit wird vor allem den grammatischen Kategorien die Aufgabe zugeschrieben, dem Gesprächspartner die mentale Loslösung vom Hier und Jetzt zu signalisieren. Für grammatische Störungen, wie sie bei Agrammatismus zu beobachten sind, stellt sich die Frage, inwieweit die beschriebene deiktische Funktion von Verbalkategorien beeinträchtigt werden kann und wie sich diese Beeinträchtigung auf das Gesamtsystem sprachlicher Elemente auswirkt.

2. Grammatische Hierarchien

Nach der semiotischen Heranführung an das Thema „Grammatik und Aphasie" soll eine weitere zentrale Annahme vorgestellt werden. Wie LEISS (1992) postuliert, zeichnen sich die verschiedenen Versetzungsmöglichkeiten auf temporaler, modaler und aspektueller Ebene - und damit die verschiedenen Verbalkategorien - durch eine unterschiedliche Komplexität aus. Daraus resultiert die Annahme, daß Aspekt, Tempus und Modus nicht gleichrangig, sondern hierarchisch organisiert sind. Die vorliegende Arbeit beschäftigt sich mit der Frage, ob, bzw. in welcher Weise die in diesem Ansatz angenommenen Hierarchien bei Aphasie transparent werden. Die Vorstellung dieses Hierarchiemodells, sowie der historische und theoretische Hintergrund des Hierarchiegedankens sind Gegenstand des folgenden Kapitels.

2.1 Entstehung des Hierarchiegedankens

Was in der gegenwärtigen Literatur als „hierarchische Sequenz der Datenverarbeitung" bezeichnet wird (KARPF 1990:245), findet seine Anfänge in der Neurologie des 19. Jahrhunderts. Bereits 1878 äußert sich der Neurologe John HUGHLINGS-JACKSON zu einer Idee der hierarchischen Anordnung psychischer Funktionen. Seine Annahmen leitet er aus der Beobachtung neurologischer Erkrankungen und Sprachstörungen in Gegenüberstellung zur Entwicklung psychischer Funktionen ab. In der Konsequenz stellt er folgendes Gesetz auf: Dissolution tritt zuerst an höchst organisierten Produkten neuraler oder mentaler Aktivitäten auf, während niedriger organisierte Funktionen am längsten bewahrt bleiben (HUGHLINGS-JACKSON 1878:309). Aus diesen Beobachtungen entsteht schließlich die sogenannte Ribot'sche Regel, die besagt, „daß im Allgemeinen zuerst das zugrunde geht, was neuerer Bildung ist, und daß die alten Bildungen zuletzt verschwinden" (RIBOT 1883:110). Die Postulate HUGHLINGS-JACKSONS und RIBOTS, die später auch als sogenannte „Regressionshypothese" bekannt wurden, enthalten folgende Annahmen:

- Es gibt niedriger und höher organisierte Funktionen des Gehirns. Die höher organisierten Funktionen gehen bei Störungen eher verloren als die niedriger organisierten Funktionen.
- Der Zeitpunkt des Erwerbs korreliert mit dem Zeitpunkt des Verlusts von Fähigkeiten. Jüngere Bildungen gehen bei Schädigungen eher verloren als früher erworbene Fähigkeiten.

Damit wird dem Organisationsgrad von Funktionen eine entscheidende Rolle für die Reihenfolge des Erwerbs sowie für die Resistenz gegenüber Störungen und somit auch für die Reihenfolge des Verlustes zugeschrieben. HUGHLINGS-JACKSONS Einfluß läßt sich weiterverfolgen. In seiner 1891 erschienenen Monographie „Zur Auffassung der Aphasien" bezieht sich FREUD auf HUGHLINGS-JACKSON, indem er

Aphasien als Fälle funktioneller Rückbildung beschreibt: „Es wird also unter allen Bedingungen eine spät entwickelte, höherstehende Assoziationsanordnung verlorengehen, eine früh gewonnene, einfachere erhalten bleiben." (FREUD 1891/1992:132). Auch PICK betont die Bedeutung der Annahmen HUGHLINGS-JACKSONS in dem 1986 wiederaufgelegten Reprint von 1913 „Die agrammatischen Sprachstörungen". Er postuliert, daß man mit der Verbindung von HUGHLINGS-JACKSONS Hierarchiegedanken und psychologischen Ansätzen erkennen könne, daß „in der Entwicklung wie in der Funktion der betreffenden Elemente nichts Zufälliges nachweisbar ist, alles sich nach bestimmten Regeln vollzieht." (PICK 1913/ 1986:67). Mit der Übertragung dieser Annahme auf die Pathologie würde man trotz der Vielfalt der aphasischen Phänomene „mit Hughlings Jackson einen, vorsichtig gebraucht, nie irreführenden Wegweiser für das Verständnis der krankhaften Erscheinungen gewinnen" (PICK 1913/1986:67).

PICK geht mit seinen Annahmen zur Regelhaftigkeit sprachlicher Prozesse weiter als die meisten Aphasieforscher nach ihm. Er nimmt nicht nur an, daß bestimmte Regeln sowohl physiologische als auch pathologische Sprachfunktionen steuern. Er postuliert auch, daß dieselben Regeln für Prozesse in den Bereichen Dialektologie, Sprachvergleich und Sprachwandel verantwortlich sind, eine Denkweise, die fast 70 Jahre später bei den sogenannten Natürlichkeitstheoretikern wiederzufinden sein wird (vgl. Kapitel 2.2.3). Auch GOLDSTEIN ist in diese Tradition einzureihen, wenn er „development" als „increasing integration" und „pathology" als „disintegration" bezeichnet (1948:35). GOLDSTEIN bestätigt, daß die stärker differenzierten Fähigkeiten eher verloren gehen, während die weniger differenzierten Fähigkeiten länger erhalten bleiben und spricht von einer „dedifferentiation of languages due to pathology" (1948:29). Das Problem sieht er darin, herauszufinden, welches die differenzierten und welches die weniger differenzierten Fähigkeiten sind. Dazu schlägt er zwei Wege vor. Zum einen muß seines Erachtens festgestellt werden, welche Fähigkeiten bei Aphasie als erstes gestört werden. Eine zweite Möglichkeit sieht er in der Analyse des ungestörten Spracherwerbs.

In den 30er und 40er Jahren nimmt JAKOBSON zusammen mit TRUBETZKOY die Annahme von Hierarchien im Bereich der menschlichen Sprache auf. Dies geschieht in logischer Konsequenz der Denkweise der von ihnen stark geprägten Prager Schule, in der Sprache nicht als Aneinanderreihung unabhängiger Elemente verstanden wird, sondern als System, dessen Elemente in einem regelgeleiteten Zusammenhang stehen. Als ein grundlegendes Beschreibungsinstrument fungiert dabei die von den Pragern entwickelte Markiertheitstheorie, mit deren Hilfe diese angenommenen systematischen Zusammenhänge beschrieben und erklärt werden können.

2.2 Markiertheit und Natürlichkeit

2.2.1 Die Anfänge der Markiertheitstheorie

Ende der dreißiger Jahre beschreibt der Prager Strukturalist Nikolaj TRUBETZKOY in seinen Arbeiten zur Phonologie erstmals das Konzept von markierten und unmarkierten Kategorien. Markiertheit wird hier als die Beziehung zwischen den Werten eines bestimmten Typs von phonologischer Opposition, der sogenannten „privativen Opposition" verstanden. Diese Oppositionen zeichnen sich dadurch aus, daß ein Element über ein bestimmtes Merkmal (z.B. [stimmhaft]) verfügt, während das komplementäre zweite Element dieses Merkmal nicht besitzt. Das Element, das durch ein bestimmtes Merkmal gekennzeichnet ist (z.B. [+stimmhaft], nennt TRUBETZKOY „merkmaltragend", das andere Element, dem diese Eigenschaft fehlt ([-stimmhaft] bzw. [stimmlos]), bezeichnet er als „merkmallos" (TRUBETZKOY 1939/1958:67).

JAKOBSON übernimmt TRUBETZKOYS Merkmalsbegriff und weitet ihn zunächst auf sämtliche phonologischen Oppositionen eines Systems aus. Entscheidend ist seine Beobachtung, daß die beiden Glieder einer Opposition nicht gleichrangig sind, sondern einem Hierarchiegefälle unterliegen (JAKOBSON 1944/1982; JAKOBSON/ WAUGH 1986:xv). Nach JAKOBSON zeichnen sich phonologische Oppositionen durch eine implizite Hierarchie aus, die dadurch entsteht, daß das eine Glied einer Opposition einfacher bzw. weniger komplex ist als das jeweils andere. Dieser unterschiedlichen Komplexität ordnet JAKOBSON unterschiedliche Markiertheitswerte zu. Er bezeichnet das merkmalsneutrale und damit einfachere bzw. weniger komplexe Element als das unmarkierte Glied, das merkmalstragende und damit komplexere Element als das markierte Element. Markiertheit bezieht sich damit auf die Beziehung zwischen den beiden Gliedern einer Opposition und beschreibt deren hierarchische Struktur. Wesentlich ist dabei, daß Markiertheit ausschließlich bei den privativen Oppositionen angenommen wird, da nur sie sich durch ein hierarchisches Verhältnis ihrer Pole auszeichnen. Bei den sogenannten „äquipollenten Oppositionen" sind die beiden Elemente gleichrangig, weshalb bei ihnen auch keine unterschiedliche Markiertheit vorliegt (vgl. TRUBETZKOY 1939/1958:67).

Ausgehend von der Phonologie überträgt JAKOBSON seine Erkenntnisse auf das Gebiet der Grammatik. Er geht davon aus, daß es „eine innere Gemeinsamkeit zwischen der Merkmalhaftigkeit auf der Ebene der grammatischen Kategorien und der Merkmalhaftigkeit auf der Ebene der distinktiven Merkmale" gibt (JAKOBSON/ WAUGH 1986:99). Sein Konzept zur Grundstruktur grammatischer Kategorien stellt er in dem wegweisenden Artikel „Shifters, Verbal Categories and the Russian Verb" (JAKOBSON 1957/1971) vor (vgl. auch Kapitel 3.3). Schließlich überträgt er das Prinzip der Markiertheit auf alle Ebenen der Sprache, postuliert es grundsätzlich als für alle Sprachsysteme geltend und weitet es auf sämtliche Zeichensysteme, z.B. auch Literatur und Kultur, aus (JAKOBSON/ WAUGH 1986:98f).

Auf der Grundlage der unterschiedlichen Markiertheitswerte der distinktiven Merkmale beschreibt JAKOBSON das Phonemsystem als ein System implikativer Relationen. Bestimmte einfache distinktive Merkmale werden als die Grundlage der nächstkomplexen Merkmale postuliert und diese wiederum als die Voraussetzung für noch komplexere Merkmale und so fort. Der Aufbau des Phonemsystems ist in diesem Ansatz unumkehrbar, weshalb JAKOBSON die Beziehungen zwischen den einzelnen Merkmalen als „Implikationsbeziehungen" mit „unumkehrbarer Solidarität" beschreibt (JAKOBSON/ WAUGH 1986:169). Die Unumkehrbarkeit der implikativen Relationen und damit die hierarchische Struktur von Phonemsystemen sieht er in sprachlichen Prozessen wie dem kindlichen Spracherwerb, dem Sprachwandel oder den aphasischen Störungen bestätigt. In dem mittlerweile zum Klassiker avancierten Werk „Kindersprache, Aphasie und allgemeine Lautgesetze" (1944/1982) beschreibt JAKOBSON erstmals, wie Kinder die jeweils unmarkierten Elemente vor den markierten Elementen erwerben, und umgekehrt Aphasiker die markierten Elemente vor den unmarkierten verlieren. Aus seinen Beobachtungen zum Spracherwerb von Kindern unterschiedlicher Sprachen zieht JAKOBSON den Schluß, daß das Phonemsystem in allen Sprachen in einer unumkehrbaren Reihenfolge erworben wird. Der Spracherwerb wird als eine Abfolge implikativer Relationen, bei der am Anfang in jeder Sprache der maximale Kontrast von Lauten steht. Dieser maximale Kontrast ist in der Äußerung von /a/ als erstem Vokal und einem labialen Verschlußlaut (/m/ bzw. /p/) optimiert. Als erster konsonantischer Gegensatz wird der zwischen „Mund- und Nasenlaut" erworben, was sprachübergreifend zu den - natürlich vorerst noch nicht sinntragenden - Silbenfolgen [mama] bzw. [papa] führt. Anschließend folgt die Unterscheidung zwischen „Labialen" und „Dentalen" ([papa]-[tata], [mama]-[nana]). Erst spät wird die Unterscheidung zwischen den Liquiden /r/ und /l/ getroffen, wenn diese überhaupt in der betreffenden Sprache realisiert wird (JAKOBSON 1944/1982:61f). Dieses Gebäude implikativer Relationen postuliert JAKOBSON für alle Sprachen der Welt. Er vergleicht es mit dem Bau eines Hauses, bei dem als erstes ein Fundament erstellt werden muß, bevor die Wände und schließlich das Dach errichtet werden können. Entsprechend sei es unmöglich, das Fundament zu entfernen, wenn nicht zuerst Dach und Mauern abgetragen worden sind. Für Spracherwerb und für Aphasien bedeutet diese Metapher, daß sprachliche Elemente in einer bestimmten, unumkehrbaren Reihenfolge erworben und bei Aphasien in der entsprechend umgekehrten Reihenfolge abgebaut werden. Die Annahme eines spiegelbildlichen Auf- und Abbaus von Sprache überträgt JAKOBSON später auch auf andere Bereiche der Sprache, wie etwa den der Grammatik:

> „The search for this order of acquisitions and losses and for the general laws of implications cannot be confined to the phonemic pattern but must be extended also to the grammatical system." (JAKOBSON/ HALLE 1956/1975:71)

Die These eines regelgeleiteten hierarchischen Aufbaus des Phonemsystems konnte auch in späteren Untersuchungen (z.B. MADDIESON 1984, AVERY/ RICE 1992) im wesentlichen bestätigt werden. Dennoch treten im kindlichen Spracherwerb Bildungen und Fehlbildungen auf, die sich als Herausforderung des JAKOBSONschen Postulats darstellen und einer genaueren Auseinandersetzung bedürfen. So müßte bspw. das Phonem /p/ vor dem Phonem /m/ erworben werden und nicht gleichzeitig, wie JAKOBSON es beschreibt. Entsprechend der Merkmalsmatrix sind beide Phoneme Verschlußlaute, jedoch unterscheidet sich /p/ von /m/ durch [- stimmhaft] versus [+ stimmhaft] und [- nasal] versus [+ nasal]. Damit ist /p/ als weniger markiert einzuordnen als /m/ und müßte folglich gemäß den Erwartungen der Markiertheitstheoretiker im Spracherwerb früher erworben werden. Bei der Erstellung einer derartigen Komplexitätshierarchie bzw. Erwerbsreihenfolge ist grundsätzlich zu beachten, daß es weniger um die Reihenfolge von Phonemen als vielmehr um die Reihenfolge des Erwerbs von distinktiven Merkmalen geht. In dem Stadium, in dem Kinder die Laute /m/ und /p/ erwerben - wir bleiben beim genannten Beispiel -, spielt entsprechend dem Modell von JAKOBSON das Merkmal [+/- Verschlußlaut] die tragende Rolle. Die Merkmale [+/- nasal] oder [+/-stimmhaft] dagegen sind für Kinder in diesem Stadium noch nicht relevant. Das bedeutet, daß ein Großteil der Merkmale des Erwachseneninventars im frühen Spracherwerb noch nicht erworben ist. Man könnte in diesem Zusammenhang auch von einem „reduzierten Phonem- oder Merkmalssystem" sprechen. Ein derartiges reduziertes System impliziert, daß bspw. /m/ und /p/ nicht, wie im Erwachsenenalter, eine unterschiedliche Komplexität besitzen, sondern gleichrangig sind, was ihre Markiertheit betrifft. In diesem Zusammenhang spricht KARPF von einem grobstrukturierten Netzwerk der primären sensorischen und motorischen Erfahrung im Erstspracherwerb, das erst allmählich ausdifferenziert wird: „Allgemein sollte für den Aufbau von Netzwerken gelten: je stärker die Matrix verfeinert wird, desto mehr Merkmale sind für die Kennzeichnung notwendig" (KARPF 1990:100). Das bedeutet für die Phonologie, daß es sich anfangs um nur wenige distinktive Merkmale handelt, die von Kindern überhaupt wahrgenommen werden und damit für den Input und Output eine Rolle spielen. Ein Großteil der Merkmale ist damit anfangs irrelevant, man könnte bei kindlichen Phonemen mit noch nicht komplett ausgebildeter Merkmalsmatrix auch von „Makrophonemen" sprechen.

In der Markiertheitstheorie wird sowohl für die diachrone als auch für die kindliche Sprachentwicklung ein kontinuierlicher Markierheitsaufbau angenommen. Hierzu gibt es fundierte Untersuchungen und Aussagen (Vgl. z.B. LEISS 1994a). Weniger gut beschrieben sind in diesem Zusammenhang kindliche Fehlbildungen sowie Versprecher bei erwachsenen Sprechern. Hier wird zu klären sein, ob es sich bei beiden Fehlertypen um vergleichbare Prozesse handelt. Denkbar ist beispielsweise, daß bei kindlichen Versprechern, die auch als Harmonisierungen bezeichnet werden (BERG 1992), danach unterschieden werden muß, ob sich die Merkmalsmatrix der betreffenden Phoneme bereits voll ausgebildet hat, oder nicht. Mit anderen Worten, es muß möglicherweise berücksichtigt werden, ob die beobachtete kindliche Harmonisierung in einem stabilen oder einem noch instabilen System stattfindet. Ebenso sind Versprecher nach Abschluß der Sprachentwicklung, also bei erwachsenen Sprechern, möglicherweise aus markiertheitstheoretischer Sicht anders zu bewerten. Da es sich hier in der Regel um Sprecher in einem stabilen System handelt, ist bei diesen Fehlbildungen eher mit Markiertheitsaufbau als mit Markiertheitsabbau zu rechnen. Wie LEISS (1994a) in Kontroverse zu WURZEL herausstreicht, findet in sprachlichen Prozessen nicht grundsätzlich Markiertheitsabbau statt. LEISS weist darauf hin, daß etwa bei Sprachwandelprozessen Markiertheitsaufbau zu beobachten ist, was im Sinne einer immer zunehmenderen kognitiven Kapazität des Menschen und damit einer zunehmenden Komplexität der menschlichen Sprache naheliegend ist. Sie leitet daraus die Annahme ab, daß bei stabilen, nichtgestörten Systemen mit einer latenten Tendenz zu Markiertheitsaufbau zu rechnen ist. Umgekehrt ist Markiertheitsabbau typischerweise in instabilen bzw. gestörten Systemen zu erwarten. Demnach wäre beim Spracherwerb grundsätzlich Markiertheitsaufbau zu erwarten, sobald die entsprechenden linguistischen Einheiten stabilisiert sind. Solange sie dies nicht sind, können Fehlbildungen mit Markiertheitsabbau auftreten. Anders als in instabilen kindlichen Sprachentwicklungsschritten und anders als bei Aphasikern sind Versprecher von Erwachsenen als Fehlbildungen eines stabilen Systems einzuordnen. Aus diesem Grund würden bei Versprechern Fehler mit Markiertheitsaufbau nicht überraschen. Diese Überlegungen sind bisher noch offene Fragestellungen und bedürfen der empirischen Abklärung.

2.2.2 Untersuchungen zu Abbauhierarchien im Bereich der Grammatik

Mit den Arbeiten von JAKOBSON (1944/1982) werden die Annahmen sprachlicher Hierarchien erstmals auf eine empirische Basis gestellt. Die postulierten Auf- und Abbauhierarchien im Bereich des Phonemsystems konnten in späteren Untersuchungen im wesentlichen bestätigt werden. So belegt eine Untersuchung von BLUMSTEIN (1973), daß bei phonematischen Störungen im Rahmen von Aphasien markierte Elemente tendenziell durch die entsprechenden unmarkierten Elemente ersetzt werden (vgl. auch KLEIN 1982). Eine Übertragung des Markiertheitskonzepts auf weitere Bereiche der Sprache findet in der Aphasiologie nur zögerlich statt. Von JAKOBSONS Annahmen wird im wesentlichen nur der Hierarchiegedanke weiterverfolgt. Ende der fünfziger Jahre greifen GOODGLASS und seine Mitarbeiter die Frage nach Störungshierarchien im Bereich der Grammatik wieder auf (GOODGLASS/ HUNT 1958; GOODGLASS/ BERKO 1960). An diese Veröffentlichungen schließen sich in den folgenden Jahren weitere Untersuchungen an (PARISI/ PIZZAMIGLIO 1971; GOODGLASS u. a. 1972; BERKO u. a. 1975; MYERSON/ GOODGLASS 1972, DE VILLIERS 1974). In diesen Untersuchungen werden neben Präpositionen und Adverbien sowohl nominale als auch verbale Kategorien untersucht. Die Ergebnisse weisen darauf hin, daß es bei Aphasie offensichtlich Schwierigkeitsreihenfolgen gibt. Bestimmte grammatische Formen scheinen für Aphasiker „schwieriger“ zu sein als andere. Zieht man aus den Untersuchungen das Verhalten der Verbalkategorien heraus, ergibt sich für die englische *-ing*-Form (*Progressive Form*) eine auffallend gute Störungsresistenz. Diese aspektuelle Form wird von allen untersuchten englischen Agrammatikern präferiert, bzw. ist auch bei schweren Störungen noch erhalten. Tempus wird als nächstbesterhaltene Kategorie beschrieben. Außerdem besteht unter den Autoren Übereinstimmung, was den guten Zugriff zu adverbialen Formen betrifft. Futur wird als für Aphasiker schwierige Kategorie beschrieben (GOODGLASS u.a. 1972, PARISI/ PIZZAMIGLIO 1971). Imperativformen zeigen eine sehr gute Störungsresistenz, die den Erhalt des *Present Progressive* sogar noch übertrifft (GOODGLASS u.a. 1972). Die folgende Tabelle[2] zeigt in einer Übersicht die erstellten Schwierigkeitsreihenfolgen der jeweils untersuchten Morpheme. Die dargestellten Ergebnisse stammen aus folgenden Untersuchungen:

- Goodglass/ Berko (= G & B) (1960)
- Parisi/ Pizzamiglio (= P & P) (1971)
- Goodglass et al. (= G et al.) (1972)
- Myerson/ Goodglass (= M & G) (1972)
- De Villiers (= D V) (1978)

G & B (1960)[3]	P & P (1971)	G et al. (1972)	D V (1978)	M & G (1972)
PL	Präpositionen	Imperativ	PRES PROG	PRES PROG
Komparativ	SG - PL	PRES PROG	PL	PRES
Superlativ	MASK - FEM	3.PS SG >	*contr. cop/-s/*	*Past Tense*
PRES */-s/*	REFL	PROG	*uncontr. cop*	
Past Tense/-əd/	*Past Tense-*	*Past Tense >*	*Past regular*	
Past Tense	PRES	PRES	*Past irregular*	
/-t/, /-d/	FUT - PRES	FUT	3.PS SG	
POSS */-s/, /-z/*	Wortstellungs-			
PRES */-əz/*	unterschei-			
POSS */-əz/*	dungen			

In den siebziger Jahren scheint das Interesse am Hierarchiegedanken nachzulassen. Es werden zum einen keine weiteren Untersuchungen zum Abbauverhalten grammatischer Phänomene veröffentlicht. Zum anderen ist die Rezeption der sogenannten Regressionshypothese, und in diesem Zusammenhang auch die Rezeption der Jakobsonschen Hypothese vom spiegelbildlichen Auf- und Abbau der Sprache, eher zurückhaltend (vgl. Dennis/ Wiegel-Crump 1979, Berko Gleason 1982). Ein Überblick zum Forschungsstand Ende der siebziger Jahre, der diese kritische Einstellung zum Ausdruck bringt, findet sich bei Caramazza/ Zurif (1978).

Die Gründe für das Nachlassen des Forschungsinteresses in den siebziger Jahren sind vermutlich sehr grundsätzlicher Natur. Der Hierarchiegedanke Jakobsons wurde von einer Forschungsrichtung aufgenommen, die eher formal als funktional orientiert war. Bei den Prager Funktionalisten war die Suche nach

2 Abkürzungen: PRES=*Present Tense*; POSS=*Possessive*; PROG=*Progressive*; PS=Person; SG=Singular; PL=Plural; FUT=Futur; *contr.=contractible*; *uncontr.=uncontractible; cop=copula;* > = "wird ersetzt durch"

3 Die englische *-ing*-Form des *Present Progressive* wurde, wie Berko Gleason (1978:111) bemerkt, nicht untersucht, da nach Angaben der Autoren in Pilotstudien der häufige und unproblematische Gebrauch dieser Form bei Aphasikern nachgewiesen werden konnte.

Hierarchien in der Sprache eng verbunden mit der Vorstellung von Markiertheit als dem Prinzip, das sämtliche sprachlichen Prozesse leitet. Die Erforschung sprachpathologischer Phänomene hatte quasi Rückendeckung von sprachtheoretischer Seite, die an einer systematischen Beschreibung der Sprache mit Hilfe der Markiertheitstheorie arbeitete. Die späteren, eher formal orientierten Forschungsansätze der sechziger und siebziger Jahre dagegen griffen JAKOBSONS Hierarchiegedanken auf, ohne den entsprechenden theoretischen Unterbau „mitzunehmen". Das erklärt möglicherweise, warum die Suche nach Abbauhierarchien in dieser Zeit wenig erfolgreich war. Die immer weniger funktional ausgerichtete Aphasieforschung ließ wenig fruchtbaren Boden für einen „Wiedereinstieg" in die Erforschung von Hierarchien auf der Grundlage markiertheitstheoretischer Erkenntnisse. Diese Entwicklung brachte es möglicherweise mit sich, daß bei der Suche nach Hierarchien relativ undifferenziert vorgegangen wurde. Verbalkategorien und Nominalkategorien sowie Adverbien und Präpositionen wurden häufig gemeinsam auf Abbauhierarchien hin untersucht. In diesem Zusammenhang ist auf STEPHANY (1985:212) hinzuweisen, die postuliert, daß die Suche nach Hierarchien nur dann sinnvoll sein kann, wenn die einbezogenen Kategorien in einem systematischen Zusammenhang zueinander stehen. Da Verbalkategorien, Nominalkategorien, etc. nur für sich gesehen diesen systematischen Zusammenhang aufweisen, ist die getrennte Untersuchung dieser Bereiche die einzige methodisch korrekte Konsequenz.

Untersuchungen aphasischer Sprache im Bereich der Grammatik unter funktionalem Blickwinkel bleiben auch in den achtziger Jahren in der Minderheit. FREUND-STAPP (1990) liefert eine der wenigen Veröffentlichungen zu Abbauhierarchien grammatischer Morpheme aus funktionaler Perspektive. Sie untersucht Verbdefizite in agrammatischer mündlicher Sprachproduktion und konzentriert sich dabei auf die Verbalkategorien Tempus, Modalität und Aspekt. Die Untersuchung zweier Aphasiker mit leichtem und schwerem Agrammatismus ergibt, daß Fehler in den Verbalkategorien nicht willkürlich auftreten, sondern sich in bestimmten Kategorien häufen. FREUND-STAPP beschreibt ein regelhaftes Abbaumuster. So erweisen sich multifunktionale Formen, wie z.B. *be*-Formen, Auxiliarien und Kopulaformen, in Abhängigkeit von ihrer jeweils geforderten Funktion unterschiedlich gestört. Das Auxiliar *be*, das in zwei Aspekt-Kategorien verwendet wird, nämlich *Stative Result* und *Durative*, scheint den beiden untersuchten Agrammatikern unterschiedlich gut verfügbar zu sein. Kopula-Fehler sind hier auf eine Kopula-Kategorie, nämlich *Stative-Identity*, beschränkt. FREUND-STAPPS Versuch, sich agrammatischen Störungen mit Hilfe eines funktionalen Ansatzes zu nähern, ist als wertvolle Pionierarbeit zu werten. Hier konnte in einem ausgesuchten Bereich gezeigt werden, daß Abbauprozesse einer bestimmten Regelhaftigkeit unterliegen. Die Ergebnisse der Untersuchung von FREUND-STAPP reichen noch nicht aus, Abbauhierarchien für sämtliche Verbalkategorien zu belegen. Der Wert dieser Studie liegt vor allem in der Aussage, daß die einzelnen Kategorien offensichtlich eine unterschiedliche Störungsanfälligkeit besitzen. Außerdem ist das funktionale Herangehen hervorzuheben, bei dem sprachliche Formen unter Berücksichtigung ihrer jeweiligen Funktion untersucht werden. Eine weitere jüngere Untersuchung grammatischer Entitäten unter funktionaler Perspektive findet sich bei HAGIWARA (1995). Hier ergibt die Untersuchung sechs japanischer agrammatischer Patienten, daß funktionale Kategorien wie beispielsweise *negation, tense* und *complementizer* offensichtlich einer bestimmten Störungshierarchie unterliegen. Die funktionalen Kategorien *negation* und *tense* zeigen eine bessere Störungsresistenz als die Kategorie *complementizer*, wobei die Kategorie *negation* für die untersuchten Agrammatiker nach Angaben der Autorin besser zugänglich ist als die Kategorie *tense*. HAGIWARA leitet aus ihren Beobachtungen die These ab, daß funktionale Elemente mit einer niedrigen Position in der Satzhierarchie bei Aphasie störungsresistenter sind als solche mit einer hohen hierarchischen Position. Erwähnenswert bei dem Ansatz HAGIWARA's ist, daß der bei den untersuchten Agrammatikern beobachteten Störungshierarchie eine spiegelbildliche Erwerbsreihenfolge der entsprechenden funktionalen Kategorien gegenübergestellt werden kann (HAGIWARA 1995).

Die Entwicklung der Erforschung grammatischer Abbauhierarchien kann folgendermaßen zusammengefaßt werden. In den dreißiger Jahren überträgt JAKOBSON die Markiertheitstheorie auf die Sprachpathologie. Für den Bereich der Phonologie konnte auch in späteren Untersuchungen nachgewiesen werden, daß bei Aphasie markierte Werte tendenziell durch unmarkierte Werte ersetzt werden. Eine Übertragung dieser Ergebnisse auf die Grammatik und weitere Bereiche der Sprache wurde von JAKOBSON zwar postuliert, empirische Belege stehen zur Zeit jedoch noch weitgehend aus. Im Bereich der Grammatik wurde die Suche nach Hierarchien weitergeführt, ohne jedoch den Markiertheitsansatz miteinzubeziehen. Hier liegt meines Erachtens mit ein Grund, weshalb das Interesse an einem regelgeleiteten Auf- und Abbau der Sprache in den achtziger Jahren wieder abflachte. Erst mit dem Aufkommen der sogenannten Natürlichkeitstheorie wird der Hierarchiegedanke auf der Grundlage des Markiertheitsansatzes wieder aufgegriffen. Der folgende Abschnitt stellt dar, wie Markiertheit in Forschungsgebiete wie das der Aphasiologie wieder eingeführt wurde. Anschließend wird gezeigt, wie mit Hilfe von Markiertheitsrelationen in der Grammatiktheorie hierarchische Strukturen sichtbar gemacht werden können.

2.2.3 Natürlichkeit

Die Annahme von Markiertheitsrelationen als dem steuernden Prinzip für Hierarchiephänomene geriet nach der Ära des Prager Strukturalismus lange Zeit aus dem Blickfeld. Erst mit dem Aufkommen der sogenannten Natürlichkeitstheorie Ende der 60er Jahre wird der Markiertheitsansatz systematisch - und nicht nur als vorwissenschaftlicher Begriff - wieder aufgegriffen. Erstmals angewendet wird das Prinzip der Natürlichkeit im Bereich der Phonologie durch STAMPE, der 1969 sein Konzept der Natürlichen Phonologie vorstellt. Noch stärker als bei JAKOBSON wird hier eine biologisch-physiologische Basis für sprachstrukturierende Prozesse angenommen. Von zwei Phonemen gilt dasjenige als das natürlichere, welches leichter zu artikulieren ist, bzw. perzeptuell einen deutlicheren Kontrast bildet. Die Vertreter der Natürlichen Phonologie ziehen die Bestätigung ihrer Annahmen aus der Art und Häufigkeit von Substitutionen bei phonologischen Störungen, bei Spracherwerb und bei Sprachwandel (DONEGAN/ STAMPE 1979:129).

Ende der 70er Jahre wird das Prinzip der Natürlichkeit auf das Gebiet der Morphologie übertragen (DRESSLER 1977b, 1977c, MAYERTHALER 1977, 1981,

WURZEL 1977). Die Vertreter der Natürlichen Morphologie nutzen unter anderem Sprachwandel, Spracherwerb, Perzeptionstests, Versprecherlinguistik und Sprachstörungen als Quellen für ihre Theoriebildung:

> „Nicht alle morphologischen Strukturen sind in den natürlichen Sprachen gleichermaßen verteilt, nicht alle morphologischen Prozesse und Strukturen werden von Kindern zur selben Zeit erworben, nicht alle morphologischen Strukturen werden vom Sprachwandel gleichermaßen affiziert, nicht alle morphologischen Prozesse und Strukturen werden von Sprachstörungen gleichermaßen in Mitleidenschaft gezogen, nicht alle morphologischen Strukturen sind gleichermaßen leicht dekodierbar." (MAYERTHALER 1981:2)

Diese Beobachtungen führen zu der These, daß ein morphologischer Prozeß (bzw. eine morphologische Struktur) dann natürlich ist, wenn er weit verbreitet ist, und/ oder relativ früh erworben wird, und/ oder gegenüber Sprachwandel relativ resistent ist oder durch Sprachwandel relativ häufig entsteht (MAYERTHALER 1981:2). Analog wird für Sprachstörungen angenommen, daß natürliche morphologische Strukturen solche sind, die sich gegen Störungen als besonders resistent erweisen. Bei wenig natürlichen Strukturen dagegen ist zu erwarten, daß sie bei Sprachstörungen als erstes affiziert werden.

Der Zusammenhang von Natürlichkeit und Markiertheit wird in der Natürlichen Morphologie so beschrieben, daß beide in einem umgekehrt proportionalen Verhältnis zueinander stehen. Eine sprachliche (und damit auch eine morphologische) Struktur gilt als um so natürlicher, je weniger markiert sie ist, und als um so weniger natürlich, je markierter sie ist (MAYERTHALER 1987).

Mit dem Aufkommen der Natürlichen Morphologie wird Markiertheit als Beschreibungs- und Erklärungsinstrument sprachlicher Prozesse wieder aufgegriffen und weiterentwickelt. Es ist den Vertretern der Natürlichen Morphologie als Verdienst zuzuschreiben, den Vorwurf der Vorwissenschaftlichkeit entkräftet und Markiertheit als theoretisch fundierten Begriff etabliert zu haben. Ein erster Schritt bestand darin, Unsicherheiten in der Nomenklatur auszuräumen. MAYERTHALER (1981:1) betont die Wichtigkeit einer Abgrenzung zwischen den Begriffspaaren „markiert/unmarkiert" und „merkmallos/ merkmalhaft". Die Unterscheidung „merkmallos/ merkmalhaft" beschreibt Phänomene auf formaler Ebene, weshalb MAYERTHALER hier von einem „Beschreibungsprädikat" spricht (1981:9). Beispielsweise ist *Tisch* im Plural merkmalhaft, *Besen* dagegen merkmallos. Im Gegensatz dazu ist die Unterscheidung „markiert/ unmarkiert" nach MAYERTHALER als ein „Evaluationsprädikat" zu verstehen, da sie ausschließlich auf konzeptueller Ebene anwendbar ist. So gilt innerhalb der grammatischen Kategorie Numerus Singular als die unmarkierte, Plural als die markierte Subkategorie.

Eine Ursache für begriffliche Unsicherheiten mag auch darin liegen, daß in der anglo-amerikanischen Fachliteratur „merkmallos" und „unmarkiert" häufig im Ausdruck „unmarked" zusammenfallen, und nicht zwischen „unmarked" und „featureless" unterschieden wird. Dementsprechend wird sowohl „merkmalhaft" als auch „markiert" als „marked" bezeichnet und nicht in „marked" und „featured" unterschieden. Dieser Zusammenfall wird dann problematisch, wenn merkmallos und unmarkiert **nicht** koinzidieren, wie es etwa beim engl. *sheep* (PL) der Fall ist. Diese Form ist bezüglich der formalen (Plural-) Markierung merkmallos, hinsichtlich der semantischen bzw. symbolischen Markiertheit dagegen markiert (vgl. auch DRESSLER u.a. 1987:29).

Die Vertreter der Natürlichen Morphologie verhalfen dem Begriff der Markiertheit zu einer wissenschaftlichen Basis, indem sie physiologische, biologische und kognitive Faktoren miteinbezogen. Bei ihrer Weiterentwicklung der Markiertheits- und Natürlichkeitswerte spielen menschliche Wahrnehmung und Sprechereigenschaften eine grundlegende Rolle. So beschreibt MAYERTHALER Morphologische Natürlichkeit als „Perzeptionskomplexität" (1981:62). Morphologische Strukturen sind demnach dann wenig komplex bzw. wenig markiert, wenn sie „morphologisch gut verpackt" sind, das heißt, eine gute Wahrnehmbarkeit garantieren. Umgekehrt führt eine hohe Perzeptionskomplexität zu einer starken Markierung. Wie die in der Natürlichen Morphologie angenommene biologisch-physiologische Basis im Einzelnen aussieht, soll im folgenden kurz dargestellt werden. Einige wichtige Herleitungen der Vertreter der Natürlichen Morphologie faßt MAYERTHALER (1981) sehr prägnant zusammen, weshalb sich die folgende Darstellung vor allem auf seine Ausführungen bezieht. MAYERTHALER unterscheidet drei Markiertheitswerte:

❶ semantische Kategorienmarkiertheit (seḿ bzw. sem̀)[4]
❷ Kodierungs- bzw. Symbolisierungsmarkiertheit (syḿ bzw. sym̀)[5]
❸ abgeleitete Markiertheit für kodierte/ symbolisierte Kategorien, also Paare ⟨K_i,K_j⟩ (ḿ bzw. m̀)[6]

Die unter ❸ genannte Markiertheit (ḿ bzw. m̀) leitet sich aus den in ❶ und ❷ genannten sym- und sem-Werten ab. Bei der Beschreibung dieser Werte geht MAYERTHALER von prototypischen Sprechereigenschaften aus, die seiner Ansicht nach die Bevorzugung bzw. leichtere Wahrnehmbarkeit bestimmter kognitiver und damit auch sprachlicher Strukturen bedingen. Der typische Sprecher weist die Eigenschaften [+belebt] und [+definit] auf, er lebt in der Gegenwart, empfindet seine Umwelt primär als real, hat seine Augen oben und vorne, bewegt sich in der Vertikalen, und so fort. Entsprechend dieser Annahmen ist die unter ❶ genannte semantische Kategorienmarkiertheit als „kognitive" bzw. „konzeptielle" Markiertheit zu verstehen. Als eine semantisch weniger markierte Kategorie gilt in diesem Ansatz die Kategorie, die prototypische Sprechereigenschaften widerspiegelt. Demnach ist „oben" semantisch weniger markiert als „unten", was als seḿ ⟨oben, unten⟩ notiert wird. Weiterhin gelten folgende Werte:

seḿ ⟨vorne, hinten⟩
seḿ ⟨belebt, unbelebt⟩
seḿ ⟨reale Welt, andere Welten⟩

---

4 "seḿ" bedeutet "semantisch weniger markiert und kognitiv weniger komplex", "sem̀" bedeutet "semantisch mehr markiert und kognitiv komplexer".

5 "syḿ" bedeutet "bezüglich der Kodierung/ Symbolisierung weniger markiert, "sym̀" bedeutet "bezüglich der Kodierung/ Symbolisierung mehr markiert".

6 zum Beispiel: "ḿ (K_i; K_j)" bedeutet: "Kategorie K_i ist weniger markiert als Kategorie Kj"

sem ⟨+nunc, -nunc⟩

Aus diesen kognitiven Markiertheitsverhältnissen werden unter anderem folgende sprachliche Markiertheitsverhältnisse abgeleitet:

sem ⟨IND, -IND⟩
sem ⟨Realis, Irrealis⟩
sem ⟨PRÄS, -PRÄS⟩
sem ⟨lokale Deixis, temporale Deixis⟩
sem ⟨Ortsadverbien, Temporaladverbien⟩
sem ⟨komplex, +komplex⟩
(vgl. DRESSLER 1987:41)

Den sem-Werten wird ein enger Zusammenhang zu dem wahrnehmungs- bzw. gestaltpsychologischen Figur-Grund-Phänomen zugeschrieben. Übertragen auf die sprachliche Wahrnehmung bezieht sich dieses Phänomen auf das Herauslösen sprachlich relevanter Signale aus der jeweiligen Geräuschkulisse, ein Prozess, der als die Basis für die Identifizierung gesprochener Sprache betrachtet werden kann. KARPF (1990:21) weist darauf hin, daß die Trennung des auditiven Informationsflusses in Figur und Hintergrund damit die entscheidende Grundlage menschlicher Sprachverarbeitung und Kommunikation ist. So bestehe bereits in frühen Sprachentwicklungsstadien die Funktion von Sprache in der Produktion neuer, sich abwechselnder Information. KARPF verweist hierzu auf Experimente mit Säuglingen, die dann vokalisierten, wenn sich ihre Aufmerksamkeit neuen Objekten oder Ereignissen zuwandte. Es wird angenommen, daß das Funktionieren nach dem Figur-Grund-Prinzip ein universelles Prinzip ist, wobei sich bei der Markierung und Verteilung von Figur und Grund einzelsprachliche Unterschiede finden lassen (KARPF 1990:85).

Die sem-Werte sind im Zusammenhang mit dem Figur-Grund-Prinzip folgendermaßen zu verstehen. Ausgehend von den prototypischen Sprechereigenschaften ([+belebt], [+ in der Gegenwart lebend], [+ in der realen Welt lebend], etc.) bilden die semantisch weniger markierten Kategorien den Hintergrund, das Selbstverständliche, von dem der Sprecher ausgeht. Es wird angenommen, daß aus diesem Grund in der Grammatik vieler Sprachen die Kategorien Präsens, imperfektiver Aspekt und Indikativ für die Darstellung des Hintergrunds verwendet werden, vor dem sich die Gestalt, die markierten sem-Kategorien abheben. Beispiele für markierte sem-Kategorien sind PAST, perfektiver Aspekt, Konjunktiv (vgl. BATTISTELLA 1990:4).

Neben den semantischen Werten (sem) werden die unter ❷ genannten sym-Werte zur Berechnung der Markiertheitswerte herangezogen. Die sym-Werte ergeben sich aus dem Grad der optimalen Kodierung bzw. Symbolisierung. Nach Ansicht der Vertreter der Natürlichen Morphologie sind sie dadurch bestimmt, was für die Humanperzeption leichter bzw. schwerer zugänglich ist. Als eine „gute" Gestalt gilt eine sym -Gestalt, also eine Form, die „gut verpackt" ist. Als Kriterium für die Qualität der „Verpackung" wird der Ikoniziätsgrad einer Form herangezogen. Der sogenannte „konstruktionelle Ikonismus" (MAYERTHALER 1987:48) wird prinzipiell für alle Bereiche der Sprache angenommen. Demnach gilt eine Kategorie dann als ikonisch, wenn eine semantisch mehr markierte Form auch ein Mehr an formaler Markierung aufweist (dt.: *schenkt* (PRÄS) - *schenkte* (PAST)). Andernfalls wird sie als nicht-ikonisch (engl.: *put* (PRÄS) - *put* (PAST)) oder sogar kontraikonisch (dt.: *Elternteil* (SG) - *Eltern* (PL)) bezeichnet. Dieses Prinzip kann biologisch begründet werden, wie es in der empfehlenswerten Darstellung von KARPF (1990) nachzuvollziehen ist. Auch MAYERTHALER verweist auf Befunde aus der Neurologie, denenzufolge das Gehirn ikonische Bilder bevorzugt (1987:48f). Mit Hilfe des konstruktionellen Ikonismus erklären die Natürlichkeitstheoretiker das Phänomen, daß in natürlichen Sprachen die Basiskategorien (Singular, Präsens, Indikativ, etc.) tendenziell eine merkmallose Enkodierung haben, während die markierten sem-Kategorien (Plural, PAST, Konjunktiv, etc.) meist merkmalhaft enkodiert sind.

Markiertheit wird gelegentlich auch mit dem Begriff der Präferenz beschrieben. MAYERTHALER (1987:33) bezeichnet die Markiertheitstheorie als einen speziellen Fall der Präferenztheorie. In dieser Theorie wird ebenfalls von Paaren ausgegangen, die sich dadurch auszeichnen, daß ein Element im Gegensatz zum jeweils zweiten das „präferierte" ist (vgl. VENNEMANN 1983). Übertragen auf die Markiertheitstheorie werden demnach unmarkierte Elemente als die präferierten Elemente bezeichnet.

2.2.4 Markiertheitsabbau

Das hier vorgeschlagene Konzept der Markiertheit hat wichtige Implikationen für pathologische Phänomene der Sprachverwendung. In der Markiertheitstheorie wird angenommen, daß bei neurologischen Störungen die einzelnen Bereiche der Sprache systematisch ihre Komplexität abbauen. Figur-Grund-Unterscheidungen werden aufgeweicht, die in den Vordergrund gehobene Figur „verbleicht", lediglich der Hintergrund bleibt übrig. In Markiertheitsbegriffen ausgedrückt bedeutet dieser Vorgang folgendes. Im Falle einer Konkurrenz zwischen mehr markierten und weniger markierten Formen, wie sie etwa bei aphasischen Störungen angenommen wird, „gewinnt" die weniger markierte Form. Die weniger markierte Form bleibt erhalten, der Zugriff zur mehr markierten Form geht verloren. In der Natürlichen Morphologie wird dann von Markiertheitsabbau gesprochen. Notiert wird dieser Prozeß in folgender Weise:

$$\overset{>}{m} : \overset{<}{m} > \overset{<}{m}$$

Gemäß dieser Annahme äußern sich unterschiedliche Markiertheitswerte in einer unterschiedlichen Störungsresistenz. Bei weniger markierten Elementen wird eine größere Störungsresistenz erwartet als bei stärker markierten Elementen. Stark markierte Elemente werden nach dieser Annahme bei Aphasie am ehesten beeinträchtigt. Bei wenig markierten Elementen dagegen wird eine Störung erst bei höherem Schweregrad der Aphasie erwartet.

Im Phänomen des Markiertheitsabbaus, bzw. in der Vorhersage desselben, liegt eine wesentliche Stärke des Natürlichkeitskonzeptes. So merkt MAYERTHALER zur

Stellung der morphologischen Natürlichkeitstheorie an, daß sie ein Schattendasein führt, aber letztlich generativen Theorien überlegen sei, und zwar auf Grund ihrer prognostischen Fähigkeiten (MAYERTHALER 1981:173). Dazu ist anzumerken, daß in jüngeren Ansätzen versucht wird, Markiertheit in die Generative Grammatik einzubeziehen (vgl. HAIDER 1993:635f, MAYERTHALER u.a. 1993:610f). Was die Vorhersagbarkeit sprachlicher Prozesse betrifft, ist zu beachten, daß es nicht darum geht, einzelne Fälle von Markiertheitsaufbau bzw. -abbau vorherzusagen. Vielmehr soll mit diesem Konzept die **Tendenz** sprachlicher Prozesse prognostiziert werden können. Mit Hilfe des Markiertheitskonzeptes ist eine Prognose darüber erwartbar, welche Formen tendenziell anderen Formen „überlegen" sind, und deshalb von den Sprechern einer Sprache in bestimmten Situationen präferiert werden.

Zusammenfassung

Zusammenfassend lassen sich folgende Kennzeichen der Konzepte „Markiertheit" und „Natürlichkeit" herausheben. Aufbauend vor allem auf JAKOBSONS Arbeiten über das Phonemsystem wird postuliert, daß sich Sprache in Oppositionen aufbaut. Die Elemente dieser Oppositionen sind nicht gleichrangig, was sich in unterschiedlichen Markiertheitswerten niederschlägt. Das merkmalstragende Element wird als markiert, das merkmalsneutrale Element als unmarkiert bezeichnet. Es wird angenommen, daß Markiertheitsrelationen den Ablauf sprachlicher Prozesse steuern. Für Aphasien ist daraus zu folgern, daß nach Erwartung der Markiertheitstheorie markierte Elemente tendenziell störungsanfälliger sind als die entsprechenden unmarkierten Elemente. Solche Annahmen werden in der Natürlichkeitstheorie wieder aufgegriffen und wissenschaftlich weiter fundiert. Auf der Basis von Beobachtungen aus Spracherwerb, Sprachwandel, Sprachstörungen, etc. werden unter Einbeziehung biologisch-psychologischer Erkenntisse über die prototypischen Sprechereigenschaften wenig markierte Elemente als natürlich, markierte Elemente als weniger natürlich definiert. Für Aphasien sagen die Natürlichkeitstheoretiker die Tendenz vorher, daß natürliche sprachliche Elemente sich gegen Störungen resistenter zeigen, während weniger natürliche Elemente leichter störbar sind. In den nächsten beiden Kapiteln soll gezeigt werden, wie mit Hilfe von Markiertheit Grammatikmodelle erstellt werden können.

2.3 Markiertheit und Grammatik

Wie in Abschnitt 2.2.2 beschrieben, haben die Möglichkeiten des Markiertheitskonzepts sowohl in der grammatischen Theoriebildung als auch in der Neurolinguistik noch wenig Beachtung gefunden. Häufig überwiegt Kritik, wie sie etwa CRYSTAL äußert:

> „Jakobsons own pioneering application of linguistic concepts to aphasia is rightly regarded as monumental, but his classifications remain extremely general, and have not, it seems, been followed up with detailed subclassifications carried out at appropriate linguistic levels, or with applications which have related his intentions to the specific demands of routine clinical practice." (1987:35)

Die vorliegende Arbeit will zeigen, daß JAKOBSONS Modell sich bei entsprechender Ausarbeitung durchaus für eine Beschreibung ungestörter, aber vor allem auch gestörter sprachlicher Prozesse eignet. Weiterhin soll gezeigt werden, daß es über die Beschreibung gestörter Sprache hinaus in der Lage ist, pathologische Phänomene zu erklären und ihre Genese in einen größeren Rahmen einzuordnen. Außerdem soll schließlich eine Perspektive entwickelt werden, die auf der Grundlage der hier vorgestellten Annahmen praxisrelevante Anwendungsmöglichkeiten in Form von alternativen Diagnosekriterien und Aphasietherapieprogrammen bereitstellt. Im folgenden sollen JAKOBSONS Axiome für eine Grammatiktheorie kurz dargestellt werden. Anschließend wird in Abschnitt 2.4 gezeigt, wie sich aus diesen Grundüberlegungen ein differenziertes Grammatikkonzept aufbauen läßt.

Abgeleitet aus Beobachtungen am russischen Verbalsystem konzipiert JAKOBSON ein Grundgerüst grammatischer Kategorien. Danach besteht eine grammatische Kategorie grundsätzlich aus zwei Polen, die in Opposition zueinander stehen. Die beiden Pole (Subkategorien) einer grammatischen Kategorie sind in diesem Konzept nicht gleichrangig, was in der Zuweisung unterschiedlicher Markiertheitswerte zum Ausdruck gebracht wird. Eine der in Opposition stehenden Kategorien stellt die „markierte" Kategorie dar, die jeweils korrespondierende zweite die „unmarkierte". Die markierte Kategorie zeichnet sich dadurch aus, daß sie die Anwesenheit einer bestimmten Eigenschaft A zum Ausdruck bringt. Dagegen sagt die allgemeine Bedeutung der korrespondierenden unmarkierten Kategorie nichts über die Anwesenheit der Eigenschaft A aus. Die unmarkierte Kategorie wird hauptsächlich dafür verwendet, um die Abwesenheit von A anzuzeigen (JAKOBSON 1932/1971 und 1957/1971).

Als Beispiel für diese bipolare Organisation grammatischer Kategorien nennt JAKOBSON die Aspektopposition „perfektiv" versus „imperfektiv". Der perfektive Pol drückt die absolute Vollendung eines Ereignisses aus, der imperfektive Pol ist dagegen ohne Aussage über eine mögliche Vollendung bzw. Nichtvollendung. Analog funktioniert nach JAKOBSONS Ansicht beispielsweise auch die Kategorie Modus. Während der Konditionalis auf Ereignisse verweist, die aus der Sicht des Sprechers eintreten könnten, bleibt der Indikativ diesbezüglich neutral (JAKOBSON 1957/1971).

Die wichtigsten Merkmale einer grammatischen Kategorie lassen sich in Anlehnung an JAKOBSON so zusammenfassen: Von einer grammatischen Kategorie kann erst dann gesprochen werden, wenn zwei korrespondierende Pole vorhanden sind. Die beiden Elemente einer solchen Opposition sind nicht gleichrangig. Diese Ungleichrangigkeit drückt sich in unterschiedlichen Markiertheitsverhältnissen aus (+m / -m). Das markierte Element drückt die Anwesenheit einer bestimmten Eigenschaft aus. Das unmarkierte Element bleibt neutral bezüglich dieser Eigenschaft.

Im nächsten Kapitel wird am Beispiel der Verbalkategorien gezeigt, wie diese allgemeinen Kennzeichen grammatischer Kategorien konkretisiert und zur differenzierten Beschreibung grammatischer Systeme herangezogen werden können.

2.4 Markiertheit und Verbalkategorien

Eine der Annahmen der Markiertheitstheoretiker besteht darin, daß bei Aphasie Markiertheitsabbau stattfindet. Das heißt, daß bei Aphasie sprachliche Elemente in einer bestimmten Reihenfolge abgebaut werden. Diese Annahme ist in der Literatur durchaus nicht unumstritten. Als einen Grund für die geäußerten Zweifel wird mangelndes Wissen über Hierarchien im Sprachgefüge angeführt (MENN/ OBLER 1990:1373). Im folgenden soll exemplarisch an den Verbalkategorien Aspekt, Tempus und Modus gezeigt werden, daß die Erstellung linguistisch fundierter Hierarchien durchaus möglich und sinnvoll ist. Daß die Postulierung solcher Hierarchien in mehr als nur einem Bereich der Sprache (also neben Aphasien auch in Spracherwerb, Kreolsprachen, Sprachvergleich, etc.) haltbar sein muß, versteht sich bei dem hier gewählten Ansatz von selbst (vgl. auch DRESSLER u.a. 1987:13).

Es gibt neuere Modelle, die zeigen, daß JAKOBSONs Definition grammatischer Kategorien sich als Grundlage für die Beschreibung der internen Struktur grammatischer Kategorien eignet, und darüberhinaus auch die Beziehungen **zwischen** den einzelnen grammatischen Kategorien erklären und darstellen kann. Aufbauend auf JAKOBSONS Vorschlägen skizziert LEISS (1992 und 1994a) in Verbindung mit Erkenntnissen aus der Wahrnehmungs- und Entwicklungspsychologie einen hierarchischen Aufbau des Systems der deutschen Verbalkategorien. In diesem Ansatz wird postuliert, daß sowohl die interne Struktur von Verbalkategorien als auch der Zusammenhang zwischen den einzelnen Kategorien aufgrund unterschiedlicher Markiertheitsrelationen hierarchisch strukturiert sein muß. Der Wert dieser Darstellung liegt unter anderem in einer neuen Sichtweise über die Dynamik von Verbalkategorien. In der vorliegenden Arbeit soll gezeigt werden, daß sich das Konzept von LEISS gerade deshalb als theoretische Grundlage für die Beschreibung von Störungen im Bereich grammatischer Kategorien anbietet. Die folgende Darstellung dieses Konzepts bezieht sich vor allem auf LEISS (1992). Abweichend von der traditionellen Grammatikschreibung postuliert LEISS, daß grammatische Kategorien nicht als Ansammlung einzelner Elemente zu verstehen sind, sondern in systematischer Beziehung zueinander stehen. Sie geht in Anlehnung an JAKOBSON (1957/1971) davon aus, daß die einzelnen grammatischen Kategorien nicht gleichrangig sind, sondern einen unterschiedlichen Status besitzen, was ihre Komplexität betrifft. Es werden einfachere und komplexere

Kategorien angenommen, wobei die einfachen Kategorien gleichsam die Bausteine für die komplexeren bilden. Für den Verbalbereich nimmt LEISS die Kategorie Aspekt als Basiskategorie für alle weiteren Verbalkategorien an. Aspekt fungiert hier quasi als Fundament für alle weiteren Kategorien des Verbalsystems, was auch für das Deutsche gelten soll:

> „Aspektualität ist im Verbalsystem des Deutschen ubiquitär vorhanden. (...) Aspektualität ist keine Nebenerscheinung, die auf andere Kategorien abfäbt oder gar ihren kategorialen Bau stört. Wir haben es vielmehr mit einem unentbehrlichen Baustein innerhalb der Kategorienarchitektonik des Verbs zu tun." (LEISS 1992:22)

Was schon JAKOBSON als implikative Relationen beschreibt und als Kennzeichen für das gesamte Sprachsystem postuliert, konkretisiert und belegt LEISS nun für die Verbalkategorien Aspekt, Tempus, Modus und Genus Verbi. Sie stellt folgende Komplexitätshierarchie auf, wobei für Aspekt die geringste, für Modus die höchste Komplexität angenommen wird:

ASPEKT < GENUS VERBI < TEMPUS < MODUS

Von den genannten vier Kategorien sollen im folgenden vor allem Aspekt, Tempus und Modus betrachtet werden. Entsprechend der postulierten Hierarchie stehen diese drei Verbalkategorien in einem Verhältnis, bei dem Aspekt die am wenigsten komplexe, Tempus die nächstkomplexe Kategorie und Modus die Kategorie mit dem höchsten Komplexitätsgrad darstellt. Die so charakterisierte Komplexitätshierarchie zeichnet sich vor allem durch die Annahme aus, daß sämtliche Verbalkategorien aus einem begrenzten Set an grammatischen Merkmalen bestehen. Dabei wird angenommen, daß die komplexeren Kategorien die Merkmale der einfacheren Kategorien enthalten. Beispielsweise definiert sich in diesem Ansatz die Kategorie Aspekt über das Merkmal „Abgeschlossenheit" versus „Unabgeschlossenheit". Es wird davon ausgegangen, daß dieses Merkmal in der nächstkomplexen Kategorie, nämlich Tempus, wieder enthalten ist. Der höhere Grad an Komplexität bei der Kategorie Tempus wird dadurch bestimmt, daß zur räumlichen Abgeschlossenheit die temporale Abgeschlossenheit hinzukommt.

Verbalkategorien werden bei LEISS als „Perspektivierungskategorien" verstanden (1992:285). Das heißt, sie bieten dem Sprecher (sprachlich) die Möglichkeit, die Perspektive zu wechseln, bzw. einen Wechsel der Perspektive auszudrücken. Mit den zwei Polen einer Verbalkategorie steht dem Sprecher die Möglichkeit offen, zwischen Innen- und Außenperspektive zu wählen. Die Innenperspektive wird durch den unmarkierten Pol der Kategorie ausgedrückt, die Außenperspektive durch den entsprechenden markierten Pol. Innenperspektive entspricht hier im übrigen dem Merkmal der Unabgeschlossenheit, Außenperspektive dem der Abgeschlossenheit (LEISS 1992:34). In diesem Zusammenhang wird wahrnehmungspsychologischen Faktoren eine wichtige Rolle zugeschrieben. Zentral ist die Annahme, daß zur Eigenschaft eines typischen Sprechers ein gewisser Egozentrismus in der Sichtweise der Dinge gehört. Folglich besteht bei der Wahrnehmung von Sachverhalten die Präsupposition des Sprechers typischerweise in einem ICH/ HIER/ JETZT. LEISS geht davon aus, daß diese Sichtweise dem Einnehmen einer Innenperspektive der jeweiligen Handlung entspricht. Um diese Perspektive zu variieren, also einen Sachverhalt aus der Perspektive des Nicht-ICH/ Nicht-HIER/ Nicht-JETZT zu betrachten, ist eine Distanzierung vom Sachverhalt notwendig. Erst indem man sich von einer Handlung distanziert, kann eine Außenperspektive eingenommen werden. Verbalkategorien, die einen Perspektivwechsel auf sprachlicher Ebene signalisieren, sind deshalb immer auch als „Distanzierungskategorien" zu verstehen (vgl. LEISS 1992:285f, ANDERSSON 1989:36f).

Diese Möglichkeiten zur Perspektivierung und Distanzierung können sich in verschiedenen Dimensionen vollziehen. Für uns werden im folgenden vor allem die räumliche, die temporale sowie die modale Dimension von Interesse sein. Wie die erwähnten Distanzierungs- und Perspektivierungsprozesse im Einzelnen ablaufen, und wie damit eine Steigerung des Komplexitätsgrades verknüpft ist, soll am Aufbau der Verbalkategorien Aspekt, Tempus und Modus gezeigt werden. Wie diese Kategorien im Deutschen formal realisiert werden, wird anschließend in Kapitel.3 dargestellt.

Als Grundlage und Ausgangspunkt aller Dimensionen nimmt LEISS die räumliche Dimension an. Sie geht davon aus, daß man sich als Sprecher entweder in einer Handlung befinden kann (dann dauert sie gerade noch an), oder die Handlung von außen betrachtet (dann ist sie bereits abgeschlossen). Das sprachliche Pendant dieser Zustände wird in der Aspektopposition imperfektiv - perfektiv gesehen. Mit dem imperfektiven Aspekt nimmt der Sprecher eine Innenperspektive ein, mit dem perfektiven Aspekt eine Außenperspektive. Außenperspektive kann eingenommen werden, sobald der Sprecher sich von der Handlung distanziert. Aus dieser Distanz heraus kann eine Handlung schließlich als abgeschlossen dargestellt werden. Entsprechend dieser psychischen Prozesse werden die Markiertheitswerte verteilt. Der kanonische Standpunkt der Innenperspektive, der durch den imperfektiven Aspekt realisiert wird, entspricht dem unmarkierten Pol der Opposition. Der Wechsel in die Außenperspektive, also die Distanzierung von der Handlung, entspricht einer Zunahme an Markiertheit und wird durch den markierten Pol der Opposition, dem perfektiven Aspekt, ausgedrückt. Die Kategorie Aspekt wird in der Literatur häufig mit Zurückhaltung behandelt, da sie im Deutschen nicht mehr offensichtlich vorhanden ist. Diachrone Untersuchungen zeigen, daß Aspekt im Gotischen noch über ein eigenes Paradigma verfügt. Formale Reste dieses Aspektsystems sind heute noch zum Beispiel in den Partizip II-Anteilen der kompositorischen Perfektformen sichtbar (vgl. Kapitel 3.1).

Als nächstkomplexe Kategorie nimmt LEISS die Kategorie Tempus an. Sie beschreibt die Genese dieser Kategorie so, daß sich - sowohl bei der Entwicklung eines Sprachsystems als auch beim Erstspracherwerb - aus dem primär räumlichen Konzept des Aspekts die temporale Dimension herausbildet. In der Kategorie Tempus wird das ursprünglich räumliche Konzept der Innen- und Außenperspektive nun temporal interpretiert (1992:46). So bedeutet beispielsweise die „ideale" Präsensform, daß sowohl räumlich (aspektuell) als auch zeitlich (temporal) keine Distanz zur Handlung vorliegt, und der Sprecher damit in jeder Hinsicht eine Innenperspektive einnimmt. Mit der Verwendung einer nicht-präsentischen Form dagegen nimmt der Sprecher eine Außenperspektive ein und stellt die Handlung als abgeschlossen und vergangen dar. Tempus wird daher als ein Mittel zur Perspektivierung und Distanzierung in der zeitlichen Dimension verstanden.

Die nächste Komplexitätsstufe wird in diesem Modell in der Kategorie Modus gesehen. Es wird aufgezeigt, daß - diachron betrachtet - temporale Differenzierungen in bestimmten Kontexten modal interpretiert wurden und sich auf diese Weise die Kategorie Modus in ihrer Opposition Realis und Irrealis (im Deutschen Indikativ und Konjunktiv) entwickelt hat. Dieser Grammatikalisierungsprozeß ist im Englischen noch heute sichtbar: *Past Tense* (Präteritum) und *Subjunctive* (Konjunktiv) sind hier formgleich, wie folgendes Beispiel zeigt:

I went to London vs. *If I went to London*

LEISS weist darauf hin, daß die ursprünglich präteritale Form in modalen Kontexten modal interpretiert wird (1994a). Der Grammatikalisierungsprozeß ist dabei insofern noch nicht abgeschlossen, als sich für den Konjunktiv noch kein eigenes Flexionsparadigma herausgebildet hat. Innerhalb der Kategorie Modus stellt der Indikativ den unmarkierten Pol dar. LEISS nimmt an, daß Indikativ dann verwendet wird, wenn von der Realität des erzählten Geschehens ausgegangen wird. Findet ein Geschehen nicht hier und nicht jetzt statt, sinkt der Realitäts- und Faktizitätsgrad der Handlung, das heißt, sie kann als potentiell bzw. irreal dargestellt werden. LEISS geht davon aus, daß sich der Sprecher bei einer solchen Abweichung von der kanonischen Einstellung vom Realitätsgehalt des Geschehens distanziert. Damit wird auf der modalen Dimension eine Außenperspektive installiert, die durch den markierten Pol, den Konjunktiv, ihre sprachliche Realisation erfährt.

Entscheidend bei dieser Hierarchiekonstellation ist, daß es sich hier um implikative Relationen handelt. Nach diesem auf JAKOBSON zurückgehenden Prinzip implizieren später erworbene Sprachelemente die Merkmale der jeweils vorher erworbenen Elemente. Als Konsequenz werden sprachliche Elemente - auch sprachübergreifend - in einer bestimmten, unumkehrbaren Reihenfolge erworben. Analog zu diesem Prozeß nimmt JAKOBSON an, daß auch bei „Sprachabbau" - und damit meint er vor allem die Aphasien - eine entsprechende Reihenfolge der Störungsanfälligkeit zutage tritt. Was JAKOBSON den spiegelbildlichen Auf- und Abbau der Sprache nennt, bezeichnet GRODZINSKI (1990) später als „Superset Principle", demzufolge früher erworbene funktionale Entitäten widerstandsfähiger gegen kortikale Läsionen sind als später erworbene. Während das Prinzip der implikativen Relationen, also eines regelhaften Auf- und Abbaus der Sprache, für den Bereich der Phonologie gut belegt ist (vgl. BLUMSTEIN 1973, MADDIESON 1984), ist die Übertragung auf andere Bereiche noch nicht in gleichem Maße geschehen. Dennoch gibt es Belege, daß das JAKOBSONsche Prinzip auch in weiteren Bereichen angenommen werden kann, wie sich am Beispiel der Grammatik zeigen läßt.

Untersuchungen zum Erwerb der kindlichen Grammatik weisen darauf hin, daß Verbalkategorien in der Reihenfolge Aspekt, Tempus und Modus erworben werden (STEPHANY 1985, ERBAUGH 1978). So werden Temporalformen von Kindern anfangs aspektuell gedeutet. Erst später verwenden Kinder Temporalflexive zum Ausdruck zeitlicher Relationen. Auch beim Zweitspracherwerb wurde die Reihenfolge Aspekt < Tempus < Modus beobachtet (STUTTERHEIM 1986). Analog zum Erwerb grammatischer Kategorien liegen Hinweise für einen entsprechenden Abbau bei Aphasien vor. Auch wenn die gesamte Abbaureihenfolge grammatischer

Kategorien bei weitem noch nicht geklärt ist, besteht Einigkeit darüber, daß Aspekt als eine bei Aphasie sehr stabile Kategorie angesehen werden kann. Die englische *ing*-Form, mit deren Hilfe eine Handlung als nicht abgeschlossen dargestellt werden kann, hat sich in mehreren Untersuchungen als ausgesprochen störungsresistent erwiesen (GOODGLASS u.a. 1972, DE VILLIERS 1978). Bei chinesischen Aphasikern wurde bezüglich der Verwendung von *le*, das perfektiven Aspekt zum Ausdruck bringt, sogar *overemployment* beobachtet: Die untersuchten chinesischen Aphasiker verwendeten den Aspektmarker *le* häufiger als die Kontrollpersonen (PACKARD 1990). Die Auswertung verschiedener Aphasikerprotokolle aus MENN/ OBLER (1990) im Rahmen meiner Magisterarbeit (SEEWALD 1993) ergab, daß das Prinzip der implikativen Relationen bei Aphasie vermutlich sogar sprachübergreifend haltbar ist. Die Kategorie Aspekt zeigte in allen untersuchten Sprachen eine auffallend gute Störungsresistenz. Tempus erwies sich in Abhängigkeit vom Schweregrad als mittelmäßig störungsanfällig, während Modus im Kategorieninventar der untersuchten Aphasiker überhaupt nicht auftauchte, bzw. stark störungsanfällig zu sein schien.

Ähnliche Hierarchien stellte BYBEE (1985) bezüglich der Serialisierung von Flexionsmorphemen im Wortverband fest. Ihre Untersuchung von über 50 strukturell verschiedenen Sprachen ergab für die einzelnen Verbalkategorien eine unterschiedliche Nähe zum Verbstamm. Die Kategorie Aspekt wird in den untersuchten Sprachen näher am Stamm realisiert als die Kategorie Tempus, Tempus wiederum näher als die Kategorie Modus[7]. Die Nähe eines Morphems zum Wortstamm ist - wie BYBEE ausführt - insofern von Bedeutung, als sie mit der Relevanz korreliert, die der entsprechende Inhalt für den Sprecher hat (1985:13f). Ein nahe am Stamm realisierter kategorialer Gehalt ist nach diesem Ansatz für den Sprecher von höherer Bedeutung als der Gehalt eines Morphems, das weiter entfernt vom Stamm realisiert wird.

Bei Grammatikalisierungsprozessen ist ebenfalls das Wirksamwerden implikativer Relationen anzunehmen. Im Chinesischen, einer schwach flektierenden Sprache, in der die Grammatikalisierung noch wenig fortgeschritten ist, zählen die Aspektmarker *le* und *zhe* zu den ersten grammatischen Morphemen. Tempus und Modus ist im Chinesischen (noch) nicht grammatikalisiert (YANG BOJUN/ HE LESHI 1992).

Zusammenfassung

Ausgehend von der Markiertheitstheorie wurde ein Ansatz vorgestellt, nach dem die Verbalkategorien nicht gleichrangige Elemente der Sprache sind, sondern in einem hierarchischen Verhältnis zueinander stehen. Für die Kategorien Aspekt, Tempus und Modus wird hier eine Komplexitätshierarchie angenommen, in der Aspekt als Basiskategorie fungiert, Tempus die nächstkomplexe Kategorie bildet, und Modus den höchsten Komplexitätsgrad aufweist. Auch kategorieintern wird bei den einzelnen Verbalkategorien eine hierarchische Struktur angenommen, die sich

---

7 Die beschriebene Hierarchie bezüglich der Stammnähe von Aspekt-, Tempus- und Modusmorphemen scheint nur für die wortinterne Struktur zu gelten. Werden diese Morpheme wortextern realisiert, wie das beispielsweise bei Kreolsprachen der Fall ist, treten vermutlich andere Regeln in Kraft (Vgl. LEISS 1995:242).

in unterschiedlichen Markiertheitswerten niederschlägt. Der unmarkierte Pol einer Kategorie wird vom Sprecher dann verwendet, wenn die Situation den jeweiligen Präsuppositionen entspricht. Der komplexere markierte Pol dient dazu, eine Abweichung von der kanonischen Anordnung anzuzeigen. Welche Konsequenzen diese Annahmen für aphasische Störungen haben, ist der Inhalt des nächsten Kapitels.

2.5 Markiertheit, grammatische Kategorien und Aphasie

Die Suche nach grammatischen Abbauhierarchien bei Aphasie hat bereits eine längere Tradition. Ausgehend von der Beobachtung von Markiertheitsphänomenen regte in den dreißiger Jahren JAKOBSON die Erforschung regelhafter Abbaumuster an. In den siebziger Jahren folgten intensivere Untersuchungen grammatischer Störungen bei Aphasie. Dabei wurde die Suche nach Hierarchien weitergeführt, ohne jedoch Markiertheitsverhältnisse zu berücksichtigen. In den achtziger Jahren nahm das Interesse an grammatischen Abbauhierarchien wieder ab, nachdem die einzelnen Ergebnisse der durchgeführten Untersuchungen offensichtlich nicht in einen größeren Zusammenhang gesetzt werden konnten. Die Erforschung systematischer Zusammenhänge grammatischer Störungen, wie sie zum Beispiel bei Agrammatismus auftreten, bleibt bis heute auf Einzelphänomene und Teilbereiche der Grammatik beschränkt (vgl. TESAK 1991). Einen erwähnenswerten Versuch, grammatische Störungen innerhalb eines größeren Rahmens zu beschreiben, stellt die Frequenztheorie von STEMBERGER (1985a) dar. Vor allem wegen seiner psycholinguistischen Fundierung kann dieser Ansatz in weiten Bereichen Erklärungswert anbieten. Wie im folgenden gezeigt werden soll, gibt es unseres Erachtens noch weiterreichende, neurophysiologisch und wahrnehmungspsychologisch begründbare Mechanismen, die linguistischen Phänomenen wie etwa dem der Frequenz zugrundegelegt werden können (Vgl. auch Kapitel 5.5).

In der vorliegenden Arbeit wird der Versuch des Prager Funktionalisten Roman JAKOBSON aufgegriffen, mit Hilfe der Markiertheitstheorie die Dynamik und Fehlerrichtung aphasischer Phänomene transparent zu machen. Die Verwendung eines derartigen Ansatzes entspricht der Forderung nach einer theoriegeleiteten Datenerhebung, wie sie etwa MACKAY (1988) oder RICKHEIT und STROHNER (1993) erheben. Wie in Kapitel 2.2.3 beschrieben, besteht der Wert des JAKOBSONschen Modells darin, Vorhersagen über bestimmte Abbautendenzen zu treffen. So ist gemäß der Annahmen der Markiertheits- und Natürlichkeitstheoretiker bei Aphasie Markiertheitsabnahme zu erwarten. Demnach sollen weniger markierte sprachliche Einheiten tendenziell eine größere Widerstandskraft gegen aphasische Störungen aufweisen als markierte Elemente. Für den Bereich der Phonologie konnte nachgewiesen werden, daß dieser Schluß greift. Mehr markierte phonologische Merkmale erwiesen sich in den entsprechenden Untersuchungen gegenüber aphasischen Störungen als anfälliger als weniger markierte Merkmale (vgl. Kapitel 2.2.2). Die vorliegende Arbeit hat sich zum Ziel gesetzt, die Übertragbarkeit der Ergebnisse aus der Phonologie auf den Bereich der Grammatik zu überprüfen. Es soll untersucht werden, ob sich die Markiertheitsgesetze auch bei grammatischen Störungen anwenden lassen.

Im letzten Kapitel wurde ein Modell vorgestellt, nach dem Verbalkategorien sowohl kategorieübergreifend eine unterschiedliche Komplexität aufweisen als auch kategorieintern entsprechend dieser unterschiedlichen Komplexität hierarchisch strukturiert sind. Was die Anwendbarkeit von Markiertheit in der Aphasie betrifft, ist zu prüfen, ob sowohl innerhalb der einzelnen Verbalkategorien als auch kategorieübergreifend Markiertheitsabbau stattfindet. Dazu muß untersucht werden, ob der jeweils markierte Pol der einzelnen Kategorien tatsächlich störungsanfälliger ist als der jeweils unmarkierte Pol. Innerhalb der Kategorie Tempus müßten demzufolge nicht-präsentische Formen tendenziell durch präsentische Formen ersetzt werden. Innerhalb der Kategorie Modus müßten Konjunktivformen tendenziell zu Indikativformen abgebaut werden. Entsprechend der Implikativen Gesetze dürften umgekehrte Abbauprozesse nicht auftreten. Hinsichtlich kategorieübergreifender Prozesse wäre zu erwarten, daß sich bei Aphasie die von Leiss (1992) postulierte Komplexitätshierarchie (ASPEKT < TEMPUS < MODUS) in umgekehrter Reihenfolge als Abbauhierarchie darstellt. Daraus läßt sich die Hypothese formulieren, daß sich bei Aphasien im Bereich der Verbalkategorien tendenziell folgende Abbaureihenfolge manifestiert:

MODUS > TEMPUS > ASPEKT[8]

Da Aphasien in der Regel keine progredienten Phänomene sind, ist kein zeitlich gestaffelter Abbau sprachlicher Elemente zu erwarten. Abbaureihenfolgen müssen deshalb über eine unterschiedliche Störungsresistenz ermittelt werden. Entsprechend der angenommenen Hierarchie müßte Aspekt die stärkste Störungsresistenz aufweisen, Modus dagegen besonders leicht störbar sein. Tempus müßte sich im Vergleich zu Modus als störungsresistenter zeigen, im Vergleich zu Aspekt jedoch störungsanfälliger sein.

An dieser Stelle soll schließlich noch auf einen Aspekt von Jakobsons Grammatikmodell (1957/1971) eingegangen werden, der sich vor allem für empirische Arbeiten im Bereich grammatischer Störungen als hilfreich erweisen könnte. Das vorgestellte Grammatikmodell bietet sich für eine Anwendung im Rahmen der deskriptiven Linguistik deshalb an, weil es sowohl die Beschreibung als auch die Quantifizierung grammatischer Fähigkeiten erlaubt. Nach Jakobsons Definition liegt eine grammatische Kategorie erst dann vor, wenn beide Pole einer Opposition realisiert werden. Übertragen auf die Beschreibung gestörter Sprache bedeutet dies, daß bei einem Sprecher nur dann vom Zugang zu einer bestimmten grammatischen Kategorie ausgegangen werden darf, wenn er beide Pole dieser Kategorie verwendet. Eine derartige Beurteilung setzt natürlich voraus, daß der Sprecher auch mit den obligatorischen Kontexten für die entsprechende grammatische Kategorie konfrontiert wird. In Anlehnung an Jakobsons Definition kann erst dann von einem ungestörten Zugriff auf eine grammatische Kategorie ausgegangen werden, wenn sowohl die unmarkierten als auch die markierten Elemente einer grammatischen Kategorie geäußert werden. Die Anwesenheit nur eines Pols, vor allem des unmarkierten Pols, sagt demnach noch nichts darüber aus, ob die Kategorie tatsächlich verfügbar ist. So kann aus einer ausschließlichen

8 > bedeutet hier und im weiteren "wird zu"

Verwendung von Präsensformen nicht geschlossen werden, daß ausdrücklich „jetzt" im Gegensatz zu „nicht-jetzt" gemeint ist, da Präsens als unmarkiertes Element sich neutral bezüglich temporaler Inhalte verhält. Erst die Verwendung von nicht-präsentischen Tempusformen belegt, daß ein Sprecher über einen Zugang zur grammatischen Kategorie Tempus verfügt. Ebenso kann in Anlehnung an JAKOBSONS Definition erst dann von einer Verfügbarkeit der Kategorie Modus gesprochen werden, wenn beide Pole, also Indikativ **und** Konjunktiv realisiert werden. Die ausschließliche Verwendung von Indikativformen gibt noch keinen Hinweis auf einen gelungenen Zugriff auf die Kategorie Modus.

3. Der Untersuchungsbereich: Temporalität, Modalität und Aspektualität

In den letzten Kapiteln wurde gezeigt, wie sich auf der Grundlage von Markiertheit der systematische Aufbau grammatischer Kategorien erklären und darstellen läßt. Im Zentrum der vorliegenden Arbeit stehen die Verbalkategorien Aspekt, Tempus und Modus, für die eine streng geordnete hierarchische Anordnung angenommen wird. Bevor die Aufmerksamkeit des Lesers von grammatiktheoretischen Annahmen zur Sprachpathologie geführt wird, sollen als nächstes die hier verwendeten Aspekt-, Tempus- und Modusbegriffe dargelegt werden. Dabei soll das bisher geschilderte Grammatikmodell mit ausgewählten gängigen Theorien zusammengeführt werden. Anschließend werden die sprachlichen Ausdrücke vorgestellt, die als lexikalische Deiktika in den Bereichen Temporalität und Modalität eine Rolle spielen.

3.1 Aspekt

Der Status der grammatischen Kategorie Aspekt kann im Deutschen als umstritten bezeichnet werden. Häufig wird ein Vorhandensein dieser Kategorie abgelehnt oder nicht diskutiert (vgl. WEINRICH 1964/ 1985, ADMONI 1966/ 1982, HELBIG/ BUSCHA 1994). Da Aspekt im deutschen Verbalsystem nicht - wie beispielsweise in den slawischen Verbalparadigmen - als grammatische Opposition formalisiert ist, läßt sich diese Kategorie bei ungeschultem Blick nicht leicht erkennen. Es soll im folgenden gezeigt werden, daß die Kategorie Aspekt trotz dieser schlechten Erkennbarkeit eine wichtige Rolle spielt, nicht nur bezüglich des Aufbaus der Verbalkategorien, sondern auch und vor allem was sprachliche Prozesse wie Spracherwerb und Sprachstörungen betrifft.

Aspekt wird in der vorliegenden Arbeit als Kategorie der im übertragenen Sinn räumlichen Dimension verstanden. Auf den Zusammenhang zwischen Aspekt und Raum-Deixis deuten zum Beispiel einige Kreolsprachen hin, in denen Aspekt in räumlichen Ausdrücken kodiert wird (vgl. dazu TRAUGOTT 1974:294 und MAYERTHALER 1981:91f). Die in Opposition stehenden Pole perfektiv bzw. imperfektiv realisieren die Merkmale [+Abgeschlossenheit] bzw. [-Abgeschlossenheit] einer Handlung. Die Wirkungsweise von Aspekt läßt sich an der englischen *Progressive-Form -ing* veranschaulichen. Dazu folgender Beispielsatz:

She was writing a letter when John came in

Mit dem Teilsatz *she was writing* etabliert der Sprecher eine Innenperspektive. Mit Hilfe des imperfektiven Aspekts signalisiert der Sprecher, daß es sich um einen andauernden, nicht abgeschlossenen Vorgang handelt, der „von innen", das heißt, aus dem Ablauf heraus zu betrachten ist. Hier besteht keine Distanz zur ausgedrückten Handlung. Aus dieser Situation heraus wird das zweite Ereignis (*John came in*) betrachtet. Zu diesem Ereignis wird nun eine gewisse Distanz eingenommen, was es ermöglicht, das Eintreten Johns von außen und damit in seiner Gesamtheit darzustellen. Dieser Aufbau einer Außenperspektive wird durch den perfektiven Aspekt signalisiert. Das genannte Beispiel zeigt die vorder- bzw. hintergrundierende Wirkung der beiden Pole einer grammatischen Kategorie. Der imperfektive Aspekt, der das unmarkierte Element der Opposition darstellt, konstruiert den Hintergrund der Situation. Der perfektive Aspekt setzt als markiertes Element die im Vordergrund stattfindende Handlung in Szene. Das Äquivalent zum englischen Beispiel lautet im Deutschen:

Sie war gerade am Schreiben als John hereinkam

Um bei dieser Äußerung das Merkmal [+/-Abgeschlossenheit] auszudrücken, bzw. Vordergrund gegenüber Hintergrund abzusetzen, muß das Deutsche auf lexikalische Mittel sowie auf Mittel der Wortbildung zurückgreifen. Der imperfektive Aspekt wird hier mit Hilfe von *gerade* sowie der nominalisierten Form *am Schreiben* ausgedrückt. Das lexikalische Element *gerade* ist in diesem Fall redundant, es kann jedoch grundsätzlich dazu verwendet werden, eine an sich nicht vorhandene oder nicht mögliche Innenperspektive sekundär zu erzeugen, da es das semantische Merkmal [+Gleichzeitigkeit] enthält (z.B. *ich finde gerade die Lösung*) (vgl. LEISS 1992:49).

Auch wenn das deutsche Verbalsystem über kein voll ausgebildetes Aspektparadigma verfügt, gibt es doch deutliche Hinweise, daß im Deutschen die grammatische Kategorie Aspekt immer noch wirksam ist. LEISS (1992:45) spricht in diesem Zusammenhang von „Aspektualität" und will damit den Schwerpunkt nicht auf eine grammatische Kategorie Aspekt, sondern auf die grammatische Funktion der Innen- bzw. Außenperspektivierung legen. Aspektualität findet sich im Deutschen beispielsweise in lexikalischen Realisierungsmöglichkeiten wie dem eben erwähnten *gerade*, in den verschiedenen Aktionsarten (*blühen* versus *erblühen*) oder in den sogenannten Verbalcharakteren. Unter letzteren versteht DRESSLER (1968:49) Gegensatzpaare wie z.B. *finden* versus *lieben,* die durch ihre Verbsemantik eine Außen- bzw. eine Innenperspektive transportieren. Auch im engeren grammatischen Sinn finden sich im Deutschen Aspektrelikte. In Partizip II-Formen übernimmt das Präfix *ge-* eine aspektuelle Funktion, indem es bei den kompositionellen Perfekt- und Passivformen das Merkmal [+Abgeschlossenheit] realisiert (vgl. z.B. GREWENDORF 1994:83). LEISS weist darauf hin, daß durch Partizipien Aspektualität in all die temporalen und passivischen Verbformen transportiert wird, an deren Aufbau die Partizipien wesentlich beteiligt sind (1992:41). Diese Annahme ist in der Tempusliteratur auch unter dem Begriff „Komplexitätshypothese" bekannt, nach der das Perfekt als zusammengesetztes Tempus betrachtet wird. Perfektformen realisieren demnach die Inhalte [+vergangen] plus [+vollendet]. Die flektierten Auxiliare transportieren den temporalen Inhalt, die Partizip II-Formen das Aspektmerkmal [+abgeschlossen] (EHRICH 1992:89)[9].

Aspekt dient als Ausdruck von Abgeschlossenheit bzw. Nicht-Abgeschlossenheit einer Handlung und wird daher in der räumlichen Dimension im übertragenen Sinn angesiedelt. Man könnte auch von einer räumlichen Metapher sprechen, die zur Beschreibung einer Handlung verwendet wird. Die Betrachtung von Aspekt als einem im weitesten Sinn räumlichen Konzept ist vor allem für seine hierarchische Einordnung im Verhältnis zu Tempus als zeitlichem Konzept bemerkenswert. In der Literatur herrscht weitgehend Einigkeit darüber, daß die Erfahrung von Zeit wesentlich abstrakter ist als die des Raums, weshalb Zeit häufig mit ähnlichen Begriffen zum Ausdruck gebracht wird wie räumliche Inhalte (vgl. *vor dem Haus, vor dem Abendessen*) (EHRICH 1992:2). In ihrer kognitiven Entwicklung erwerben Kinder das räumliche Konzept vor dem der Zeit. Daten aus der Markiertheits- und Deixisforschung sprechen dafür, daß „lokale Deixis erwerbungstheoretisch und konzeptuell Basis jeglicher anderen Sorte von Deixis ist“ (MAYERTHALER 1981:92). So ist davon auszugehen, wie auch LEISS (1992) in ihrer Beschreibung des hierarchischen Aufbaus der Verbalkategorien herleitet, daß die Kategorie Aspekt bei sprachlichen Prozessen wie Sprachwandel, Spracherwerb oder Sprachstörungen eine Basisfunktion ausübt. Für diese Annahme sprechen neben den eben genannten Phänomenen noch weitere Gründe:

- Sprachwandel

Im Gotischen gibt noch es ein komplettes Aspektparadigma. Die Aspektopposition wird vor allem durch die *ga*-Verben gebildet (vgl. *taujan* (tun, machen) versus *gataujan* (vollbringen)). Bis ins 14. Jahrhundert ist das Präfix *ge-* bzw. *ga-* als aspektuelle Markierung noch funktionstüchtig. Dann erfolgt der Abbau der Kategorie Aspekt, aspektuelle Markierungen werden in zunehmendem Maße temporal interpretiert. Es entwickeln sich synthetische Verbformen, die, wie von einigen Autoren vertreten wird, die kategorialen Inhalte von Aspekt weiterhin enthalten (LEISS 1992:70 und 287).

- Serialisierung grammatischer Inhalte im Wortverband

Wie die eindrucksvolle Arbeit von BYBEE (1985) zeigt, werden grammatische Morpheme nicht in beliebiger Reihenfolge an den Verbstamm angefügt. BYBEE demonstriert mit ihrer Untersuchung von über 50 Sprachen, wie sich sprachliche Inhalte in der Form des Ausdrucks widerspiegeln, womit sie unter anderem einen wesentlichen Beitrag zur Relativierung des immer noch bestehenden SAUSSUREschen Arbitraritätsdogmas leistet. Die Ergebnisse von BYBEE können so zusammengefaßt werden: Aspektmorpheme erscheinen in den untersuchten Sprachen näher am Verbstamm als Tempusmorpheme. Tempusmorpheme werden, mit einer Ausnahme (Ojibwa, einer nordamerikanischen Sprache), enger an den

9 Weitere Aspektoppositionen lassen sich im nominalen Bereich finden, wo sich über die Definitheit von Substantiven interessante Interferenzen zum Verbalsystem feststellen lassen. Beispielsweise impliziert die Äußerung *Peter hat das Holz gehackt*, daß Peter den gesamten Holzstapel bewältigt hat. Durch den definiten Artikel wird die Abgeschlossenheit der Handlung zum Ausdruck gebracht. Dagegen schließt der Satz *Peter hat Holz gehackt* nicht aus, daß noch etwas Holz ungehackt geblieben ist. Der Vorgang des Holzhackens ist hier potentiell unabgeschlossen (Vgl. LEISS 1994b:311f).

Verbstamm angefügt als Modusmorpheme. In keiner Sprache werden Tempus und Modus stammnäher realisiert als Aspekt. Als lockerste Anordnung wird die zwischen Modus und Person beschrieben, hier kehrt sich die Reihenfolge in fünf der untersuchten Sprachen um. Diese Beobachtungen veranlassen BYBEE zur Postulierung einer Hierarchie, was die Serialisierung verbaler Kategorien im Wortverband betrifft. Die Reihenfolge in Relation zum Verbstamm wird folgendermaßen angenommen: Aspekt > Tempus > Modus > Person. Dieselbe Reihenfolge beschreibt für das Deutsche auch LESSEN KLOEKE (1982:194f).

- Frequenz

BYBEES sprachvergleichende Untersuchung ergab weiterhin, daß Aspekt am häufigsten flexionsmorphologisch realisiert wird, gefolgt von Tempus und schließlich Modus. Nach diesen Erhebungen realisiert eine Sprache die Kategorie Modus nur, wenn sie bereits auch über Tempus verfügt. Tempus zeigt sich nur in solchen Sprachen, die bereits Aspekt ausgebildet haben.

- Spracherwerb

Die Kategorie Aspekt scheint eine Basisfunktion auch beim Erwerb der Verbalkategorien zu spielen. Eine Untersuchung griechischer Kinder von STEPHANY (1985) weist darauf hin, daß im Spracherwerb als erstes aspektuelle Differenzierungen erworben werden, bevor sich temporale Unterscheidungen einstellen. Die untersuchten Kinder konnten einen Vorgang als erstes als abgeschlossen im Gegensatz zu nicht-abgeschlossen bezeichnen. Erst später wurden Vorgänge als vergangen dargestellt. Selbst wenn Tempusformen in der Sprache der Kinder erschienen, wurden sie als erstes zum Ausdruck von Aspekt, also zur Opposition von Abgeschlossenheit versus Unabgeschlossenheit verwendet. Erst später verwendeten die untersuchten Kinder Tempusformen, um eine Versetzung auf einen anderen Punkt des Zeitkontinuums anzuzeigen (STEPHANY 1985:222).

Formalisiert eine Sprache die Kategorie Aspekt, so scheinen die Kinder dieser Sprache Aspektmarker als erste verbale Markierungen zu erwerben. Eine Untersuchung von ERBAUGH (1978) zeigt, daß chinesische Kinder den Aspektmarker *le* sehr früh erwerben. Ebenso wird im Englischen die *Progressive Form -ing* früh erworben (BERKO 1978). Ein Überblick über den frühen Erwerb von Aspektoppositionen in weiteren Sprachen findet sich bei STEPHANY (1985).

- Aphasie

Wenngleich zur Kategorie Aspekt - vor allem im Verhältnis zu anderen Verbalkategorien - noch keine gezielten aphasiologischen Untersuchungen vorliegen, deuten Befunde aus Untersuchungen zur Flexionsmorphologie darauf hin, daß bei agrammatischen Störungen im Rahmen von Aphasien die Kategorie Aspekt über eine gute Störungsresistenz zu verfügen scheint. Während über die Störungsresistenz der verschiedenen grammatischen Kategorien noch weitgehend Uneinigkeit herrscht, wird beispielsweise der englischen *Progressive Form -ing* in der Literatur durchgehend eine geringe Störungsanfälligkeit bestätigt (vgl. z.B. GOODGLASS et al. 1972 und CARAMAZZA/ ZURIF 1978). PACKARD (1990) berichtet über ein *overemployment* - also eine überdurchschnittliche Verwendung - bei chinesischen Agrammatikern, was den Aspektmarker *le* betrifft.

Zusammenfassung

Die für die vorliegende Untersuchung relevanten Gesichtspunkte der Kategorie Aspekt lassen sich wie folgt zusammenfassen. Die Kategorie Aspekt dient dazu, das Einnehmen einer Außen -bzw. Innenperspektive auszudrücken, indem eine Handlung als abgeschlossen bzw. unabgeschlossen dargestellt wird. Daraus ergeben sich die beiden Oppositionen perfektiv versus imperfektiv. Der imperfektive Aspekt stellt den unmarkierten, der perfektive Aspekt den markierten Pol der Kategorie dar. Das Deutsche verfügt nicht über ein sichtbares komplettes Aspektparadigma. Dennoch existieren Aspektrelikte, die grammatisch wirksam sind. Darunter fallen beispielsweise die Partizip II-Formen, mit deren Hilfe Abgeschlossenheit zum Ausdruck gebracht werden kann.

3.2 Tempus

Für das Tempussystem im Deutschen gibt es verschiedene Einteilungsmöglichkeiten (vgl. z.B. Weinrich 1964/1985, Bäuerle 1979, Vater 1994, Comrie 1985, Fabricius-Hansen 1986, Abraham 1989; für einen Überblick vgl. Thieroff 1992). Es würde den Rahmen dieser Arbeit sprengen, alle relevanten Arbeiten zu diskutieren. Es wird deshalb im folgenden nur auf solche Modelle Bezug genommen, die für die Beschreibung aphasischer Phänomene Erklärungswert besitzen. Eine zentrale Rolle wird in den meisten Tempusdarstellungen den Begriffen „Sprechzeitpunkt“ (im folgenden auch: „Sprecherstandort“), „Referenzzeitpunkt“ („Betrachterstandort“) und „Ereigniszeitpunkt“ zugewiesen. Diese Begriffe gehen auf das Schema von Reichenbach (1947) zurück, das sich in der Beschreibungstradition temporaler Prozesse bewährt hat. Nach Reichenbach werden folgende Punkte im Zeitkontinuum angenommen, die als minimale Menge von Parametern ausreichen sollen, sämtliche Tempusformen zu beschreiben.

- Sprechzeitpunkt (S)
- Zeitpunkt des Ereignisses (E)
- Betrachtzeitpunkt oder Referenzzeitpunkt (R)

Die Beziehung dieser Punkte bzw. Intervalle zueinander soll die Eigenschaft der einzelnen Tempusformen bestimmen, wie es an folgendem Beispiel dargestellt wird. „E , R“ bedeutet „E gleichzeitig mit R“. „E < R“ bedeutet im folgenden Schema sowie im gesamten Text dieses Kapitels „E vor R“.

Es klingelt	E , R , S		
Es klingelte	E , R	R < S	E < S
Es hat geklingelt	E < R	R , S	E < S
Es hatte geklingelt	E < R	R < S	E < S.

(vgl. EHRICH/ VATER 1989:121)

Während COMRIE (1981) vorschlägt, daß die Positionierung von E das tempusspezifizierende Kriterium sei, wird in anderen Ansätzen, wie etwa dem von EHRICH/ VATER (1989), die entscheidende Funktion der Tempora darin gesehen, eine Relation zwischen Sprechzeit (S) und Betrachtzeit (R) herzustellen (vgl. auch BÄUERLE 1979, BALLWEG 1988, THIEROFF 1992). In dieser Richtung geht LEISS (1992:230) noch weiter und postuliert, daß die Spaltung von Sprecherstandort (S) und Betrachterstandort (R) das alleinige Kriterium ist, das die Kategorie Tempus ausmacht. LEISS paraphrasiert die Betrachtzeit (R) als den - temporal interpretierten - Standpunkt, den der Hörer vom Sprecher zugewiesen bekommt. Die Funktion von Tempus zeichnet sich in diesem Ansatz genau dadurch aus, daß der Hörer angewiesen wird, seinen Standort zu verlassen und sich an den Ort des Ereignisses zu versetzen. Diesen Versetzungsprozeß macht der Sprecher durch Tempusmarkierungen kenntlich. Damit modifiziert LEISS auch die von EHRICH/ VATER vorgeschlagene Positionierung der drei REICHENBACHschen Punkte. Indem sie die Spaltung von Sprecherstandort (S) und Betrachterstandort (R) als den ausschließlichen Prozeß annimmt, der die Kategorie Tempus konstituiert, gilt auch für Perfekt R < S. Für alle nicht-präsentischen Tempora - und damit auch für Perfekt - wird angenommen, daß R von S abweicht und entweder vor oder nach S liegt. Diese Sichtweise impliziert eine Einteilung der Tempuskategorien, die sich von einigen gängigen Darstellungen unterscheidet (vgl. z.B. EHRICH/ VATER 1989).

Es ergeben sich folgende zwei, für die vorliegende Untersuchung relevante Subklassen der Kategorie Tempus:

- PRÄS (alle präsentischen Formen)
- NON-PRÄS (alle nicht-präsentischen Formen)

Mit PRÄS wird die kanonische Sichtweise ausgedrückt, die darin besteht, daß sich Betrachterstandort, Sprecherstandort und Ereigniszeitraum decken[10]. Das erklärt auch, warum das Präsens keine (formalen) Tempusmarkierungen trägt. Wenn bei Präsens Betrachtzeit und Sprechzeit nicht auseinanderfallen, ist auch keine Versetzungsanweisung möglich bzw. nötig. Erst durch das Auseinanderfallen von

[10] Die Beschreibung beschränkt sich hier auf das prototypische deutsche Präsens, das entsprechend dem Ansatz von LEISS mit den im Deutschen überwiegenden additiven Verben gebildet wird. Zur Erläuterung der Präsensbildungen bei nicht-additiven Verben, die sich nach Angaben der Autorin zum Ausdruck nicht-präsentischen Zeitbezugs eignen, vgl. LEISS 1992:228.

Betrachtzeit und Sprechzeit werden Tempusmarkierungen notwendig (vgl. LEISS 1992:249). Präsens wird hier als formal und inhaltlich unmarkierte Tempuskategorie beschrieben, bei der die für Tempus typische Funktion, nämlich die mentale Versetzung auf einen anderen Punkt des Zeitkontinuums, nicht stattfindet. Dem PRÄS gegenüber stehen die nicht-präsentischen Tempora (NON-PRÄS) Imperfekt oder Präteritum, Perfekt, Plusquamperfekt und Futur. Präteritum und Perfekt werden in der vorliegenden Arbeit unter PAST zusammengefaßt, was unten ausführlicher erläutert wird. Den nicht-präsentischen Tempusformen wird im Ansatz von LEISS die bereits beschriebene Versetzungsfunktion zugeschrieben, die in einer Trennung von Betrachterstandpunkt und Sprecherstandpunkt resultiert.

PAST, Plusquamperfekt und historisches Präsens

Auf die Gründe für die Zusammenfassung von Präteritum und Perfekt zu PAST soll als nächstes eingegangen werden. Die Abgrenzung von Präteritum und Perfekt nimmt in der Tempusliteratur breiten Raum ein. Die Diskussionspunkte liegen zum einen bei der Lokalisation von R, zum anderen bei der Frage, ob Perfektformen als aspektuelle oder eher als temporale Formen einzuordnen sind, bzw. ob das Perfekt überhaupt als Vergangenheitstempus gelten soll (vgl. EHRICH 1992). Der Unterschied zwischen Perfekt und Präteritum wird häufig als der unterschiedlicher Lokalisierungen des Betracht- bzw. Referenzzeitpunkts R in Bezug auf S und E beschrieben (vgl. oben abgebildetes Schema nach EHRICH/ VATER 1989). Daß man unter Einbeziehung der Verbsemantik für die meisten deutschen Perfektformen zu einer etwas anderen Einschätzung kommt, was die Lokalisierung des Betrachtzeitpunktes (R) sowie des aspektuellen und temporalen Gehalts betrifft, zeigt LEISS (1992:47f). Bei diesem Ansatz spielen für die Beschreibung der Tempusformen die Merkmale der Additivität bzw. Nonadditivität eine zentrale Rolle. Es wird zwischen additiven Verben wie z.B. *suchen, lieben, laufen* und nonadditiven Verben wie z.B. *finden, stattfinden, einschlagen* unterschieden. Bei den additiven Verben ist die Verbalsituation teilbar in dem Sinne, daß jede Teilsituation mit der anderen identisch ist. Bei nonadditiven Verben ist die Verbalsituation nicht teilbar (LEISS 1992:48). Es wird angenommen, daß im Perfekt additive Verben eine andere temporale Funktion erfüllen als nonadditive Verben. Dazu folgende Beispiele.

❶ *Die Veränderung ist eingetreten*
❷ *Die Veränderung hat alle gelangweilt*

Bei ❶ handelt es sich um ein *sein*-Resultativ mit einem non-additiven Verb. Es dominiert die aspektuelle Eigenschaft über der temporalen, weshalb keine Versetzung in die Vergangenheit stattfindet. Bei ❷ überwiegt die temporale Bedeutung, da es sich hier um ein additives Verb handelt (vgl. LEISS 1992:273f). LEISS geht davon aus, daß das Perfekt additiver Verben als ein Tempus einzuordnen ist, und zwar ohne aspektuelle Schattierung. Dies wird damit begründet, daß additive Verben innenperspektivierend sind und Tempora als innenperspektivierende Kategorien zu verstehen sind. Lediglich beim Perfekt der nonadditiven Verben wird keine Versetzung auf einen Punkt in der Vergangenheit angenommen. Das *sein*-Resultativ (*die Veränderung ist eingetreten*) beschreibt LEISS als zweiphasige Kategorie mit primär aspektueller und sekundär temporaler Bedeutung (1992:273). Da im Deutschen die additiven Verben überwiegen, wird in der vorliegenden Arbeit mit LEISS davon ausgegangen, daß bei den meisten perfektiven Verbformen Vergangenheitsbezug vorliegt. Es erscheint deshalb legitim, Perfekt und Präteritum in der Kategorie PAST zusammenzufassen und *sein*-Resultativa als eigene Gruppe zu behandeln. Ein weiterer Grund, der diese Einteilung motiviert, liegt beim Phänomen des sogenannten „oberdeutschen Präteritumschwunds". In vielen Gebieten Deutschlands sind Präteritum und Perfekt Konkurrenten geworden, das heißt, sie erfüllen die gleiche temporale Funktion. Vor allem süddeutsche Dialektsprecher bevorzugen zum Ausdruck von Vergangenheitsbezug perfektive Formen gegenüber dem Präteritum (vgl. TEN CATE 1989:142).

Das Plusquamperfekt ist nach dem Ansatz von LEISS prinzipiell ebenfalls der PAST-Gruppe zuzurechnen, da auch hier das Kriterium der Spaltung zwischen Sprecher- und Betrachterstandort erfüllt ist. Zusätzlich kommt beim Plusquamperfekt noch die Spaltung zwischen Betrachterstandort und Ereigniszeitpunkt hinzu, weshalb für diese Form eine noch höhere Komplexität als für Präteritum- oder Perfektformen anzunehmen ist (LEISS 1992:232f).

Das sogenannte historische Präsens wird gelegentlich verwendet, wenn auf vergangene Sachverhalte Bezug genommen werden soll. Bei LEISS (1992) wird davon ausgegangen, daß bei dieser Form keine Trennung zwischen Betrachterstandpunkt und Sprecherstandpunkt stattfindet, sondern daß vielmehr das Ereignis zum Sprecher bzw. Hörer herangeholt wird (LEISS 1992:250). Es findet damit der Versetzungsprozeß, der als Definitionskriterium für die Kategorie Tempus herangezogen wird, nicht statt. Was den Grad an Markiertheit betrifft, kann man das historische Präsens aus formaler Sicht leicht als wenig oder unmarkiert einstufen. LEISS weist darauf hin, daß es jedoch gerade die Verwendung präsentischer Formen in Vergangenheitskontexten ist, die eine Inkompatibilität erzeugt und damit zu einer hochmarkierten Konstellation führt. Das historische Präsens wird aus diesem Grund als stark markierte grammatische Form eingestuft (vgl. LEISS 1992:248f).

Futur

Über die grammatische Kategorie Futur werden in der Literatur immer wieder heftige Kontroversen geführt, die häufig bis zum Ablehnen ihrer Existenz führen (ENGEL 1996, VATER 1975; für einen Überblick vergleiche THIEROFF 1992). In neueren Ansätzen ist wieder eine Hinwendung zum Kategoriestatus von Futur zu beobachten, hier sind vor allem die Arbeiten von LEISS (1992) und VATER (1997) zu nennen. Die vorliegende Arbeit orientiert sich am Futurbegriff von LEISS (1992), der im folgenden dargestellt werden soll.

In der gesprochenen deutschen Standardsprache wird Zukünftiges meist mit Hilfe des futurischen Präsens ausgedrückt (nach BRONS-ALBERT (1982:43) zu gut 75%). *Werden* + INF- Fügungen werden zum Ausdruck von Zukünftigem weit seltener verwendet (4.6% nach BRONS-ALBERT 1982:44). Wie LEISS (1992) zeigt, ist es durchaus möglich, die genannten *werden* + INF-Konstruktionen der

Kategorie Futur zuzurechnen. Wie diese Annahme einer Kategorie Futur im Deutschen begründet werden kann, soll im folgenden gezeigt werden. Als Hauptargument gegen die Annahme einer grammatischen Kategorie Futur wird angeführt, daß *werden* + INF nicht nur Temporalität, sondern auch Modalität zum Ausdruck bringe. In Konstruktionen wie *Paul wird in der Badewanne liegen*, ist eine Abgrenzung zwischen modaler und temporaler Lesart jedoch durchaus möglich. Die Einbeziehung des Kontextes zeigt, daß der Beispielsatz entweder temporal oder modal gelesen werden kann. Er erhält temporale Bedeutung auf die Frage, was Paul morgen um diese Uhrzeit machen wird. *Er wird in der Badewanne liegen* weist dann zukünftigen Zeitbezug auf. Derselbe Satz erhält modale Bedeutung, wenn er auf die Frage „was macht Paul gerade?“ erwidert wird. Da zwischen dem futurischen *wird liegen* und dem präsentischen *gerade* eine Bedeutungskonkurrenz vorliegt, kommt es zu einer neuen Lesart der *werden* + INF-Konstruktion: es entsteht modale Bedeutung (vgl. LEISS 1992:196 und ZELLER 1994:107).

Ein weiteres Argument gegen die „Futur = Tempus-Hypothese“ lautet, daß im Deutschen eine Reihe von Verben unfähig zur Futurbildung sei (vgl. THIEROFF 1992:120f). Zur Klärung dieses Problems führt LEISS (1992:191f) an, daß es im Deutschen zwei aspektuelle Verbsorten gibt, die ihrer Meinung nach zwei unterschiedliche Tempusanalysen erfordern. Wie bereits im Zusammenhang mit der Perfektproblematik erwähnt, unterscheidet LEISS die sogenannten additiven und nonadditiven Verben. Aus diesen beiden Verbsorten folgert sie die Annahme zweier Tempussysteme im Deutschen:

- Tempussystem der nonadditiven Verben
- Tempussystem der additiven Verben

Für die Bildung von Futurformen bedeutet diese Dichotomie Folgendes. Nonadditive Verben verfügen bei *werden* + INF-Konstruktionen über kein Futurtempus. Bei ihnen sind bereits die Präsentia in der Lage, Zukunftsbezug herzustellen (*Sie kommt heute*). Werden nonadditive Verben in *werden* + INF-Konstruktionen verwendet, so dominiert die modale Lesart. Bei additiven Verben ist das morphologische Präsens auch hinsichtlich des Zeitbezugs präsentisch (*Sie arbeitet heute*). Aus diesem Grund ist bei dieser Verbgruppe die Entwicklung einer grammatischen Futurform möglich und logisch gewesen (vgl. LEISS 1992:196). LEISS geht davon aus, daß additive Verben in *werden* + INF-Konstruktionen, wie beispielsweise in *spätestens nächstes Jahr werde ich diese Arbeitsstelle kündigen*, Zukunftsbezug herstellen. Hier ist die temporale Lesart möglich. Diese Darstellung bedeutet in ihrer Konsequenz, daß *werden* + INF-Konstruktionen in Abhängigkeit von der Verbsemantik einmal als Tempus, einmal als Modus eingeordnet werden müssen.

Die für die vorliegende Arbeit relevanten Annahmen lassen sich wie folgt zusammenfassen. Es wird für das Deutsche von einer grammatischen Kategorie Futur ausgegangen. Die Fähigkeit zur Bildung von Futurformen wird bei additiven Verben in *werden* + INF-Konstruktionen angesetzt. Bei nonadditiven Verben in *werden* + INF-Konstruktionen wird die modale Lesart als die dominante angenommen.

Damit stellen Futur I-Formen additiver Verben eine für die vorliegende Untersuchung relevante Gruppe dar. Bei diesen Formen wird im LEISSschen Ansatz angenommen, daß der Sprecher ein Vorversetzen an einen zukünftigen Zeitpunkt signalisiert, was eine Spaltung von Sprecherstandort (S) und Betrachterstandort (R) bewirkt. Diese Spaltung von S und R, die als konstitutiv für die Kategorie Tempus angenommen wird, findet beim futurischen Präsens (*Sie kommt heute*) nicht statt. Hier befindet sich zwar das Ereignis an einem anderen Punkt als der Sprecher, es wird jedoch keine Versetzung des Betrachterstandpunkts an den Ort des Ereignisses angenommen (1992:232).

Zusammenfassung

Das in der vorliegenden Arbeit verwendete Konzept zur Kategorie Tempus läßt sich wie folgt zusammenfassen. Die Kategorie Tempus definiert sich durch die Spaltung von Betrachterstandpunkt (R) und Sprecherstandpunkt (S). Sämtliche nicht-präsentischen Tempora bewirken eine Versetzung in der temporalen Dimension. Damit ergeben sich zwei für die vorliegende Untersuchung relevante Tempusgruppen, und zwar (a) sämtliche Präsensformen (PRÄS) und (b) sämtliche nicht-präsentischen Formen (NON-PRÄS). PRÄS bildet den unmarkierten Pol der Kategorie Tempus, sämtliche NON-PRÄS-Formen den markierten Pol. In der Gruppe NON-PRÄS sind vor allem folgende Tempusformen untersuchungsrelevant: Präteritum, Perfekt, Plusquamperfekt und Futur. Präteritum und Perfekt werden zu PAST zusammengefaßt, da bei beiden Formen für einen Großteil der deutschen Verben eine Versetzung in die Vergangenheit und damit eine Trennung von R und S angesetzt werden kann. Plusquamperfekt ist im Prinzip ebenfalls zu PAST zuzuordnen, jedoch ist hier eine noch höhere Komplexität als für Präteritum und Perfekt anzunehmen. Für die additiven Verben, die im Deutschen den größten Teil der Verben bilden, wird eine grammatische Kategorie Futur angenommen.

3.3 Modus

Im Deutschen werden meist drei Modi - Indikativ, Konjunktiv und Imperativ - unterschieden (vgl. z.B. HELBIG/ BUSCHA 1994, VAN DER ELST 1994). Diese Einteilung wird nur mit Einschränkung übernommen, was im folgenden deutlich gemacht werden soll. Eine Grundannahme der in der vorliegenden Arbeit vertretenen theoretischen Richtung besteht darin, daß grammatische Kategorien aus in Opposition stehenden Polen aufgebaut sind. Für die Kategorie Modus wird diese Opposition in den Polen [real] und [nicht-real] angenommen. Im weiteren wird von den Subkategorien „Realis" bzw. „Irrealis" gesprochen, die den grammatischen Formen Indikativ und Konjunktiv II entsprechen. Vor der genaueren Beschreibung dieser Opposition soll dargelegt werden, welcher Status dem Imperativ zugeordnet wird.

Der Imperativ weicht in einigen Merkmalen von den Modusvarianten Indikativ und Konjunktiv ab. Während sich Indikativ und Konjunktiv in Opposition zueinander setzen lassen, ist dies für den Imperativ nicht möglich, das heißt, er läßt sich weder zu Indikativ noch zu Konjunktiv in Opposition setzen. Nach der hier vertretenen Definition grammatischer Kategorien ist damit ein elementares Kriterium für den Imperativ als Subkategorie von Modus nicht erfüllt. Weiterhin ist beim Imperativ sowohl formal als auch inhaltlich eine eher geringe Komplexität anzunehmen, während die Kategorie Modus als eine sehr komplexe Kategorie zu verstehen ist (vgl. Kapitel 3.3). Beim Imperativ werden üblicherweise[11] lediglich Numerus und die 2. Person[12], nicht aber Tempus und Genus Verbi[13] realisiert, womit er sich klar von der Flexionssystematik der beiden anderen Modi Indikativ und Konjunktiv abhebt (vgl. z.B. ENGEL 1996:426, HELBIG/ BUSCHA 1994:192, EISENBERG 1994:108). DONHAUSER schlägt deshalb vor, den Imperativ als ein „semifinites Verb" zu bezeichnen (1986:226). Sie weist darauf hin, daß der Imperativ sich von Indikativ und Konjunktiv durch Weglaßbarkeit des Subjekts, Erststellung des Verbs und außerdem darin unterscheidet, daß er als einzige Modusform auf eine illokutionäre Rolle bezogen werden kann. Es sei deshalb zu überlegen, ob der Imperativ als Satztyp des Deutschen neben Aussage- und Fragesatz angesehen werden kann (DONHAUSER 1986:52, EISENBERG 1989:284).

Es läßt sich also zusammenfassen, daß der Imperativ als semifinite und früh erworbene Verbform eine weniger komplexe Subkategorie darstellt, die sich nicht ohne weiteres in die hochkomplexe Kategorie Modus einordnen läßt. Es erscheint deshalb für die vorliegende Untersuchung sinnvoll und legitim, den Imperativ aus der Kategorie Modus auszugliedern und gesondert zu behandeln. Bei der Untersuchung der Kategorie Modus steht im wesentlichen die Opposition Realis - Irrealis bzw. Indikativ - Konjunktiv im Vordergrund, deren relevante Eigenschaften als nächstes beschrieben werden.

Der Realis zeichnet sich dadurch aus, daß mit ihm eine Situation bezeichnet wird, die der Sprecher als real bzw. faktisch erlebt (vgl. dazu DIEWALD 1991:242). Es entspricht der Präsupposition des prototypischen Sprechers, daß die Situation, in der er sich befindet, tatsächlich stattfindet, also real ist. Der Realis stellt in seiner Opposition zum Irrealis das unmarkierte Element dar und wird im Deutschen durch die Kategorie Indikativ ausgedrückt. Den markierten Gegenpol zum Realis bildet der sogenannte Irrealis. Durch ihn kann der Sprecher in der modalen Dimension Distanz zur Situation schaffen (ANDERSSON 1989:37). Mit Hilfe des Irrealis signalisiert der Sprecher, daß der Faktizitätsgrad bzw. Realitätsgrad der Situation eingeschränkt ist (DIEWALD 1991:241f). Im Ansatz von LEISS (1992) wird der Hörer dabei angewiesen, sich aus der realen Situation in eine nicht reale oder potentielle Situation zu versetzen. Dementsprechend ergeht in der Äußerung „*Wenn Claudia mehr Zeit hätte, würde sie öfter nach Italien fahren*" an den Sprechpartner die Anweisung, sich mental in eine potentielle Situation zu versetzen, die dadurch charakterisiert ist, daß Claudia mehr Zeit hat, als ihr tatsächlich zur Verfügung steht. Von diesem neuen Standort aus sollen alle weiteren Situationen interpretiert werden, etwa die Annahme, daß Claudia dann

---

11 Selten gebrauchte Imperativformen wie *Seid gegrüßt!* oder *Sei gebenedeit!* werden hier nicht berücksichtigt.

12 Bezüglich der Personmarkierung gibt es auch abweichende Meinungen. Nach EISENBERG wird der Imperativ nicht hinsichtlich der Person flektiert (1989:108).

13 Auch hinsichtlich der Realisierung der Kategorie Genus Verbi an Imperativformen gibt es unterschiedliche Ansichten in der Literatur. HELBIG/ BUSCHA (1994:192) beschreiben Imperativformen als Aktiv-Formen, und nehmen damit hier offensichtlich eine Kategorie Genus Verbi an.

öfter nach Italien fährt. Auch der zweite Teil der Äußerung drückt einen irrealen Sachverhalt aus, da Claudia - wie zu vermuten ist - seltener nach Italien fährt, als sie gerne möchte.

Es wird davon ausgegangen, daß die beschriebene Versetzungsfunktion in der modalen Dimension im Deutschen beim Konjunktiv II zu finden ist (LEISS 1990:286). Mit Hilfe des Konjunktiv II kann die Versetzung des Betrachterstandortes in eine irreale Situation vollzogen werden. Diese neue Situation kann entweder potentiell sein, wenn sie posterior zum Sprechzeitpunkt liegt (*ich würde das anders machen*), oder sie kann irreal sein, wenn der betreffende Sachverhalt anterior zum Sprechzeitpunkt liegt (*Ich hätte das nie so gemacht*) (vgl. THIEROFF 1992:291). Damit kann in der Kategorie Modus eine Abweichung vom kanonischen Standpunkt sowohl mit Hilfe des Irrealis als auch des Potentialis angezeigt werden. Da davon auszugehen ist, daß mit beiden Varianten ein Shifting von einer realen in eine nicht-reale Situation angezeigt werden kann, wird in der vorliegenden Arbeit der Ausdruck „Irrealis" übergreifend sowohl für anteriore als auch posteriore Sachverhalte verwendet (vgl. auch DIEWALD 1991:247).

Die Wahl von Konjunktiv II als Untersuchungsgegenstand stützt sich auch auf KASPER (1987), der Konjunktiv II-Formen aus mehreren Gründen als eigene Gruppe gegenüber Konjunktiv I-Formen einstuft. KASPER weist darauf hin, daß Konjunktiv I (ebenso wie der Imperativ) typischerweise eine illokutive Rolle anzeigt, während Indikativ und Konjunktiv II vorzugsweise als Ausdruck gegenteiliger propositionaler Einstellungen anzusehen sind. Damit sind Indikativ und Konjunktiv II semantisch auf einer anderen Ebene anzusiedeln als Konjunktiv I, was sich beispielsweise darin zeigt, daß erstere fragefähig sind. Die in der deutschen Umgangssprache am häufigsten verwendeten und damit für die vorliegende Untersuchung relevanten Formen sind vor allem die zusammengesetzten Konjunktiv II-Formen. Dazu folgende Beispiele:

Ich würde die Einladung schon annehmen
Sie wäre auch gern dabei gewesen
Er hätte das anders gemacht

Synthetische Konjunktiv II-Formen werden lediglich in Zusammenhang mit *sein* - Kopula (*es wäre gut, das heute noch zu erledigen*) verwendet. Formen wie *es sieht aus als machte sie es absichtlich* oder *wenn er Zeit hätte, ginge er spazieren* werden in der gesprochenen Sprache selten verwendet und spielen von daher für die vorliegende Untersuchung eine untergeordnete Rolle (vgl. ANDERSSON 1989:38).

Zusammenfassung

Zusammenfassend läßt sich die Kategorie Modus durch folgende Merkmale darstellen. Es wird davon ausgegangen, daß der Sprecher mit Hilfe der Kategorie Modus eine Versetzung von der realen Ebene auf eine irreale Ebene signalisieren kann. Die Kategorie Modus konstituiert sich aus den beiden Polen Realis und Irrealis. Der Realis bildet das unmarkierte Element der Kategorie, der Irrealis signalisiert eine Abweichung vom kanonischen Standpunkt und bildet damit den markierten Pol. Der Realis entspricht im Deutschen dem Indikativ. Der Irrealis wird im wesentlichen durch Konjunktiv II-Formen vertreten.

3.4 Lexikalische Deixis: Temporaladverbien und Modalwörter

Zeitbezüge werden ebenso wie Realitätsbezüge nicht ausschließlich mit grammatischen Mitteln ausgedrückt. Lexikalische Mittel und die Verbsemantik spielen ebenfalls eine wichtige Rolle, um temporale und modale Relationen auszudrücken, weshalb in diesem Zusammenhang auch von „Temporalität" und „Modalität" die Rede ist (VAN DER ELST 1994:171 und 292). Im folgenden soll das Zusammenwirken grammatischer und lexikalischer Elemente in den Bereichen Temporalität und Modalität betrachtet werden. Dieses Zusammenspiel ist vor allem unter dem Gesichtspunkt der Deixis aufschlußreich. Die grammatische Kategorie Tempus übernimmt gemeinsam mit den (lexikalischen) Temporaladverbien deiktische Funktion im Bereich Temporalität. Im Bereich Modalität wirken sowohl die grammatische Kategorie Modus als auch die (lexikalischen) Modalwörter deiktisch. Ein gut strukturierter Überblick über die deiktischen Funktionen grammatischer und lexikalischer Elemente findet sich bei DIEWALD (1991), die in diesem Zusammenhang von „starker Deixis" und „schwacher Deixis" spricht. Als „starke" Deiktika versteht DIEWALD z.B. deiktische Temporaladverbien und Modalwörter. Tempus und Modus werden in dieser Beschreibung der „schwachen Deixis" zugeordnet. Im folgenden werden die Bezeichnungen „lexikalische" bzw. „grammatische" Deiktika beibehalten. Die Abgrenzung der deiktischen Funktion bei grammatischen und lexikalischen Elementen wurde bereits in Kapitel 1.3 besprochen, weshalb hier nicht mehr genauer darauf eingegangen wird.

Unter den temporalen Adverbien gibt es neben nicht-deiktischen Ausdrücken (z.B. *drei Tage später, ein Jahr lang*) auch deiktische und damit sprecherabhängige Adverbien (z.B. *heute, früher, nächstes Jahr*). Ausschließlich die zweite Gruppe spielt für die vorliegende Untersuchung eine Rolle. Deiktische Temporaladverbien situieren Sachverhalte in der temporalen Dimension in Relation zum Sprechzeitpunkt (EISENBERG 1989:212). Im Gegensatz zur grammatischen Kategorie Tempus wird ihnen die Fähigkeit zugeschrieben, einen Zeitpunkt näher zu bestimmen, ihn zu denotieren (DIEWALD 1991:192). Für die Untersuchung der lexikalischen Temporaldeixis bei Agrammatismus wird die Auflistung der deiktischen Temporaladverbien von DIEWALD übernommen. Die Gruppe der Temporaladverbien wird in diesem Ansatz in kalendarische und nicht-kalendarische Adverbien unterteilt. Kalendarische Temporaladverbien sind dadurch gekennzeichnet, daß sie die konventionalisierte Segmentierung der Zeit widerspiegeln (*(vor)gestern, (über)morgen, heute, heuer, vor drei Tagen, in einer Woche, nächste Woche, in diesem Jahr,* etc.). Nicht-kalendarische Temporaladverbien drücken zeitliche Relationen ohne Bezug auf quantifizierte Zeiteinheiten aus (*jetzt, nun, eben, zur Zeit, dann, demnächst, bald, gleich, nachher, in Kürze, sofort, später, damals, vorhin, vor kurzem, längst,* etc.) (vgl. DIEWALD 1991:195f).

Ähnlich wie im Bereich Temporalität werden auch im Bereich Modalität sprecherabhängige lexikalische Elemente angesetzt. Es wird davon ausgegangen, daß neben der Kategorie Modus auch die Modalwörter eine deiktische Funktion ausüben. Wie HELBIG und BUSCHA (1994:504) ausführen, drücken Modalwörter, im

Gegensatz zu den Adverbien, nicht das objektive Geschehen eines Sachverhalts, sondern die subjektive Einschätzung des Geschehens durch den Sprecher aus. Nach der Beschreibung von DIEWALD (1991:253f) dienen Modalwörter dazu, den Faktizitätsgrad, den der Sprecher einer Situation zuschreibt, zum Ausdruck zu bringen. Aus diesem Grund werden Modalwörter wie *wahrscheinlich, vielleicht, vermutlich, möglicherweise, sicher(lich), wohl, anscheinend* als Deiktika eingeordnet. Ausschließlich diese deiktische Gruppe von Modalwörtern wird deshalb auch in der vorliegenden Untersuchung als relevant in Zusammenhang mit der grammatischen Kategorie Modus betrachtet (vgl. DIEWALD 1991:248f).

4. Untersuchung von Verbalkategorien bei Agrammatismus

Abkürzungen

AAT ....Aachener Aphasie Test
FEM ....Feminin
FUT ....Futur
HJH............Aphasiker 1 mit leichtem Agrammatismus
IND............Indikativ
IMP............Imperativ
INF ....Infinitiv
IPF.............imperfektiv
KONJ.........Konjunktiv II
MASK ....Maskulin
NUM..........Numerus
PART II.....Partizip II
PAST ....Präteritum und Perfekt
PF ....perfektiv
PL...............Plural
PRÄS ....Präsens
PRES ....*present tense*
PS ....Person
SG ....Singular
SPON.........Untersuchungsteil 1 (semistandardisiertes Interview)
STIM ....Untersuchungsteil 2 (Gezielte Kontextbildung mit Hilfe von Stimulusbildern)
U................Untersucher
V................Vergleichssprecher
WZ ....Aphasiker 2 mit mittelschwerem Agrammatismus

4.1 Methode

Für die Untersuchung von Verbalkategorien bei Agrammatismus wurden die Äußerungen eines leicht und eines mittelschwer gestörten Agrammatikers herangezogen. Es wurden Sprachkorpora erstellt, die im Rahmen von zwei Fallstudien analysiert wurden. Diese Form der Erhebung wurde deshalb gewählt, da sich Fallstudien in jüngerer Zeit gegenüber Gruppenstudien als aussagekräftiger erwiesen. Gruppenstudien werden vor allem hinsichtlich der Homogenität der ausgewählten Gruppe als problematisch beurteilt. So stellt zum Beispiel Tesak

(1991:186) heraus, daß das übliche Kriterium zur Gruppenbildung, nämlich die Einteilung in Syndrome wie Broca Aphasie oder Wernicke Aphasie, nicht ausreicht, um eine homogene Gruppe zu garantieren, deren Ergebnisse sinnvoll interpretierbar wären. Eine transparent beschriebene Einzelfallstudie bietet dagegen den Vorteil, daß die Ergebnisse gut nachvollziehbar sind und für weitere Forschungsarbeiten aufgegriffen werden können. Aufgrund der Entscheidung für zwei Einzelfallstudien wurde auch auf statistische Methoden verzichtet.

4.2 Probanden

4.2.1 Aphasiker

Die aphasischen Probanden wurden nach folgenden Kriterien ausgewählt:

- Muttersprache: deutsch
- Alter: zwischen 20 und 70 Jahren
- Händigkeit: rechts
- nach Möglichkeit keine bzw. höchstens geringe neurologische Begleitsymptomatik. Das betrifft vor allem Dysarthrien, Gesichtsfeldeinschränkungen, Gedächtnisstörungen und Störungen der Objekterkennung. Motorische Einschränkungen, wie beispielsweise Hemiplegien, spielten keine Rolle für die Auswahl der Patienten.
- gutes Sprachverständnis
- Vorliegen eines Agrammatismus

Da für die Auswahl von agrammatischen Patienten bislang kein standardisierter Test zur Verfügung steht, wurde als erstes mit Hilfe des Aachener Aphasietests („AAT"; HUBER u.a. 1983) der Schweregrad der Aphasie festgestellt und eine Syndromklassifikation vorgenommen. Zusätzlich wurde nach klinischem Eindruck mit Hilfe der gängigen Kriterien (s.u.) festgestellt, ob ein Agrammatismus vorliegt. Für den klinischen Eindruck waren in Anlehnung an TESAK (1991) und MENN/OBLER (1990) folgende Kriterien ausschlaggebend:

- verkürzte Satzlänge
- einfache syntaktische Strukturen
- Probleme mit morpho-syntaktischen Elementen bei relativer Intaktheit der Inhaltselemente
- Einschränkung der grammatischen Fähigkeiten aufgrund Auslassung bzw. Substitution freier oder gebundener grammatischer Morpheme
- eingeschränkte syntaktische Variabilität
- seltene Verwendung syntaktischer Konstruktionen mit Subordination

Mit Hilfe dieser Kriterien konnten in Verbindung mit Ergebnissen aus dem AAT zwei geeignete Aphasiker, HJH und WZ, ausgewählt und bezüglich des

Schweregrads ihres Agrammatismus eingeschätzt werden. Im folgenden werden die beiden untersuchten Agrammatiker vorgestellt.

4.2.1.1 HJH

HJH ist zum Zeitpunkt der Untersuchung 47 Jahre alt. Er erlitt neun Jahre zuvor einen Schlaganfall (ischämischer Insult), der eine Hemiparese der rechten Körperhälfte und eine Aphasie zur Folge hatte. HJH spricht leichten brandenburgischen Dialekt und war vor seiner Erkrankung als evangelischer Pfarrer tätig. Die neurolinguistische Untersuchung mit Hilfe des AAT ergab eine Broca Aphasie leichten Schweregrades (vgl. Tabelle S. 67). Dieser Befund entspricht auch dem klinischen Eindruck, vor allem was die agrammatischen Störungen betrifft. HJHs Agrammatismus ist aufgrund der verwendeten Kriterien als „leicht" einzustufen. Die Satzlänge ist häufig verkürzt, es überwiegen einfache syntaktische Strukturen. Die Variation syntaktischer Strukturen beschränkt sich überwiegend auf die Koordination von Satzteilen. Sätze mit Subordination werden selten verwendet. Die Flexionsmorphologie ist gelegentlich fehlerhaft, was sich dann in der Substitution oder Auslassung von Morphemen äußert. Verben werden häufig ausgelassen. Trotz immer wieder auftretender Probleme bei der Wortfindung ist die semantische Struktur relativ gut erhalten. Es sind semantische Paraphasien zu beobachten, die jedoch meist in einer relativ engen Beziehung zum Ziellexem stehen. Dem Probanden steht ein großer Wortschatz zur Verfügung, weshalb er sich ohne größere Schwierigkeiten auch über alltagsfernere Themen unterhalten kann. HJHs Sprachverständnis ist nur leicht beeinträchtigt. Gelegentlich bittet er um die Wiederholung von Äußerungen des Gesprächspartners. Seine Sprechgeschwindigkeit ist reduziert und es ist eine deutliche Sprachanstrengung zu beobachten.

Textbeispiele

Thema: logopädische Therapie

U	sind Sie zur Zeit in logopädischer Behandlung?
HJH	ne gar nicht / schon / drei Jahre / die Logopädin / das ist für uns abgeschlossen
U	hm / entspricht das auch Ihren Wünschen?
HJH	ne / ähm / diese diese wie heißt das / Therapie hat nie richtig gehauhauen
U	hin-
HJH	hingehauen / denn früher / eine andere Logopädin ist besser / das ist wirklich gut / aber ist / wie heißt das? / entlassen
U	mhm
HJH	(?war das nicht gut)
U	das war (?nicht) gut
HJH	ja / und / die (?etliche) Aphasiker haben auch gesagt
U	und waren die beide in einer Praxis oder in einer Klinik?
HJH	ja eben ja

U	die haben halt auch oft unterschiedliche Schwerpunkte / meinen Sie nicht daß das der Grund war
HJH	ne / persönlich und / ähm diese / Beziehung / Patient und Logopädin / ähm / nicht mehr / reserviert
U	mhm
HJH	ja / und / die erste ist wirklich bestens
U	mhm
HJH	also / ähm ein Draht

Thema: Australienreise

HJH	aber / zu leben nein ich glaube nicht
U	Sie würden dort nicht leben wollen
HJH	nein / und immer warm / ne ich will nicht
U	mhm / hat Sie nicht gereizt
HJH	ne / und im Wald Licht / kein Dschungel sondern / naja äh Norden ja / also wie Süden bei uns nicht wahr
U	mhm
HJH	aber trocken und die Flüsse ausgetrocknet und dann / Dezember Fluten wie / wie wie geschwemm- überschwemmt / also das ist -
U	extrem dann
HJH	ja
U	Sie würden ein anderes Klima bevorzugen?
HJH	ja / naja und ich kann nicht mehr / ähm Englisch

4.2.1.2 WZ

Der zweite untersuchte Agrammatiker, WZ, ist zum Zeitpunkt der Untersuchung 55 Jahre alt. Er erlitt im Alter von 35 Jahren eine Gehirnblutung. Seither leidet er an einer Broca Aphasie und einer hochgradigen rechtsseitigen Hemiparese. WZ spricht fränkischen Dialekt und war vor seiner Erkrankung als Agraringenieur tätig. Der AAT ergab eine Broca Aphasie mittleren Schweregrades (vgl. Tabelle S. 67). WZ ist in seinen kommunikativen Fähigkeiten deutlich stärker eingeschränkt als HJH. Aufgrund seiner starken Wortfindungsstörungen, seiner starken Einschränkungen in der syntaktischen Variabilität sowie seines leicht eingeschränkten Sprachverständnisses kann er sich weniger differenziert mitteilen als HJH. Die Satzlänge ist durchgehend stark verkürzt. Es überwiegen einfache syntaktische Strukturen, wobei die Verben noch häufiger als bei HJH ganz ausgelassen werden. Sätze mit Subordination fehlen völlig. Neben deutlichen Wortfindungsproblemen und gelegentlich auftretenden phonematischen Schwierigkeiten ist die semantische Struktur der gewählten Lexeme verhältnismäßig gut erhalten. Auftretende semantische Paraphasien liegen meist nah am Ziellexem. WZ ist daher trotz der Einschränkung seiner morpho-syntaktischen Fähigkeiten durchaus in der Lage, sich über alle Themen des Alltags zu unterhalten und diese auch zu problematisieren. Aufgrund dieses klinischen Eindrucks wurde unter Einbeziehung des Ergebnisses aus dem AAT der Schweregrad des Agrammatismus bei WZ als „mittelschwer“ eingestuft. Zur Darstellung der Ausdrucksfähigkeit von WZ folgendes Textbeispiel:

Thema: Reise nach Wales

U	haben Sie auch Pläne / was Sie demnächst machen werden?
WZ	(lacht)
U	keine Reisepläne?
WZ	äh im Mai / fahr ich äh in äh Wales / hab' ich äh / halbes Jahr / aus äh / Aussiedlungs- na na äh ne ne / Aus- na äh / na / in Wales hab' ich gearbeitet
U	in Wels haben Sie mal gearbeitet? (Mißverständnis: WZ meint Wales in Großbritannien, U meint Wels in Österreich)
WZ	ja halbes Jahr / deshalb / in der äh Landwirtschaft / Milch äh / na äh / Milch- na
U	hat's mit Milcherzeugung zu tun?
WZ	ja jaja / gemolken und so weiter
U	haben Sie mal ein halbes Jahr gearbeitet dort
WZ	ja
U	und im Mai fahren Sie wieder hin?
WZ	ja
U	besuchen Sie dann die Leute die Sie noch kennen?
WZ	ja / des is äh in Wales is äh Hotel / äh zuvor äh der Farmer / hab' ich äh / in der Landwirtschaft / äh aufgegeben / der Farmer
U	der hat die Landwirtschaft aufgegeben
WZ	ja / und äh jetzt äh / schon lange / in äh Hotel
U	und jetzt macht er auf Hotel
WZ	ja ja
U	aja / und dort fahren Sie hin und können im Hotel übernachten
WZ	prima (lacht)
U	und wie kommen Sie dort hin?
WZ	ja mit'm Zug
U	mit dem Zug / da ist ja eine Haltestelle in Wels
WZ	ja hm / aja des / geht scho / ja / äh oder / mit'm Bus
U	oder mit dem Bus / auch eine Möglichkeit
WZ	ja ja / ... / schöne Landscha-La- äh Landschaft / in Wales / besonders äh / Far- Farm- äh Farm- ne ne / äh / na / äh Pflanzen äh / na / ach schlecht / nichts sagen / des is schlecht is des
U	Sie haben's im Kopf was Sie sagen wollen / aber es kommt nicht raus
WZ	ja
U	meinen Sie was mit der Vegetation / die Bäume und die
WZ	ja / zwei Meter hoch / die / Pflanzen Pflanzen is des
U	was sind das für Dinger die zwei Meter hoch wachsen?
WZ	ja äh / Farn Farn
U	Farn?
WZ	ja
U	zwei Meter hohe Farne?
WZ	ja Pflanzen / ja äh im Wald zum Beispiel / in Schn Schnaittach / äh klein klein
U	da gibt's nur kleine Farne
WZ	ja ja / hab' ich gsä- äh gesehn
U	und in Wels unten gibt's zwei Meter hohe Farne?
WZ	ja (? bestimmt / bestimmt) / zum äh aus- äh aus- äh Streun
U	Ausstreun?
WZ	für die Kühe

U für die Kühe? / als Futter praktisch
WZ ja des is / is sehr gu- äh gut / sehr gut / ja
U hm / das habe ich ja noch nie gehört /
WZ ja
U Farne als Viehfutter
WZ ja / stimmt / stimmt / äh / des is äh / äh / ein äh Wald äh / die Römer / mitm Schiff / abgeholzt / und so weiter / des is schlecht / des stimmt stimmt / äh / ... / hab' ich aufgepaßt / des is / überall / zum Beispiel / Jugoslawien / keine Bäume / ab- abgehaun
U die haben alles abgeholzt
WZ schlecht is des / stimmt stimmt scho / hab' ich gelesen
U aha / ja und das dauert lang, bis die wieder nachwachsen
WZ ja / des stimmt des is / sehr schlecht
U ja, das ist gedankenlos irgendwann abgeholzt worden / und dann steht man vor dem Problem
WZ ja / äh genauso / in äh / na / äh Süd-amerika / äh im Schu- äh Schum- äh na Dschungel / im Fernseh / genauso

Zusammenfassung der Angaben zu HJH und WZ:

Proband	HJH	WZ
Geschlecht	männlich	männlich
Alter	47 Jahre	55 Jahre
Erkrankung	Broca Aphasie	Broca Aphasie
Begleiterscheinungen	rechtsseitige Hemiparese	rechtsseitige Hemiparese
Dauer der Erkrankung	9 Jahre	20 Jahre
Krankheitsgenese	ischämischer Insult	Hirnblutung
Tätigkeit vor der Erkrankung	evangelischer Pfarrer	Agraringenieur
Muttersprache	deutsch	deutsch
Dialekt	leichter brandenburgischer Dialekt	fränkischer Dialekt

AAT-Ergebnisse

Proband	Klassifikation	Wahrscheinlichkeit	Schweregrad	Spontansprache	Token Test	Nachsprechen	Schriftsprache	Benennen	Sprachverständnis
HJH	Broca Aphasie	99,3%	leicht	4/4/5/ 4/4/2	7	137	85	105	113
WZ	Broca Aphasie	100%	mittelschwer	3/4/4/ 3/4/2	28	132	71	80	95

4.2.2 Vergleichspersonen

Um das sprachliche Verhalten der beiden Aphasiker in Relation zu ungestörter Sprache setzen zu können, wurde mit Hilfe von fünf nicht-aphasischen Sprechern ein Vergleichskorpus erstellt. Die ausgewählten Vergleichspersonen sind zwei Männer und drei Frauen im Alter von 44, 46, 57, 65 und 70 Jahren. Sie sprechen deutsch als Muttersprache. Drei der Vergleichsprobanden (AP, CL, TS) sprechen leichten fränkischen Dialekt. Ein Vergleichssprecher (ES) spricht starken fränkischen Dialekt. Eine Vergleichssprecherin (LK) spricht leichten badischen Dialekt. Bei keiner der Vergleichspersonen liegt eine neurologische Schädigung vor.

Übersicht:

Proband	(AP)	(LK)	(CL)	(TS)	(ES)
Geschlecht	weiblich	weiblich	männlich	weiblich	männlich
Alter	44 Jahre	70 Jahre	46 Jahre	57 Jahre	65 Jahre
Beruf	Industrie-kauffrau	berentete medizinisch-technische Assistentin	Buch-händler	Hausfrau	pensionierter Bundesbahn-beamter im mittleren Dienst
Muttersprache	deutsch	deutsch	deutsch	deutsch	deutsch
Dialekt	fränkisch	badisch	fränkisch	fränkisch	fränkisch

4.3 Aufbau der Untersuchung

4.3.1 Untersuchungsmaterial und Durchführung

4.3.1.1 Untersuchungsteil 1 / „SPON“

Der Großteil des Sprachkorpus wurde im Rahmen semistandardisierter Interviews erhoben, im folgenden auch mit „SPON“ bezeichnet. Das Ziel der Interviews bestand darin, eine ausreichende Menge an Äußerungen in möglichst freier Spontansprache zu erbringen. Die Verwendung der zu untersuchenden Verbalkategorien Tempus und Modus sollte durch lenkende Fragen ermöglicht bzw. erforderlich gemacht werden (z.B. „Wo waren Sie im letzten Urlaub? Erzählen Sie ein bißchen!“). Die Fragen der Untersucherin richteten sich nach Möglichkeit auf vergangene, momentane, zukünftige und potentielle Ereignisse. Dementsprechend wurde nach Erlebnissen, Plänen und Wünschen gefragt. Um eine möglichst gute Vergleichbarkeit der Ergebnisse zu erzielen, bezogen sich die Fragen bei allen untersuchten Personen auf die Bereiche „Wohnen/ Wohnort", „Reisen/ Unternehmungen", „Beruf/ Hobbies". Diese Themen bildeten im wesentlichen den Leitfaden der Interviews. Die Reihenfolge und Formulierung der Fragen variierte im einzelnen (vgl. LAMNEK 1989:47).

Den Daten aus den Interviews wird deshalb ein relativ großer Raum zugemessen, weil davon ausgegangen wird, daß die angenommene Funktion von Verbalkategorien bei dieser Diskursform einen optimalen Rahmen findet. Nach Auffassung von LEISS (1992) werden markierte Formen wie PAST oder Konjunktiv dann verwendet, wenn eine Abweichung von der kanonischen Anordnung angezeigt und eine Versetzung auf einen anderen Punkt (hier: in der temporalen oder modalen Dimension) bewirkt werden soll. Es ist anzunehmen, daß dieser Prozeß natürlicherweise dann stattfindet, wenn beide Gesprächspartner einen real existierenden Kontext teilen, in dem mit Hilfe der Verbalkategorien die besagten Versetzungsprozesse stattfinden können. Das heißt, im Gespräch müssen Sprecher und Hörer auf tatsächliche Sachverhalte Bezug nehmen können. In diesen Bedingungen wird der optimale und eigentliche Rahmen für die Verwendung von Verbalkategorien gesehen. Als nicht optimale Rahmenbedingungen werden Bildbeschreibungs- und Satzergänzungsaufgaben betrachtet, wie sie zur Untersuchung aphasischer Sprache häufig herangezogen werden (z.B. „Gestern Morgen brach der Verkehr zusammen, weil alle Ampeln rot ...... „ (HÖHLE 1995:142; vgl. auch BATES u.a. 1987, MENN/ OBLER 1990). Auch LESSER/ MILROY (1993:129) weisen darauf hin, „that most clinical studies utilize rather artificial frameworks which may not yield reliable information on pragmatic dimensions of language use by aphasic speakers." Die Autoren betonen, daß dies vor allem für deiktische Ausdrücke gilt, die nicht interpretierbar sind „unless participants in discourse share certain kinds of extra-linguistic contextual knowledge" (LESSER/ MILROY 1993:109f). Derartige Anforderungen werden insbesondere von den erwähnten Benenn- oder Satzergänzungsaufgaben nicht bzw. nur schlecht erfüllt, da diese Form von Aufgaben typischerweise entweder ganz kontextfrei oder kontextschwach ist. Um kontextfreie Aufgaben handelt es sich dann, wenn Wörter oder Sätze isoliert präsentiert werden. Unter kontextschwachen Aufgaben werden solche verstanden, die mit imitiertem Kontext (z.B. Abbildung einer fiktiven Situation) präsentiert werden. Kontextfreie und kontextarme „settings" haben zur Folge, daß die dargestellten Sachverhalte häufig räumlich und zeitlich nicht eindeutig verankert sind und damit nicht in einem klaren Verhältnis zum Sprecher (= Origo) stehen. Bei Diskursformen wie Interviews, Verkaufsgespräche oder Diskussionen haben die beteiligten Personen dagegen die Möglichkeit, einen gemeinsamen, real existierenden Kontext zu schaffen. Das bedingt, daß Sprecher und Hörer auf tatsächliche Sachverhalte Bezug nehmen können. Sprecherstandorte und Betrachterstandorte sind in der Realität der Sprecher vorhanden und können von den beteiligten Personen identifiziert werden.

Die Erstellung eines Sprachkorpus mittels Interviews birgt neben diesen Vorteilen auch Nachteile. Durch die zwar lenkende, aber dennoch relativ offene Fragestellung kann der Gesprächspartner Inhalte und Form der Äußerung weitgehend frei wählen. Die zu untersuchenden sprachlichen Einheiten werden unter Umständen sehr selten verwendet. Da häufig die Verwendung einer bestimmten Form nicht zwingend notwendig ist, ist es oft schwierig, abweichendes

Verhalten sicher festzustellen. Die Beurteilung der Äußerungen begrenzt sich dann auf die Frage der „Angemessenheit". Die Entscheidung, ob eine Äußerung bereits abweichend ist, muß sehr vorsichtig getroffen werden. Es ist außerdem oft nicht eindeutig feststellbar, ob komplexere Formen nicht beherrscht oder durch die Wahl des Gesprächsinhalts umgangen werden. Dieses Problem stellte sich im Untersuchungsteil SPON bei den stärker markierten Elementen der Kategorien Tempus und Modus, vor allem bei Futur- und Konjunktivformen. Aus diesem Grund wurde der Untersuchungsteil SPON durch einen stärker gelenkten Äußerungsmodus ergänzt, im folgenden bezeichnet mit „STIM".

4.3.1.2 Untersuchungsteil 2 / „STIM"

In diesem Teil der Untersuchung wurde versucht, mit Hilfe von Stimulusbildern die Äußerung bestimmter Tempus- und Modusformen gezielt zu provozieren (vgl. Anhang B). Dazu war es erforderlich, spezifische Kontexte zu konstruieren, die die Äußerung der unterschiedlichen Formen obligat machen. Der zweite Untersuchungsteil STIM zeichnet sich damit durch einen hohen Anteil solcher obligatorischer Kontexte aus, der durch die Verwendung von Stimuli in Form von Abbildungen und Fotokarten sowie eines stark gelenkten Gesprächsstils erreicht wurde. Der Untersuchungsteil STIM gliedert sich in zwei Abschnitte. Das erste Untersuchungsset richtet sich auf die Zielkategorie Tempus, das zweite Set auf die Zielkategorie Modus.

4.3.1.2.1 Zielkategorie Tempus

Zur Elizitation verschiedener Tempusformen wurden dreiteilige, auf Fotokarten abgebildete Handlungssequenzen verwendet (aus: „Tense Sequencing", Ref. LD 234. LDA Learning Development Aids. Living and Learning (Cambridge) Ltd, Wisbech, England. 1982). Es handelt sich dabei um Farbfotografien in einer Größe von 11 cm x 12.5 cm.

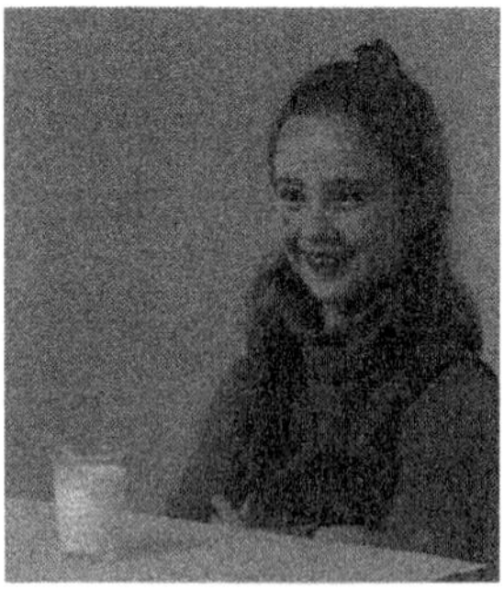

Abb. 1a

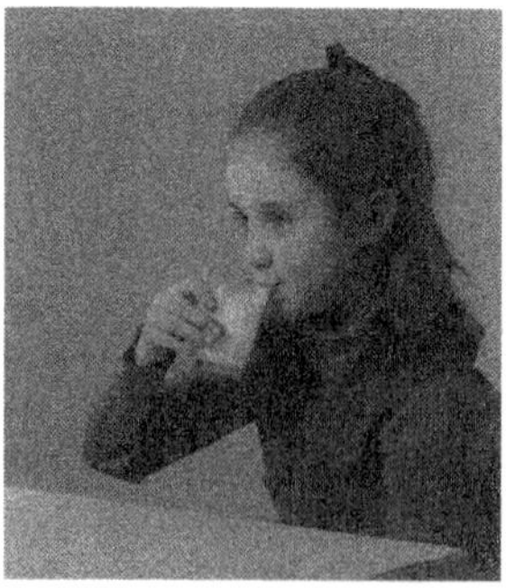

Abb. 1b

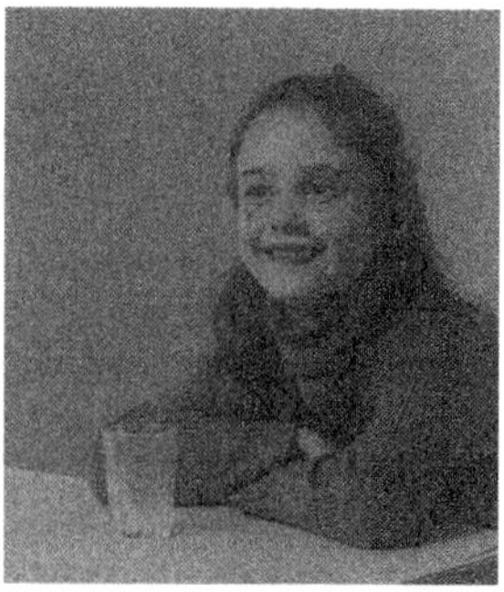

Abb. 1c

Beispiel einer Fotoserie (verkleinerte Abbildung): Ein Mädchen trinkt Milch

Die übrigen Fotokarten bilden folgende Handlungen ab (vgl. auch Anhang C):

- (Serie 2) Eine Frau malt ein Bild
- (Serie 3) Ein Junge ißt eine Banane
- (Serie 4) Eine Frau bügelt ein Hemd
- (Serie 5) Ein Mann wäscht seine Hände
- (Serie 6) Ein Mann putzt Schuhe
- (Serie 7) Ein Junge baut einen Turm
- (Serie 8) Ein Mann packt seine Reisetasche
- (Serie 9) Ein Mädchen schält eine Orange

Im ersten Durchgang sollten alle drei Handlungsschritte benannt werden. Dazu wurden die entsprechenden Fotokarten so präsentiert, daß der Proband den gesamten Handlungsablauf komplett und in der richtigen Reihenfolge vor Augen hatte. Das Ziel dieses Durchgangs bestand im wesentlichen darin, die Abläufe der abgebildeten Handlungen bekannt zu machen.
Im nächsten Durchgang wurde zur Überprüfung der PAST-Formen ausschließlich die jeweils letzte Fotokarte einer Serie (z.B.: Ein Kind sitzt vor einem leeren Glas) präsentiert. Die Stimulusfrage lautete „Was war vorher los?" (vgl. folgende verkleinerte Abbildung).

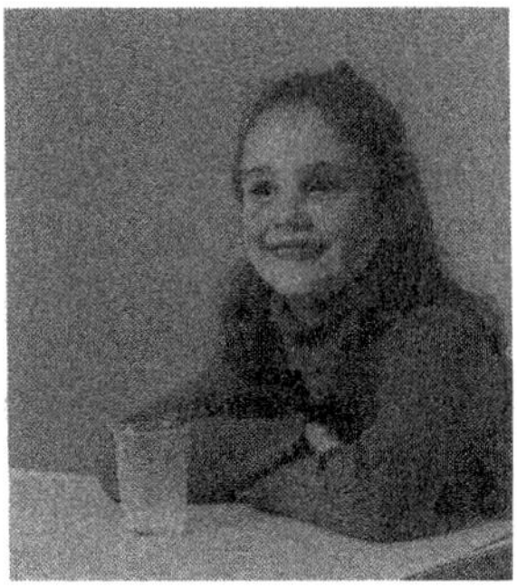

Abb. 1c

Elizitation von PAST

Die Verwendung von futurischen Formen wurde in einem weiteren Durchgang angefordert, indem ausschließlich das erste Foto der jeweiligen Serie (z.B.: Ein Mädchen sitzt vor einem Glas Milch) mit der Frage „Was wird hier passieren?/ Was wird hier geschehen?" präsentiert wurde (vgl. folgende verkleinerte Abbildung).

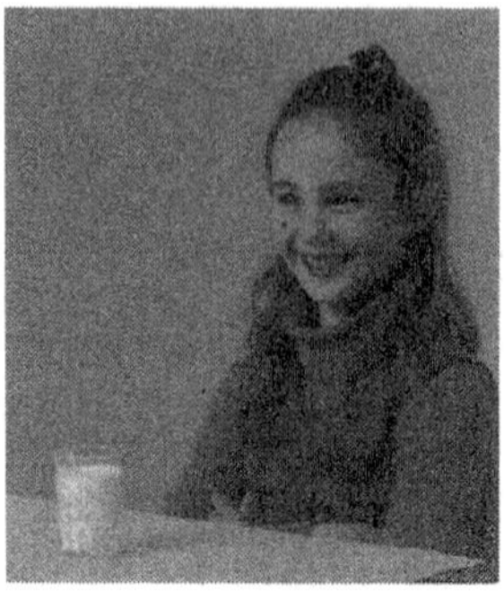

Abb. 1a

Elizitation von Futur

Die Testaufgaben zu PAST und Futur wurden nach jeweils drei Fotoserien abgewechselt, um eine Automatisierung der Äußerungen zu vermeiden. Das heißt, es wurden je drei Aufgaben zu PAST und zu Futur im Wechsel präsentiert. Das Ziel bestand darin, je Testitem eine Äußerung (Proposition) zu erhalten. Die Probanden wurden angehalten, möglichst knapp zu antworten. Antwortete der Proband in zwei oder mehr Propositionen, wurden diese aufgezeichnet, um sie in der qualitativen Analyse berücksichtigen zu können. Auf diese Weise sollten beispielsweise auch Selbstkorrekturen erfaßt werden. Für die quantitative Analyse, das heißt, für die Auszählung nach präsentierten Kontexten und verwendeten Verbalformen, wurde bei Mehrfachnennungen die passendste Äußerung herangezogen.

4.3.1.2.2 Zielkategorie Modus

Um die Äußerung von Konjunktiv II-Formen zu ermöglichen bzw. sie notwendig zu machen, wurden Abbildungen von problematischen Situationen verwendet (aus: „Was würdest du tun?", Bildergeschichten. SCHUBI Lernmedien AG, CH-8207 Schaffhausen). Die Abbildungen sind farbig und weisen eine Größe von 14 cm x 14 cm auf (vgl. dazu folgende Beispielabbildung).

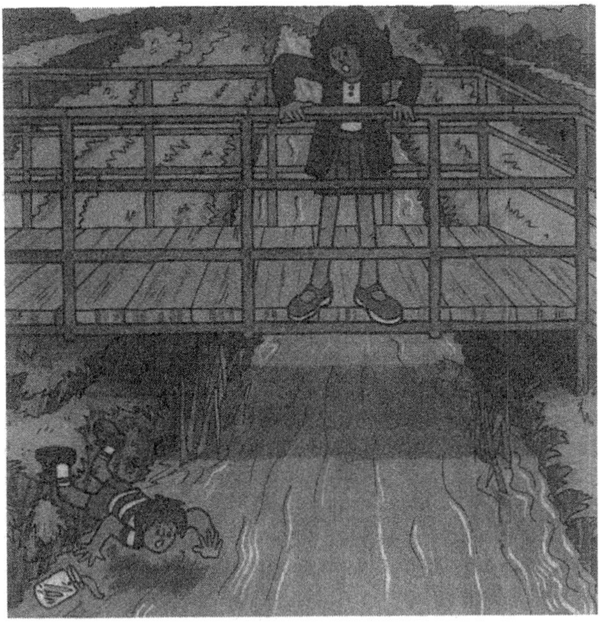

Abb. 10

Elizitation von Konjunktiv

Die weiteren verwendeten Abbildungen stellen folgende Situationen dar (vgl. dazu Anhang C):

- (Abb. 11) Ein Junge beobachtet, wie eine Telefonzelle demoliert wird
- (Abb. 12) Ein Mann beobachtet, wie nach einem Juwelierüberfall das Fluchtauto abfährt
- (Abb. 13) Ein Junge hat seinen Haustürschlüssel vergessen
- (Abb. 14) Ein Mädchen findet auf der Straße eine Handtasche

Die jeweilige Abbildung einer Stimulussituation wurde den Probanden präsentiert und kurz beschrieben. Anschließend wurde eine Diskussion mit der Frage „Was würden Sie tun, wenn Sie in dieser Situation wären?" angeregt. Auf diese Weise sollte die Notwendigkeit geschaffen werden, sprachliche Signale zur Versetzung in eine potentielle Situation anzuwenden. Blieben die Probanden beim kanonischen Standpunkt REAL, zum Beispiel indem sie ausschließlich das Verhalten der abgebildeten Personen beschrieben, wurden sie erneut aufgefordert, darzustellen, wie sie selbst sich in dieser Situation verhalten würden.

4.3.2 Datenerhebung

4.3.2.1 Aufzeichnung

Die Äußerungen der Probanden wurden mit einem Tonband (UHER 4400 Report Monitor) aufgezeichnet. Anschließend wurden die Aufnahmen auf Audio-Kassetten überspielt.

4.3.2.2 Transkription

Mit Hilfe eines Transkriptionsgerätes (Kassettenabspielgerät mit Kopfhörer und Fußschalter zur Bedienung des Vor- und Rücklaufs) wurden die Äußerungen der Probanden transkribiert. Da es sich in der vorliegenden Untersuchung um eine grammatische Analyse handelt und die untersuchten Aphasiker gut verständlich waren, konnte auf eine phonetische Transkription verzichtet werden. Im Vordergrund stehen Übersichtlichkeit sowie eine gute Lesbarkeit der Textsequenzen. Deshalb wurde eine Notation gewählt, die sich weitgehend an die Schreibkonventionen hält. Wichtig erschien die Darstellung von kürzeren und längeren Sprechpausen, die eine Unterbrechung des Redeflusses bewirken und die Äußerungen auf individuelle Weise segmentieren. Kurze Pausen wurden mit einem Schrägstrich notiert (/), längere Pausen mit drei Punkten zwischen zwei Schrägstrichen (/.../). Nicht bzw. nicht eindeutig verständliche Textpassagen stehen in Klammern; außerdem ist ihnen ein Fragezeichen vorangestellt (z.B. (*?? geschält jaja*)). Um eine vorgreifende Interpretation bezüglich Satzgrenzen und Teilsatzgrenzen zu vermeiden, wurden keine Interpunktionszeichen wie Komma, Punkt oder Ausrufezeichen verwendet. Eine Ausnahme stellen Fragezeichen dar, die gesetzt wurden, um eine bessere Lesbarkeit des Textes zu erreichen.

Die Äußerungen der Probanden wurden numeriert. Die Numerierung orientiert sich an den Redewechseln. Das bedeutet, daß unter Umständen mehrere Äußerungen unter einer Nummer zusammengefaßt sind. Für die linguistische Feinanalyse wurden die Transkripte in einzelne Äußerungen (Propositionen) segmentiert. Diese Segmentierung spielte vor allem für die Eingabe in die Datenbank eine wesentliche Rolle.

4.3.2.3 Auswertung

Um die verwendeten Formen quantitativ erfassen zu können, mußte für die Äußerungen aus dem Untersuchungsteil SPON eine Datenbank erstellt werden. Als Vorbereitung für die Analyse wurde das Korpus in einzelne Äußerungssegmente unterteilt. Diese Segmentierung orientierte sich am Verb bzw. an Propositionen. Ein idealtypisches Segment enthält mindestens ein Verb und maximal ein Vollverb ({*sie kann segeln*}, {*in der Zeitung gelesen*}, {*umgebracht*}). Äußerungen mit zwei Vollverben wurden in zwei Segmente unterteilt ({*sie reitet*},{*und malt gerne*}). Bei Äußerungen mit elliptischer oder fehlerhafter Verbauslassung wurde das nicht

produzierte Verb bzw. die Proposition als Kriterium für das Vorliegen eines Segments herangezogen (z.B. {*in Berlin*} auf die Frage: „Wo waren Sie da?"; {*im Fundbüro ja*} auf die Frage: „Was würden Sie an ihrer Stelle tun?").
Eine Reihe von Äußerungen wurde nicht in die Analyse miteinbezogen, da sie nichts zur Aussage über die grammatischen Fähigkeiten der Probanden beitragen. Dabei handelt es sich um folgende Typen von Äußerungen:

- Interjektionen (*äh, ähm, ne*)
- redebestätigende Ausdrücke (*aja, mhm, ja, ja sicher, ja genau, ja eben, doch doch, freilich*)
- Fragewörter (*was?, wie?*)
- Wiederholungen (*ist rein, ja rein, rein*)
- Floskeln (*wissen Sie, wie heißt das*)
- Selbstkorrekturen
- unverständliche Äußerungen

Nach diesem Verfahren ergaben sich 2917 Segmente. Diese Segmente wurden numeriert und in eine dBase®-Datenbank eingegeben. Anschließend wurden zu jedem Segment folgende Attribute manuell ausgefüllt:

- Anzahl der vorhandenen Verben
- Verbauslassungen (adäquate Ellipse/ nicht adäquate Auslassung)
- Analyse des finiten Verbs (Auxiliar, Modalverb, etc.)
- Vorhandensein von Verbkomplexen
- Finitheit
- Anbindung infiniter Verbteile an finite Verben
- verwendete Tempusmarkierungen
- verwendete Modusmarkierungen
- verwendete Personmarkierungen
- verwendete Numerusmarkierungen
- obligatorischer Kontext bezüglich Tempus
- obligatorischer Kontext bezüglich Modus
- Substitutionen im Bereich der Verbalkategorien
- Temporaladverbien
- Modalwörter
- sonstige adverbiale Angaben
- Nominalisierungen

Diese Analyse bildete die Voraussetzung dafür, daß im nächsten Arbeitsschritt auf den Attributmengen die erforderlichen Rechercheabfragen durchgeführt werden konnten. Auf diese Weise konnten nicht nur die Häufigkeiten eines Attributs festgestellt werden, sondern auch die Häufigkeiten verschiedener Attribut-Verknüpfungen. Es wurden beispielsweise nicht nur die Häufigkeiten sämtlicher Präsensformen erhoben, sondern auch sämtliche verwendete Konjunktiv-Präsens-Formen in Verbindung mit einer Modalitätsangabe.

Der im Vergleich zum Untersuchungsteil SPON deutlich geringere Umfang des Untersuchungsteils STIM ermöglichte es, sämtliche Verbformen einzeln zu erfassen und tabellarisch aufzulisten. Die Darstellung der in STIM verwendeten

Verbformen findet sich in Anhang B. Aufgrund des geringeren Umfangs des zweiten Untersuchungsteils konnten hier die verwendeten Verbalkategorien quantitativ erfaßt werden, ohne eine Datenbank zu Hilfe zu ziehen.

Unabhängig von der Art der quantitativen Erfassung der verwendeten Formen wurde versucht, das sprachliche Verhalten der Probanden möglichst transparent und nachvollziehbar darzustellen. Dazu wurden in der Diskussion und der Darstellung der Ergebnisse die quantitativen Angaben durch eine möglichst große Anzahl von Beispielen aus den erstellten Sprachkorpora ergänzt. Bei der Präsentation der Beispiele wurde versucht, den unmittelbaren Kontext mitanzugeben. Dies wurde entweder durch Angabe des gerade aktuellen Gesprächsthemas oder - soweit es die Lesbarkeit bzw. Durchgängigkeit des Textes erlaubte - durch Zitierung umfangreicherer Äußerungsabschnitte angestrebt. Außerdem wurden auffallende Äußerungen, die besonders in Zusammenhang mit der Untersuchung von Verbalkategorien relevant erschienen, gesondert zusammengestellt (vgl. Anhang D). Dadurch sollte illustriert werden, auf welche Formen die untersuchten Agrammatiker zurückgreifen, wenn ihnen die erforderlichen verbalgrammatischen Formen offensichtlich nicht mehr zur Verfügung stehen.

5. Darstellung und Diskussion der Ergebnisse

Wenngleich die Beschreibung agrammatischer Phänomene bis ins letzte Jahrhundert zurückreicht, konnte bisher noch nicht befriedigend geklärt werden, welches übergreifende Prinzip hinter der offensichtlichen Regelmäßigkeit agrammatischer Phänomene steht. Bereits in den 40er Jahren stellte JAKOBSON einen Ansatz vor, in dem er den geregelten Abbau von Phonemen in aphasischer Sprache entlang der unterschiedlichen Markiertheitswerte von phonologischen Oppositionen aufzeigt. Obwohl spätere Studien die Gültigkeit seiner postulierten Abbaureihenfolgen nachwiesen, erfuhr die Markiertheitstheorie außerhalb der Phonologie in den folgenden Jahren nur gelegentliche Aufmerksamkeit (z.B. LEUNINGER 1989:169). Einer der wenigen Versuche, grammatische Störungshierarchien mit Markiertheit zu beschreiben, stammt von LAPOINTE (1985). LAPOINTE vermutet „some sort of graded hierarchy“ (1985:113), die die Komplexität der einzelnen Verbformen bestimmt. Er weist in diesem Zusammenhang darauf hin, daß Agrammatiker dazu tendieren, Verbformen „at the less complex end of this hierarchy“ (1985:113) zu produzieren. Neben diesen beiden Annahmen kommt LAPOINTE auch zu dem Schluß, daß es nicht morphologische Einfachheit sein kann, die die angenommene Komplexitätshierarchie bestimmt, da Agrammatiker nicht immer die einfachere Form wählen und grammatische Morpheme weglassen. Der Autor verweist auf das Phänomen, daß grammatische Morpheme häufig durch andere, morphologisch durchaus komplexere Formen ersetzt werden, was zum Beispiel für die gerne präferierten Partizip II-Formen oder die englischen *-ing*-Formen des *present progresssive* oder *past progresssive* zutrifft. Weiterhin werden in diesem Ansatz eher semantische oder grammatische Faktoren als Steuerungsmechanismen der beobachteten bzw. vermuteten Störbarkeitsreihenfolgen angenommen. LAPOINTE vernachlässigt jedoch ein entscheidendes Kennzeichen des ursprünglich von JAKOBSON (1932/1971, 1957/1971) entworfenen Markiertheitsansatzes, nämlich die Annahme von Oppositionen, die dort als Bausteine eines hierarchisch strukturierten Sprachsystems betrachtet werden. In diesem Punkt unterscheiden sich die beiden Markiertheitsansätze und hier ist vermutlich auch der Hauptgrund zu sehen, warum sich der verhältnismäßig aktuelle Versuch von LAPOINTE, Markiertheit wieder in die Aphasieforschung einzubringen, nicht durchsetzen konnte. In der vorliegenden Arbeit wird davon ausgegangen, daß Markiertheit nur dann Erklärungswert besitzen kann, wenn sie auf sprachliche Elemente angewendet wird, die in privativer Opposition zueinander stehen. Das heißt, es muß bereits vor einer markiertheitsorientierten Analyse aphasischer Fehlbildungen geklärt sein, daß die betreffenden Elemente in Opposition zueinander stehen. Eine solche Opposition muß dadurch gekennzeichnet sein, daß das eine Element über ein Merkmal verfügt, das das zweite Element nicht aufweist. Beide Elemente einer solchen Opposition stehen nach Ansicht der Merkmals- und Natürlichkeitstheoretiker in einem hierarchischen Verhältnis, das dadurch zustande kommt, daß das merkmalsneutrale

Element im Vergleich zum merkmalstragenden Element „stärker" ist. Diese Kennzeichen charakterisieren den Markiertheitsansatz, wie ihn JAKOBSON entworfen hat und wie er als Grundlage für die vorliegende Arbeit herangezogen wird.

Im Zusammenhang mit Anwendungsrestriktionen des Markiertheitsansatzes ist auch das Problem einer möglichen Einordnung aphasischer Symptome in die Störungsbilder des Arammatismus und des Paragrammatismus zu berücksichtigen. Während in der klinischen Praxis den großen aphasischen Syndromen Broca Aphasie und Wernicke Aphasie der Agrammatismus bzw. der Paragrammatismus als Leitsymptome zugeordnet werden, ist diese Zweiteilung der aphasiebedingten grammatischen Phänomene in der Aphasieforschung durchaus nicht unumstritten. So zweifelt bspw. HEESCHEN (1985) eine Dichotomie in Agrammatismus und Paragrammatismus an und plädiert für ein Kontinuum zwischen diesen beiden Störungstypen. Dieser Annahme steht die Darstellung JAKOBSONS (1956/1971) gegenüber, nach der Agrammatismus und Paragrammatismus als grundsätzlich verschiedene Störungen zu verstehen sind. Agrammtismus wird hier als Störung der Kontiguität beschrieben, wobei die Fähigkeit zur Auswahl aus den grammatischen Parametern (Selektion) erhalten sein soll. Im Gegensatz dazu wird der Paragrammatismus als Störung beschrieben, bei der die Selektion aus den grammatischen Parametern willkürlich erfolgt (Selektionsstörung). JAKOBSON nimmt an, daß bei Agrammatismus die Selektionsmechanismen insofern erhalten sind, als als die grammatischen Elemente entlang einer (Abbau-) Hierarchie ausgewählt werden. Bei Paragrammatismus sei das System der Selektionsmechanismen grundsätzlich gestört, mit dem Resultat, daß grammatische Elemente mehr oder weniger willkürlich aus dem betreffenden Paradigma ausgewählt werden. Ohne den Disput um die Einteilung in Agrammatismus und Paragrammatismus hier abschließend beantworten zu wollen, scheint es aus Gründen wissenschaftlicher Umsicht sinnvoll, das Untersuchungsgebiet einzuschränken und das Markiertheitsmodell vorerst ausschließlich auf das Störungsbild des Agrammatismus anzuwenden. Folgt man JAKOBSONs Darstellungen, so sind agrammatischen Störungen der zentrale Bereich, bei dem hierarchische Abbauprozesse zu erwarten sind. Dies bedeutet in der Konsequenz, daß vor allem bei Agrammatismus eine Beschreibung aphasischer Phänomene mit Hilfe der Markiertheitstheorie möglich und sinnvoll ist.

Die Sprachkorpora der beiden Agrammatiker HJH und WZ wurden mit der Motivation erhoben, das JAKOBSONsche Modell auf seine Anwendbarkeit im Bereich grammatischer Störungen zu überprüfen. Für ein solches Vorhaben bieten sich die Verbalkategorien besonders an, da sie bezüglich ihrer Markiertheitsstruktur bereits gut beschrieben sind. In Anlehnung an den Ansatz von LEISS (1992) wird für die Kategorien Aspekt, Tempus und Modus eine Komplexitätshierarchie angenommen, nach der Aspekt die geringste Komplexität, Modus die höchste Komplexität aufweist. Entsprechend der Annahmen der Markiertheits- und Natürlichkeitstheorie findet bei Aphasie Markiertheitsabbau statt. Das heißt, es wird erwartet, daß die mehr markierten Elemente einer Sprache störungsanfälliger sind als die weniger markierten. Diese unterschiedliche Störungsresistenz in Abhängigkeit von den betreffenden Markiertheitsverhältnissen soll sowohl kategorieintern als auch kategorieübergreifend zu beobachten sein. Bei den genannten Verbalkategorien müßte sich demnach die hochkomplexe Kategorie Modus als erstes abbauen bzw. am störungsanfälligsten sein. Tempus müßte sich als weniger störungsanfällig erweisen als Modus. Aspekt schließlich müßte sich bei Aphasie als eine sehr stabile Verbalkategorie zeigen. Kategorieintern müßte der jeweils markierte Pol leichter störbar sein als der in Opposition stehende unmarkierte Pol. Das heißt, Konjunktiv müßte sich als störungsanfälliger erweisen als Indikativ, nicht-präsentische Formen als störungsanfälliger als Präsens. In Sprachen, die Aspekt als vollausgebildetes Paradigma besitzen, müßte der perfektive Aspekt leichter störbar sein als der imperfektive Aspekt[14].

Die psychologisch-linguistische Grundlage für diese Sichtweise ist die Annahme, daß grammatische Kategorien über eine bestimmte Funktion verfügen (vgl. LEISS 1992:9). Grammatische Kategorien ermöglichen es dem Sprecher, eine Abweichung von den Präsuppositionen des ICH/ HIER/ JETZT (= kanonischer Standpunkt) und eine Versetzung auf einen anderen Punkt in der jeweiligen Dimension zu signalisieren. Mit Hilfe des markierten Pols einer Kategorie kann ein Sprecher diese Versetzung anordnen. In der vorliegenden Untersuchung sollte geprüft werden, ob die angenommene Funktion der Verbalkategorien bei Agrammatismus noch arbeitsfähig ist, bzw. in welcher Weise sich diese Funktion möglicherweise einschränkt. In diesem Zusammenhang war festzustellen, ob Aphasiker im Vergleich zu nicht-aphasischen Sprechern bestimmte grammatische Kategorien mit den damit verbundenen Markiertheitswerten gleich häufig verwenden, präferieren oder meiden, bzw. durch andere Formen mit anderen Markiertheitswerten ersetzen. Damit sollte geklärt werden, ob markierte Elemente tatsächlich eine geringere Störungsresistenz aufweisen als die entsprechenden unmarkierten Elemente, wie dies entsprechend der Annahmen der Markiertheits- und Natürlichkeitstheorie zu erwarten wäre. Das zentrale Ziel der Untersuchung besteht darin, zu klären, ob sich die Annahme einer Komplexitätshierarchie der Kategorien Aspekt, Tempus und Modus bei Aphasie als Abbauhierarchie widerspiegelt. Das heißt, es sollte untersucht werden, ob von diesen drei Verbalkategorien Modus bei Aphasie stärker störungsanfällig ist als Tempus und Aspekt, und Tempus störungsanfälliger ist als Aspekt.

Die Annahme bestimmter semiotischer Zeichenfunktionen fügt die Untersuchung der Verbalkategorien in einen noch weitergefaßten Zusammenhang ein. Da neben den grammatischen Kategorien Aspekt, Tempus und Modus auch einige Temporaladverbien und Modalwörter deiktische Funktion ausüben, sollte in einer weiteren Fragestellung untersucht werden, wie sich grammatische Elemente der Sprache im Vergleich zu Elementen des Lexikons verhalten. Es wird davon ausgegangen, daß Grammatik vornehmlich deiktische Funktion, das Lexikon dagegen vor allem ikonische Funktion übernimmt. Nachdem manche Elemente des Lexikons, wie etwa die Temporaladverbien, neben den grammatischen Kategorien ebenfalls deiktische Funktion ausüben, stellt sich die Frage, wie sich diese beiden Bereiche bei Agrammatismus verhalten. Ein weiteres Ziel der Untersuchung besteht deshalb darin, zu klären, ob bei grammatischen Störungen die besagten Elemente des Lexikons ähnlich gestört oder besser erhalten sind, bzw. sogar kompensatorische Funktion übernehmen.

Die folgende Darstellung und Diskussion der Ergebnisse ist in mehrere Unterpunkte unterteilt. Da die einzelnen Unterkapitel, wie beispielsweise „Tempus" und

[14] Sofern nicht systemabhängige Faktoren ein umgekehrtes Markiertheitsverhältnis bewirken.

„Substitutionen und Markiertheit", letztlich nicht voneinander trennbar sind, treten einige Überschneidungen auf. Zugunsten einer besseren Lesbarkeit und Übersichtlichkeit wurde trotz dieser Redundanz die Einteilung in mehrere Unterkapitel gewählt. Die Ergebnisse aus dem Untersuchungsteil SPON werden gemeinsam mit den Ergebnissen aus dem Untersuchungsteil STIM dargestellt und besprochen. Aufgrund des großen Umfangs des Untersuchungsteils SPON mußten die Verwendungshäufigkeiten der relevanten Formen mit Hilfe einer Datenbank erfaßt werden. Auf welche Bezugsmengen sich diese Analyse bezieht wird im folgenden kurz dargestellt.

Aus dem Untersuchungsteil SPON, der im Interviewstil erhoben wurde, wurden insgesamt 2917 Äußerungen in eine Datenbank eingegeben (vgl. auch Tabelle 1, Anhang A). Da bei der vorliegenden Untersuchung das Verhalten der Verbalkategorien im Vordergrund steht, erschien es sinnvoll, bei der Auswertung unterschiedliche Bezugsmengen hinsichtlich der Verwendung bzw. Nichtverwendung von Verben zu differenzieren. Bei der quantifizierenden Auswertung wurden deshalb die einzelnen Ergebnisse auf jeweils zwei Äußerungsmengen bezogen, zum einen auf die Gesamtmenge aller Äußerungen des jeweiligen Probanden, zum anderen auf ausschließlich die Menge der Äußerungen, die finite Verben enthalten. Bei der Untersuchung infiniter Verbformen wurde zusätzlich zu der Menge sämtlicher Äußerungen auch die Menge an Äußerungen berücksichtigt, die Verben enthalten. Damit sollte ein Eindruck darüber ermöglicht werden, wie häufig bestimmte verbalgrammatische Formen im Gesamtkorpus des jeweiligen Probanden auftreten. Da die Häufigkeit der verwendeten Verben bei den Aphasikern zum Teil beträchtlich von der der nicht-aphasischen Sprecher abweicht, wurden die Ergebnisse zusätzlich auf ausschließlich die Äußerungen bezogen, die Verben enthalten. In der Diskussion werden die Ergebnisse vornehmlich in Hinblick auf die letztgenannte Bezugsmenge dargestellt, da sie für eine Untersuchung der Verbalkategorien am relevantesten erscheint. In Anhang A ist in Tabellen jeweils zusätzlich aufgeführt, wie häufig die einzelnen Formen im Gesamtkorpus des jeweiligen Probanden auftreten.

Die beiden untersuchten Agrammatiker HJH und WZ verwenden in ihren Äußerungen deutlich weniger Verben als die nicht-aphasischen Vergleichssprecher. Während rund 90% der Äußerungen der Vergleichsgruppe Verben enthalten, sind es bei HJH mit leichtem Agrammatismus rund 70% und bei WZ mit mittelschwerem Agrammatismus nur noch gut die Hälfte, nämlich 54%, aller Äußerungen (vgl. Tabelle 2, Anhang A). Das bedeutet, daß der Anteil an Verben bei den beiden untersuchten Agrammatikern mit höherem Schweregrad der Störung sinkt. Damit nehmen auch die Möglichkeiten zur Realisation von Verbalkategorien ab. Daß Agrammatiker weniger Verben verwenden als nicht-aphasische Sprecher wurde bereits mehrfach konstatiert (z.B. von DRESSLER und STARK 1990 oder MENN und OBLER 1990:1370). Die Auszählung ergab weiterhin, daß die produzierten Verben bei den untersuchten Agrammatikern zudem seltener finit sind als die der Vergleichsgruppe (vgl. Tabelle 3 und 4, Anhang A). Das bedeutet, daß die produzierten Verben seltener Realisationen von Verbalkategorien aufweisen als dies bei den untersuchten Vergleichssprechern der Fall ist (vgl. dazu auch DRESSLER und STARK 1990). Der verringerte Anteil an finiten Verben führt zu der Frage, welche Verbalkategorien damit reduziert sind. Weiterhin impliziert ein geringerer Anteil an finiten Verbformen einen entsprechend höheren Anteil an infiniten Formen. Hier schließt sich die Überlegung an, welcher Art diese infiniten Formen sind, und welche Kontexte sie füllen, bzw. welche finiten Formen sie möglicherweise ersetzen. Dieser letzte Gesichtspunkt soll als nächstes besprochen werden.

5.1 Infinite Formen/ Aspekt

Es gilt als ein Standardsymptom des Agrammatismus, daß finite Formen häufig durch infinite Formen ersetzt werden (vgl. z.B. MENN/ OBLER 1990:1372). In der Literatur wird die Verwendung infiniter Verbformen bei Agrammatismus jedoch wenig konsistent beschrieben. Beispielsweise werden „infinite Formen" oft nicht eindeutig von „Infinitiven" unterschieden. NESPOULOUS et al. (1990), die im übrigen eine sehr detaillierte Analyse zur Infinitivverwendung vorlegen, mischen beide Begriffe und sprechen zum Beispiel von „infinitive clauses" des Typs „[prep + non-finite verb]" (1990:659). Die Verwendung von Partizipialformen wird häufig nicht oder nur am Rande behandelt (vgl. z.B. TESAK 1991:162). Eine der wenigen Ausnahmen stellt der Ansatz von SCHLENCK und Mitarbeitern dar, die ausdrücklich zwischen Infinitiv und Partizip II unterscheiden (1995:62).

In der vorliegenden Arbeit wurde im Zusammenhang mit Substitutionen im Bereich der Verbalkategorien auch versucht, die Rolle von infiniten Formen zu erfassen. Es wurden dabei Infinitive und Partizip II-Formen getrennt untersucht. Die für diese Untersuchung relevanten Bildungen waren nicht adäquate, das heißt, nicht an ein flektiertes Vollverb gebundene infinite Formen, wie sie in folgenden Beispielen verwendet werden:

HJH	(...) irgendwie weiß ich auch nicht / dann aufgegangen die Tür / aber nie gezeigt
HJH	ja / aber / aber / diese Sprache muß ich immer üben und / ähm / diese Sprache wenn eingeschliffen nicht wahr äh das ist besser als ich leise üben
WZ	na halt besuchen besuchen / äh des is äh / eigene / äh Firma / drei verschiedene äh / Firma is des
WZ	jaja stimmt / im Fernsehn / extra / aufgepaßt / ja ja
WZ	rübergefahren ja / naja wahrscheinlich äh / wieder London / besuchen / ja / is äh / große Stadt

Die Analyse ergab, daß die nicht-aphasischen Sprecher isolierte infinite Verbformen nur äußerst selten verwenden[15]. Ein völlig anderes Bild dagegen zeigen die beiden untersuchten Agrammatiker. Bei HJH mit leichtem Agrammatismus treten

[15] Vereinzelt treten bei den Vergleichsprechern inadäquate Partizip II-Formen auf (*schnell gegessen, erschrocken, geschafft*). Diese werden bemerkenswerterweise unter besonderen Redebedingungen verwendet, nämlich dann, wenn ein Sachverhalt knapp zum Ausdruck gebracht werden soll. Die geringe Anzahl dieser Verwendungen schließt jedoch an dieser Stelle eine weiterreichende Interpretation aus.

im Untersuchungsteil SPON nicht-adäquate infinite Verbformen in 19 von 447 Äußerungen mit Verben auf, bei WZ in 38 von 319 Äußerungen mit Verben. Das heißt, bei dem stärker gestörten Agrammatiker ist ein noch größerer Teil der Verben infinit als bei dem leicht gestörten Agrammatiker (vgl. Tabelle 26, Anhang A). Es fällt auf, daß innerhalb dieser Gruppe infiniter Verben die Partizipialformen einen größeren Anteil einnehmen als die Infinitive. Bei HJH erscheinen 13 der 19 infiniten Formen im Partizip II. Bei WZ sind 31 der insgesamt 38 infiniten Verbformen Partizip II-Formen (vgl. Tabelle 30, Anhang A). Die jeweils restlichen Formen sind Infinitive, das heißt, bei HJH sechs der insgesamt 19 infiniten Verben, bei WZ sieben der insgesamt 38 infiniten Formen (vgl. Tabelle 28, Anhang A). Das Überwiegen der Partizip II-Formen gegenüber den Infinitiven widerspricht der aus französischen Untersuchungen abgeleiteten Annahme von TISSOT (1973:61), daß bei Agrammatismus flektierte Formen vor allem durch Infinitivformen ersetzt werden („l'emploi préférentiel des verbes à l'infinitif"). Der vorliegende Befund deckt sich hingegen mit den Angaben zum Verhalten deutschsprachiger Agrammatiker nach SCHLENCK u.a. (1995:75), wonach Partizip II-Formen gegenüber den Infinitivformen überwiegen. Die Frequenz von Partizip II-Formen gegenüber Infinitivformen soll an dieser Stelle nicht überbewertet werden, zumal hier vermutlich der Gesprächskontext eine entscheidende Rolle spielt, wie im weiteren gezeigt werden wird. Es geht hier vor allem darum, die Aufmerksamkeit auf die bisher oft wenig beachteten Partizip II-Formen zu lenken. Im folgenden soll gezeigt werden, daß bei einer Untersuchung infiniter Formen erst die Unterscheidung von Partizip II und Infinitiv die Wahrnehmung entscheidender Abbauprozesse möglich macht.

Betrachtet man die Ergebnisse der vorliegenden Untersuchung in Zusammenhang mit den entsprechenden Kontexten, so deutet sich an, daß beide Formen vermutlich in unterschiedliche Abbauprozesse involviert sind. Partizip II und Infinitive füllen offensichtlich unterschiedliche Leerstellen bzw. fungieren als Substitute für unterschiedliche Formen. Vor allem die Partizip II-Formen erweisen sich als sehr spezifisch, was die „Wahl" ihrer Kontexte betrifft. Bei HJH mit leichtem Agrammatismus erscheinen sie im Untersuchungsteil SPON in 11 Kontexten für PAST-Formen. Bei WZ mit mittelschwerem Agrammatismus werden im selben Untersuchungsteil sogar 28 aller PAST-Kontexte mit Partizip II-Formen gefüllt (vgl. dazu auch Anhang D, S. 181 f). Dazu folgende Textstellen:

(HJH beschreibt, wie ein befreundeter Pfarrer in der Lage war, mit Hilfe einer Kugelschreibermine eine Tür zu „knacken":)

HJH naja / ein Pfarrer hat einen Kugelschreibermine / dann auch / er hatte gemacht / diese Mine / und / irgendwie weiß ich auch nicht / dann aufgegangen die Tür / aber nie gezeigt

(WZ äußert sich dazu, daß die Abholzung von Wäldern schon länger ein Problem ist:)

WZ ja / stimmt / stimmt / äh / des is äh / äh / ein äh Wald äh / die Römer / mit'm Schiff / abgeholzt / und so weiter / des is schlecht / des stimmt stimmt / äh / ... / hab' ich aufgepaßt / des is / überall / zum Beispiel / Jugoslawien / keine Bäume / ab- abgehaun

(WZ erwähnt Störche, und daß er darüber etwas im Fernsehen gesehen hat:)

WZ jaja stimmt / im Fernsehn / extra / aufgepaßt / ja ja

(WZ erzählt, wie er sich seine Erkältung zugezogen hat:)

WZ ja ja / vor einer Woche / die die / geschwitzt / ähm geschwitzt und so weiter / mitn mit ner Jacke / des is schlecht / warm warm

In Präsenskontexten sind die beschriebenen Partizip II-Formen nur selten zu finden. Bei HJH findet sich diese Konstellation in einem Fall, bei WZ in drei Fällen. Eine Reihe von nicht adäquaten Partizip II-Formen ist auch bei der Beschreibung der abgebildeten Stimulusbilder im Untersuchungsteil STIM zu beobachten. Hier verwenden HJH und WZ Partizip II-Formen, um dargestellte, bereits abgeschlossene Vorgänge zum Ausdruck zu bringen (Siehe dazu auch Anhang B):

(HJH mutmaßt, daß das abgebildete Fahrzeug Diebesgut ist:)

HJH ich merke die / die Autonummer / und vielleicht geklaut (lacht) / ich muß / wie heißt das? / Alarm schreien / denn / diese / hat / wie heißt das? / ähm / ich schreie / ja

(WZ äußert sich zu einem Radfahrer, der einen Gegenstand offensichtlich nicht bemerkt hat:)

WZ naja / und äh / der Radfahrer / äh vorbeigefahren

(WZ mutmaßt, daß das abgebildete Kind den Türschlüssel in der Wohnung vergessen hat:)

WZ äh Schlüssel wahrscheinlich in der Wohnung vergessen

Während Partizip II vor allem in Leerstellen für PAST-Formen auftritt, scheinen nicht adäquat verwendete Infinitive, abgesehen von ihrer geringeren absoluten Häufigkeit, auch weniger spezifisch bezüglich der Kontexte zu sein, in denen sie auftreten. Bei HJH sind 6 der für Präsens obligatorischen Kontexte mit Infinitiven gefüllt. Bei WZ finden sich in zwei Präsenskontexten Infinitive. Auffallend ist bei WZ, daß weitere 6 Infinitive in Kontexten auftreten, in denen mehr als eine Tempusform möglich wäre, bzw. in Kontexten, die hinsichtlich einer Tempusspezifizierung neutral sind.

(WZ erzählt von einem Verlag in Stuttgart:)

WZ ja / des is äh / ähm / pro Monat / is des äh / extra / bestellen / des Buch / und äh / Kassette / al- alles

(HJH beschreibt seine Leistungskurven:)

HJH ich glaube halben Tag und dann ist geht nicht mehr zu sprechen und dann / drei oder vier Tage / wieder ähm / aufsteigen / und dann tschak / wieder runter

Bei WZ treten im Untersuchungsteil SPON in sechs Äußerungen Infinitivformen auch in PAST-Kontexten auf. Das zeigt folgendes Beispiel, in dem ein PAST-Kontext mit einer Präsens- und einer Infinitivform gefüllt wird:

(HJH berichtet von einem Zusammentreffen mit einem DDR-Wachposten:)

HJH ähm wenn er lächelt und nichts sagen und dann wußte ich daß / ...

Abschließend noch ein Beispiel, das die unterschiedliche Verwendung von Partizip II und Infinitiv gut erkennen läßt:

(WZ erzählt von einer vergangenen Reise nach Wales und von einem geplanten Aufenthalt in London:)
U bloß kurz oder auf der Reise nach Wales?
WZ vorbeigefahren / mit'm Zug
U sind Sie dann durch den Tunnel untendurch?
WZ na / ne ne / in äh Cardiff / Cardiff / is des mit'm Schiff mit'm Schiff /
U mhm
WZ rübergefahren ja / naja wahrscheinlich äh / wieder London / besuchen / ja / is äh / große Stadt

Zusammenfassend läßt sich zur Verwendung von Partizip II und Infinitiv im Korpus von HJH und WZ folgendes Bild zeichnen. Nicht adäquat verwendete infinite Verbformen übernehmen offensichtlich unterschiedliche Funktionen. Bei den beiden untersuchten Agrammatikern scheint vor allem das Partizip II stark kontextsensitiv zu sein, es tritt typischerweise in PAST-Kontexten auf. Mit Partizip II wird in diesen Fällen die Abgeschlossenheit eines Sachverhalts zum Ausdruck gebracht. Nicht adäquate Infinitive zeigen sich im vorliegenden Korpus weniger kontextspezifisch. Ihre typischen Umgebungen scheinen vor allem präsentische und tempusneutrale Kontexte zu sein, sie treten jedoch auch in Leerstellen für PAST-Formen auf. Der vorliegende Befund deutet damit darauf hin, daß Partizip II in der beschriebenen Verwendung vermutlich als Reduktionsform von PAST-Formen einzuordnen ist. Infinitive hingegen scheinen eher als Reduktionsformen von Präsensformen oder möglicherweise auch von sämtlichen finiten Formen zu fungieren. Letzteres würde die Vermutung JAKOBSONS unterstützen, der den Infinitiv als Repräsentant des Verbums an sich ansetzt, weshalb es seiner Meinung nach kein Zufall ist, daß wir ihn als „Lexikonform" empfinden (1932/1971:14). Es wird also in weiteren Untersuchungen zu klären sein, ob der Infinitiv möglicherweise als Reduktionsform für sämtliche finite Formen steht. Als Fragestellungen stehen auch an, ob der Infinitiv gegenüber Präsens eine weitere Reduzierung an Markiertheit bedeutet, ob der Infinitiv im Zusammenspiel mit Partizip II eine Art Basisopposition darstellt, oder ob Infinitive gänzlich außerhalb des Gefüges der Verbalkategorien Aspekt, Tempus und Modus stehen. Die Frage wird damit sein, welche Rolle der Infinitiv im Verhältnis zum gesamten System der Verbalkategorien spielt. Es wird auch noch genauer zu klären sein, wie sich Infinitiv und Partizip II in ihrer Störungsresistenz unterscheiden. Daraus könnte ein Hinweis gewonnen werden, ob und gegebenenfalls in welchem Hierarchieverhältnis diese beiden Formen stehen. Als nächstes kehren wir noch einmal zu den Partizip II-Formen zurück.

Die Ausgangshypothese bestand darin, daß für Verbalkategorien bei Aphasie, bzw. bei Agrammatismus, eine Abbauhierarchie wirksam wird. Nach ihr verfügen Aspekt, Tempus und Modus in genau dieser Reihenfolge über eine abnehmende Störungsresistenz. Das heißt, Aspekt müßte sich bei agrammatischen Störungen als störungsresistenter erweisen als Tempus. Im folgenden soll gezeigt werden, daß nicht adäquat verwendete infinite Verbformen in Hinblick auf die Überprüfung dieser Annahme wichtige Hinweise bringen. Das wird vor allem dann angenommen, wenn neben dem Infinitiv auch das Partizip II in die Analyse miteinbezogen wird. Die in der Aphasieliteratur häufig vernachlässigten Partizip II-Formen werden in der Standardsprache vor allem innerhalb von Perfektformen verwendet. In der vorliegenden Arbeit wird davon ausgegangen, daß sich AUX + PART II-Konstruktionen wie *es hat geschneit* zum einen aus der temporalen Bedeutung des Auxiliars, zum anderen aus der aspektuellen Bedeutung des Partizips ([+abgeschlossen]) zusammensetzen (vgl. z.B. GREWENDORF 1995). Perfektformen bringen zusätzlich zur Abgeschlossenheit einer Handlung auch deren Situierung in der Vergangenheit zum Ausdruck[16]. Wenn in agrammatischer Sprache sich diese analytischen, kompositionell aufgebauten Formen derart auflösen, daß das (temporale) Auxiliar nicht produziert wird, der (aspektuelle) Partizip-Anteil hingegen „übrigbleibt“, spricht das für einen Prozeß, bei dem Vergangenheitsbezug nicht mehr vollständig zum Ausdruck gebracht werden kann. Was noch gelingt, ist die Signalisierung von Abgeschlossenheit. Damit löst sich die Kategorie Tempus auf. Übrig bleibt die - im Deutschen ansonsten nicht mehr offen sichtbare - Basiskategorie Aspekt. Wenn man Partizip II als Aspekt wahrnimmt, lassen sich die Ergebnisse der vorliegenden Untersuchung folgendermaßen interpretieren: Die untersuchten Agrammatiker ersetzen PAST tendenziell durch Partizip II und reduzieren damit diese Tempusformen auf ihren aspektuellen Gehalt. Sie drücken nicht mehr Tempus sondern „nur“ noch Aspekt aus. Das heißt, Tempus wird durch Aspekt ersetzt, was für die Gültigkeit der angenommen Abbauhierarchie Modus > Tempus > Aspekt spricht, zumindest hinsichtlich der beiden Kategorien Aspekt und Tempus. Die Aufdeckung dieses Prozesses läßt den eingangs geäußerten Einwand gegen die Markiertheitstheorie in einem anderen Licht erscheinen: „(...) markedness is unable to deal with the widespread use (erroneous and correct) of participles“ (MENN/ OBLER 1990:1373). Die hohe Frequenz von Partizipialformen ist durchaus einleuchtend, wenn deren aspektueller Gehalt erkannt wird und Aspekt als Basiskategorie in das Hierarchiegefüge der Verbalkategorien eingeordnet werden kann. Wird Aspekt als Kategorie mit einem geringen Markiertheitswert beschrieben (vgl. auch Abschnitt 2.4), dann ist es gerade die Markiertheitstheorie, mit deren Hilfe der auffallend gute Erhalt von Partizipialformen erklärt werden könnte.

---

[16] Dies gilt vor allem für das *haben*-Perfekt und das mit additiven Verben gebildete *sein*-Perfekt (Vgl. LEISS 1992:271f).

Die Annahme, daß Aspekt im Verbalsystem als Basiskategorie fungiert und deshalb bei Aphasie eine überduchschnittlich gute Störungsresistenz zeigt, wird durch ein weiteres Phänomen gestützt. Im Korpus der beiden untersuchten Agrammatiker treten bei der Verwendung von Partizip II keine Formfehler auf. Das trifft sogar dann zu, wenn es sich um unregelmäßige Bildungen handelt:

HJH ja / aber / aber / diese Sprache muß ich immer üben und / ähm / diese Sprache wenn eingeschliffen nicht wahr äh das ist besser als ich leise üben

WZ ja jaja / äh die Bahnhof / äh wegge- äh gerissen äh die äh na / alles weg alles weg /

WZ ja jaja / gemolken und so weiter

Diesen Befund bestätigen auch SCHLENCK u.a. (1995:40): „Den meisten Patienten bereitet das Partizip Perfekt dabei nicht mehr Probleme als der Infinitiv. Auch unregelmäßige Verbformen im Partizip Perfekt scheinen in der Regel nicht schwieriger zu sein als regelmäßige Verben". Da Agrammatiker Probleme mit Verben und insbesondere mit der Flexion von Verben haben, ist dieses Verhalten erstaunlich und konnte bisher nicht erklärt werden. Wird jedoch Partizip II als Aspektform mit einer Basisfunktion im System der Verbalkategorien wahrgenommen, läßt sich der selbst bei unregelmäßigen Bildungen gute Erhalt dieser Formen schlüssig erklären.

Es läßt sich zusammenfassend festhalten, daß die Verwendung nicht adäquater Infinit-Formen bei den untersuchten Vergleichssprechern eine geringe, bei den untersuchten Agrammatikern dagegen eine deutliche Rolle spielt (vgl. dazu auch Abschnitt „Zusatzbefund schwerer Agrammatismus", S. 110). Partizip II-Formen nehmen innerhalb dieser Gruppe einen größeren Raum ein als die Infinitive und unterscheiden sich von ihnen zudem hinsichtlich der Kontexte, in denen sie verwendet werden. Während Infinitive in Präsenskontexten oder in tempusneutralen Kontexten verwendet werden, treten Partizip II-Formen in PAST-Kontexten auf. Unter der Annahme, daß Partizip II im Deutschen eine Aspektform darstellt, handelt es sich damit bei den PAST > Partizip II-Substitutionen um einen Abbau der Kategorie Tempus zur Kategorie Aspekt. Damit bestätigt sich die Ausgangshypothese insofern, als bei den untersuchten Agrammatikern Tempus tendenziell durch Aspekt ersetzt wird, bzw. Aspekt in der Gruppe der Verbalkategorien eine ausgesprochen gute Störungsresistenz aufweist. Zusätzliche aufschlußreiche Einblicke in das (Abbau-)Verhalten von Aspekt sind von einer Einbeziehung weiterer Faktoren zu erwarten, die im Deutschen Aspektualität zum Ausdruck bringen, nämlich den Aktionsarten und den Verbalcharakteren (DRESSLER 1968:49). Da auch Aktionsarten und Verbalcharaktere merkmalstheoretisch in ihrem Aufbau aus privativen Oppositionen beschrieben werden, sind auch hier regelhafte Abbaumuster zu erwarten. Eine Einbeziehung der Verbsemantik in die vorliegende Untersuchung hätte jedoch den Rahmen der Arbeit gesprengt.

Die gute Störungsresistenz von Aspektformen bei HJH und WZ wird durch Befunde aus anderen Sprachen bestätigt. Bei Agrammatismus im Englischen konnte der gute Erhalt der aspektuellen *progressive form -ing* in mehreren Untersuchungen nachgewiesen werden (z.B. MYERSON/ GOODGLASS 1972, DE VILLIERS 1978, TSVETKOVA/ GLOZMAN 1975). Im englischen Kindspracherwerb spiegeln sich diese Ergebnisse insofern wider, als diese Aspektform von Kindern sehr früh erworben wird (vgl. BROWN 1973, DE VILLIER/ DE VILLIERS 1973). Für das Chinesische berichtet PACKARD (1990:1200) von einem auffallend guten Erhalt des Aspektmarkers *le* bei Agrammatismus. Dieses Ergebnis ist umso erstaunlicher, als das Chinesische eine schwach flektierende Sprache ist, in der Aspektmarker zu den ersten und wenigen grammatischen Morphemen zählen, die diese Sprache aufweist. Nachdem Agrammatiker bekanntlich Probleme mit grammatischen Morphemen haben, wäre bei diesen „jungen" Morphemen eher eine leichte Störbarkeit als ein überdurchschnittlich hoher Gebrauch, wie ihn PACKARD beschreibt, zu erwarten. Das *overemployment* des Aspektmarkers *le* widerspricht PACKARDs Erwartungen und er findet auch keine Erklärung für dieses Phänomen (1990:1202). Unter der Annahme von Aspekt als Basiskategorie ist sein Befund hingegen nicht überrraschend. Auch im Chinesischen entspricht das Verhalten der Agrammatiker dem der Kinder im Spracherwerb. Bei chinesischen Kindern ist der Aspektmarker *le* eine der ersten grammatischen Formen im Spracherwerb (ERBAUGH 1978).

5.2 Tempus

Die Verwendung von Tempusformen wurde sowohl im Untersuchungsteil SPON als auch im Untersuchungsteil STIM getestet. Die Fragestellungen der Interviews (SPON) waren so konzipiert, daß sie Kontexte für Äußerungen über vergangene, gegenwärtige und zukünftige Sachverhalte eröffnen (z.B. „Welche Reisen haben Sie schon unternommen? Erzählen Sie ein bißchen!"). Auf diese Weise sollten die verschiedenen Varianten der Kategorie Tempus elizitiert werden. Im Untersuchungsteil STIM wurden mit Hilfe von Stimulusbildern und enger Fragestellung noch zwingendere Kontexte für PAST- und Futurformen geschaffen („Was war vorher los?", „Was wird hier gleich geschehen?"). Das kategorieinterne Störungsverhalten von Tempus wird im folgenden eingehend beschrieben. Grundsätzlich kann als erstes festgestellt werden, daß die beiden untersuchten Agrammatiker sowohl präsentische als auch nicht-präsentische Formen verwenden (vgl. Tabelle 5 bis Tabelle 12, Anhang A). Dazu vorerst folgende Beispiele:

WZ ja / nach äh Bayreuth / äh nach Nürnberg / äh / des is äh an- anders / drüben / hält der Zug / äh deshalb / ja / äh teils teils / ja ja

WZ ja / ähm / des is / (lacht) / in Amerika / deshalb / Englisch / hab' ich gelernt / deshalb / ein Jahr und äh / fünf Monate

HJH nein nein / und ich muß jeden Tag / äh lesen üben nicht wahr / wenn ich / vier Wochen oder sechs Wochen nicht lesen übe / dann wie ein naja Erst- oder Zweitklässler

HJH	ja das ist wirklich so äh / denn ich denke und sage ist zwei Dinge / nicht wahr und / ähm / früher habe ich gedacht / eine Einheit / zu überlegen oder sagen / aber jetzt nicht mehr
HJH	ja / und fließt zum Kochelsee Walchensee na / zweihundert Meter hoch und Kochelsee / unten / und diese milchige Fluß wurde dann / geklärt

Mit den Begriffen der Markiertheitstheorie ausgedrückt heißt dies, daß beide Agrammatiker sowohl den unmarkierten als auch den markierten Pol der Kategorie Tempus realisieren. Damit ist die JAKOBSONsche Bedingung für das Vorliegen einer grammatischen Kategorie erfüllt. Es läßt sich also festhalten, daß die Kategorie Tempus sowohl von WZ mit mittelschwerem Agrammatismus als auch von HJH mit leichtem Agrammatismus realisiert wird. Bezüglich der Verwendungshäufigkeiten der einzelnen Tempusformen sowie der Kontexte, in denen sie erscheinen, weichen die Korpora von Vergleichspersonen und Agrammatikern jedoch deutlich voneinander ab, wie im folgenden Abschnitt dargestellt wird.

5.2.1 Präsens

Präsens als Repräsentant des unmarkierten Pols der Kategorie Tempus ist sowohl bei den beiden Agrammatikern als auch bei den Vergleichspersonen die am häufigsten verwendete Tempusform (vgl. Tabelle 5, Anhang A). Betrachtet man ausschließlich die Äußerungen mit Verben, verwenden HJH und WZ Präsens anteilsmäßig jedoch häufiger als die Vergleichsgruppe (vgl. Tabelle 9, Anhang A). Im Vergleich zu den nicht-aphasischen Sprechern zeigen HJH und WZ eine Präferenz für den unmarkierten Pol der Kategorie Tempus. Dazu folgende Beispiele aus einer Textstelle, in der WZ von einem vergangenen Kuraufenthalt erzählt, bzw. aus einer Textstelle, in der HJH aus seinem früheren Beruf berichtet:

WZ	ja / äh war ich zur Kur in äh / Bad Neustadt / deshalb
U	Sie waren zur Kur in Bad Neustadt?
WZ	ja ja / ausgerechnet
U	wann waren Sie da zur Kur?
WZ	ja / vor / einem Jahr
U	hm / und was meinen Sie mit 'deshalb'? / das habe ich nicht ganz verstanden
WZ	ja / äh deshalb deshalb / is / äh die Kur is äh / zu Ende / ja deshalb
U	ah / da hatten Sie dann auch Sprachtherapie bekommen dort
WZ	ja jaja / des is äh / großes / Kur-haus / des is neu neu / des is sehr gut
U	ja? / hat's Ihnen dort gefallen?
WZ	ja jaja / bloß äh / Blutdruck / des is äh / äh verschieden verschieden / zum U äh / na / die Zeit / des is für mich / des is schlecht

HJH	hm / ähm / ein kleines Dorf / habe ich gewohnt / und dreizehn Dörfer habe ich gehabt
U	hm / haben Sie auch betreut da / und was waren da so Ihre Arbeitsinhalte?

HJH ähm / Gottesdienste ja / aber / Verwaltung / und / Jugendliche / Konfirmanten / und auch die jüngeren Kinder / Christenlehre / und / zum Beispiel auch / Geld muß ich / haben woher / das muß ich / irgendwoher / und
U ach so / es gab sowas wie Kirchensteuer dann natürlich nicht
HJH oja
U gab's schon
HJH ja ja aber / überl- / üblicherweise haben die Bürger / nicht / reichlich / sondern naja / Betrug
U was heißt Betrug?
HJH nicht viel / für die Steuer / also / es muß / sagen freiwillig / wieviel habe ich / äh im Monat / ja / aber / dann hatten sie die Leute weniger äh / weniger / Angaben / das ist freiwillig

Zur Verwendung von Präsens im Korpus von WZ ist anzumerken, daß die verwendeten Verben eine nur geringe Variabilität zeigen und WZ zum überwiegenden Teil *sein*-Formen benutzt.

(WZ erzählt von einer Landwirtschaftschule:)
WZ ja jaja / des is äh / a Molkerei und und äh / Baum-schule / und äh / na / äh Schafe - schule und / überall

(WZ erklärt, welche Zugverbindungen eingestellt wurden und welche Verbindungen noch bestehen:)

WZ nach He- Hersbruck / des is äh viel besser / eingestellt / schlecht is des

Lediglich im Untersuchungsteil STIM mit engeren Kontexten für bestimmte Verben verwendet WZ häufiger lexikalische Vollverben, wobei auch hier die Tendenz, zu *sein*-Verben zurückzukehren, deutlich sichtbar ist (vgl. dazu auch Anhang B):

☞ Bildfolge 2 a,b,c
WZ das Mädchen lacht
U ja / schaun wir mal, was sie macht
WZ äh / is des äh / zum äh / Malen
U ja gut / was kann man dann sagen / daß auf dem ersten Bild passiert?
WZ is äh leer
U ja gut
WZ und ähm / zeichnen / ... / ja / rot
U genau
WZ ja / ... / ein / ein Tier

☞ Bildfolge 4 a,b,c
U dann haben wir noch eins
WZ die die Frau / äh / die Frau / arbeitet / mit dem äh / Bügeleisen
U genau
WZ und äh / is des a / Jacke?
U hm
WZ die äh sauber / äh gebü-gebügelt
U ja prima

WZ und äh / aja / ... / hin und her / mit dem Bügeleisen
U ja genau
WZ und äh / die / Jacke ist / äh / sauber / fertig / die Frau ist / fertig

Ein Blick auf die verwendeten Verbformen im Untersuchungssteil STIM zeigt, daß bei HJH und stärker noch bei WZ die vorherrschende Tempusform das Präsens darstellt. Das gilt für den Untersuchungsteil SPON ebenso wie für den Untersuchungsteil STIM. Sowohl bei der Beschreibung der abgebildeten Stimulussituationen als auch zum Ausdruck zukünftiger (bzw. nachfolgender) und vergangener (bzw. abgeschlossener) Sachverhalte werden Präsensformen angewendet:

☞ Abbildung 7c
U was geschah hier vorher / was war da los?
HJH ein Mädchen oder ein Junge / das weiß ich nicht / ich glaube Mädchen oder?
U ich kann's auch nicht sagen / ich weiß es nicht
HJH naja / ein Kind / will bauen / und jetzt / ist das / äh / Turm ist fertig

☞ Abbildung 4c
U und was war hier vorher los?
HJH die Frau muß bügeln / und jetzt ist fertig

☞ Abbildung 1a
U was wird hier passieren?
HJH das Glas Milch will getrunken werden

☞ Bildfolge 3 a,b,c
U (...) und was passiert dann hier?
WZ zum Essen / äh schm- schmeckt gut

☞ Abbildung 3c
U (...) was ist hier vorher passiert?
WZ ja / der Bub / ißt / die Banane

☞ Abbildung 7a
U (...) was wird hier gleich passieren?
WZ ja / ... / hm / ... / ja / der Bub / spielt / die Bausteine / oder?

Gegenüber der dargestellten Präferenz für Präsensformen werden die nichtpräsentischen Formen, die den markierten Pol der Kategorie Tempus konstituieren, von den beiden Agrammatikern seltener verwendet als von den Vergleichssprechern (vgl. dazu Tabelle 10, 11, 12 in Anhang A, sowie Anhang B). Bevor die Verwendung nicht-präsentischer Tempusformen eingehend dargestellt und diskutiert wird, soll an folgenden ersten Beispielen gezeigt werden, daß sowohl HJH mit leichtem Agrammatismus als auch WZ mit mittelschwerem Agrammatismus prinzipiell durchaus Zugriff zu den markierten Formen der Kategorie Tempus haben:

WZ Harz / ist sehr gut / die die der Schal / hab' ich selber gemacht

HJH und / bauen / und ich mußte auch / mitbauen / ja freilich / und / ... / mein Grundstück muß ich sauberhalten / und / Gartenbau auch / denn wir wußten die Bevölkerung hatten keine / kein Gemüse

HJH ja / ähm / denn früher hatten die Leute / besondere Arbeiten / denn wenn / wenn die Räuber oder so was nicht wahr oder / ähm / auch dreißiger Jahre äh dreißigjähriger Krieg / hat Tilly beschossen nicht wahr / und / diese Mauer ich glaube / zweitausendreihundert Meter lang / diese Häuser oder / äh / wie heißt das? / diese / wenn / eine Mauer in eine Häuser angebaut oder / hineingebaut das sieht / man / und wo ist ein Haus wo fehlt / das ist / wie heißt das? / eine Konstruktion wo diese Mauer und diese Häuser hinein / äh

Dennoch zeichnet sich die Verwendung nicht-präsentischer Formen bei WZ und HJH durch eine deutlich geringere Variabilität der verwendeten Formen und durch geringere absolute Häufigkeiten aus als sie bei den nicht-aphasischen Vergleichssprechern festzustellen sind. Die Verwendung nicht-präsentischer Formen im Korpus von WZ und HJH soll im folgenden eingehender betrachtet werden.

5.2.2 PAST

Innerhalb der Gruppe nicht-präsentischer Formen sind PAST-Formen, zu denen hier das Perfekt und das Imperfekt zählen, bei allen untersuchten Probanden die am häufigsten verwendeten Verbformen. Als Elemente des markierten Pols werden sie dazu verwendet, eine Abweichung vom kanonischen Standpunkt JETZT zu anzukündigen und eine Versetzung des Betrachterstandpunkts auf einen Punkt vor dem Sprechzeitpunkt zu signalisieren. Der Vergleich von Aphasikern und nicht-aphasischen Personen zeigt, daß sich auch hier beide Gruppen unterschiedlich verhalten, jedoch in genau umgekehrtem Verhältnis, als es bei der Präsensverwendung zu beobachten ist. PAST-Formen werden sowohl im Untersuchungsteil SPON als auch im Untersuchungsteil STIM von den beiden Agrammatikern deutlich seltener verwendet als von der Vergleichsgruppe (vgl. Tabelle 10 in Anhang A, sowie Anhang B). In den Interviews (SPON) wurde versucht, mit lenkenden Fragestellungen wie beispielsweise „Welche Reisen haben Sie schon unternommen?“ oder „Haben Sie schon immer hier gelebt? Erzählen Sie ein bißchen!“ den Inhalt des Gesprächs auf vergangene Sachverhalte zu lenken. Auf diese Weise sollten Kontexte für PAST-Formen eröffnet werden, die die beiden untersuchten Agrammatiker zum Teil auch mit den entsprechenden Formen füllen, wie folgende Beispiele zeigen:

HJH ja / und in / Norden / Mecklenburg / hab' ich gearbeitet

HJH hm / ähm / ein kleines Dorf / habe ich gewohnt / und dreizehn Dörfer habe ich gehabt

HJH	(...) naja / denn / in Mecklenburg die Kirche / und die bayerische Landeskirche / evangelische Kirche hatte 'nen harten Vertrag / und / dann haben wir gesagt / naja / es ist Platz in Bamberg / gut wir fahren hin / denn es muß / der Bischof / grün ein Licht / dann darfst du
WZ	ja / äh / zwan- äh vor zwanzig Jahren is des äh passiert
WZ	ach des is äh Autobahn- raststätte / hab' ich / wir / zusammengegessen
WZ	ja / da war ich schon / erst ähm / vor einem Jahr / ja
WZ	naja / ich bin ja / vor Jahren / geschieden / worden

Betrachtet man längere Textpassagen, dann läßt sich erkennen, daß die Verwendung von PAST-Formen häufig nicht durchgehend aufrechterhalten wird. PAST-Kontexte werden bei HJH zum Teil mit den erforderlichen PAST-Formen gefüllt, es treten in diesen Kontexten jedoch immer wieder Präsensformen auf:

(Thema: ein Sperrgebiet in der früheren DDR)

HJH	ja ja / Sperrgebiet und dann ist tabu / das geht nicht
U	man durfte sich auch nicht drum kümmern und nicht fragen
HJH	na / das ist / ... / naja / äh wenn ich / frage das ist / Provokation ja
U	mhm das galt als Provokation
HJH	ja ja
U	man tat gut daran garnicht zu fragen
HJH	ja
U	mhm
HJH	aber / ich habe gefragt
U	Sie haben gefragt?
HJH	jo
U	und dann?
HJH	ähm wenn er lächelt und nichts sagen und dann wußte ich daß /
U	daß das etwas mit der Stasi zu tun hat
HJH	na freilich
U	hat gelächelt und nichts gesagt?
HJH	ja
U	und Sie haben gefragt was da ist was das für ein Gebiet ist?
HJH	nein das wußte / jeder / aber / zum Beispiel / diese Gefängnis wußte jeder aber / wer ist drin?
U	mhm das wußte man nicht
HJH	nein nein gar nicht
U	waren Sie da auch involviert oder auch dran interessiert wer da drin ist oder den Leuten Beistand zu leisten?
HJH	nein das geht nicht / das géht nícht

Derartige offensichtliche PAST > Präsens-Substitutionen sind in zahlreichen weiteren Textstellen zu finden:

(auf die Frage, ob HJH vor der Aphasie Hebräisch und Griechisch beherrschte:)

HJH no freilich / und Hebräisch nun nicht so gut / aber Griechisch ja / wenn das dieser Text / Sonntag / und Sonntag muß ich Griechisch lesen

(im Gespräch über logopädische Therapie:)

HJH (...) denn früher / eine andere Logopädin ist besser / das ist wirklich gut / aber ist / wie heißt das? / entlassen
HJH ja / und / die erste ist wirklich bestens

(WZ erzählt von der Abfahrt zu einem Ausflug:)

WZ na / des is äh a Bus in Nürnberg

Diese Substitutionen, die im Untersuchungsteil SPON eine textprägende Rolle spielen, sind auch im Untersuchungsteil STIM zu finden. Wie in Abschnitt 4.3.1.2 ausführlicher dargestellt wurde, sollten im Untersuchungsteil STIM mit Hilfe von Stimuli in Form von Fotokarten und Fragen Formen der Kategorie Tempus angefordert werden. Durch dieses Vorgehen wurden verhältnismäßig „enge" Kontexte für PAST-Formen geschaffen. Wie die Probanden auf diese obligatorischen Kontexte sprachlich reagierten, wird im folgenden unter Anführung von Beispielen beschrieben. Eine vollständige Aufstellung der in den einzelnen Kontexten verwendeten Verbformen findet sich in Anhang B. PAST-Kontexte wurden dadurch hergestellt, daß der letzte von den drei abgebildeten Handlungsschritten mit der Frage „Was war vorher?" präsentiert wurde. Die nicht-aphasische Vergleichsgruppe (V) verwendet in diesem Setting in 44 von 45 Kontexten PAST-Formen. Dabei handelt es sich in der Regel um Perfektformen, die auf der Grundlage von lexikalischen Vollverben gebildet werden:

☞ Abbildung 1c
U was war hier vorher los?
V das Mädchen hat ein Glas Milch getrunken

☞ Abbildung 4c
U was war hier los?
V sie hat das Kleidungsstück gebügelt

Imperfektformen treten vor allem in Verbindung mit Passiv und Kopulakonstruktionen auf:

☞ Abbildung 4c
U was war hier vorher los?
V ungebügelte Wäsche wurde gebügelt

☞ Abbildung 2c
U was war hier vorher los?
V sie hat ein Tier gezeichnet / das erste Blatt war leer

Zweimal wird ein Vollverb im Imperfekt produziert (*saß*, *fing an zu zeichnen*). Ein PAST-Kontext wird mit einer bloßen Partizip II-Form gefüllt, wobei die Probandin eine ausrufende Intonation verwendet:

☞ Abbildung 9c
V eine Orange geschält / ohne Messer

Die beiden untersuchten Aphasiker zeigen auf die Konfrontation mit PAST-Kontexten folgende Reaktionen. HJH mit leichtem Agrammatismus verwendet in 3 von 9 Kontexten PAST-Formen. Bei den verwendeten PAST-Formen ist zu bemerken, daß es sich bei den direkten Antworten in keinem Fall um ein reines Vollverb handelt, sondern um zwei Modalverbkonstruktionen (*wollte reingetan*, *wollte malen*) und um eine Kopulaverbkonstruktion (*waren schmutzig*):

☞ Abbildung 8c
HJH und die Tasche / wollte er / seine Sachen / wie heißt das?
U rein-
HJH reingetan / ne wie heißt das / reingetan nicht / oder

☞ Abbildung 2c
U was war hier vorher losgewesen? / was war vorher?
HJH diese Frau wollte / und etwas malen / und / diese Gesichtszüge ist vertieft / in sich

☞ Abbildung 5c
U was war hier vorher los?
HJH die / gewaschene Hände / waren schmutzig

In den ersten beiden Beispielen setzt sich die Modalverbkonstruktion aus einem korrekt flektierten Modalverb und einem Vollverb im Partizip II (anstelle des Infinitivs) zusammen. In einer weiteren Äußerung, die jedoch nicht direkt auf die gestellte Frage folgt, verwendet HJH ein reines Vollverb im PAST (*er stapfte*). Von den restlichen 6 PAST-Kontexten verwendet HJH in 5 Kontexten Präsensformen. Bei diesen Präsensformen, wobei pro Stimulusbild mehrere Sätze geäußert wurden, handelt es sich im wesentlichen um Modalverb- und Kopulaverbkonstruktionen (*will noch eine Banane, will bauen, ist ernst*). Eine Äußerung ist wegen Störgeräuschen nicht auswertbar. Dazu folgende Textstellen:

☞ Abbildung 3c
U (...) was war hier vorher los?
HJH der Junge ist ernst / und / ja ich denke er will noch eine Banane

☞ Abbildung 7c
U was geschah hier vorher / was war da los?
HJH naja / ein Kind / will bauen / und jetzt / ist das / äh / Turm ist fertig

WZ verwendet in einem der 9 obligatorischen Kontexte für PAST eine Perfektform (*hat ausgetrunken*). Die restlichen Kontexte werden mit Vollverben im Präsens gefüllt (z.B. *malt*, *ißt*, *bügelt*). Dazu folgende Textstellen:

☞ Abbildung 1c
U dann / was war hier vorher?
WZ des Mädchen / is äh / na / des Mädchen hat des Glas ausgetrunken

☞ Abbildung 2c
U was war hier vorher los?
WZ ja / die Frau / malt / ein Tier

☞ Abbildung 9c
U das ist mit der Orange / was war hier vorher los?
WZ des Mädchen / ißt / die / Orangen

☞ Abbildung 4c
U (...) was ist hier vorher passiert?
WZ ja / die Frau bügelt die / die das / ne / das Kleid

Wie auch im Abschnitt „Substitutionen und Markiertheit" noch einmal besprochen werden soll, spielen diese Substitutionen im Bereich Tempus eine wichtige Rolle. In den beschriebenen Fällen von PAST > Präsens-Substitutionen werden markierte Elemente der Kategorie Tempus durch unmarkierte Elemente der Kategorie ersetzt. Diese Substitutionen bewirken eine Verschiebung in den Markiertheitsverhältnissen in Form von Markiertheitsabbau. PAST > Präsens-Substitutionen spiegeln Prozesse innerhalb der Kategorie wider. Wie bereits im Abschnitt „Aspekt/ infinite Formen" dargestellt und diskutiert wurde, treten bei den untersuchten Agrammatikern auch eine Reihe von Substitutionen auf, in denen PAST-Formen offensichtlich durch ein Partizip II ersetzt werden. Dazu noch folgende Beispiele:

HJH ja / und / wenn im Winter / glatt war kalt und / der das Eis ist glatt aber nicht / nicht geschneit dann haben wir Schlittschuhe

(HJH erzählt von einem schwer besteigbaren, bewaldeten Berg im Ozean)

HJH naja / und / diese Dschungel wenn / gehangelt / aber wenn er runterrutscht dann die Krabben wegge- / weggefressen

(HJH erzählt von einer Brücke, die seiner Meinung nach immer nur mit dem Auto überquert wird:)

HJH mhm / und hier alle Brücken hat keine Geländer
U o Gott
HJH ja / und hier ist ein Loch wo ich / habe ich geguckt das Wasser
U mhm / konnte man ins Wasser von da sehn?
HJH ja
U naja / muß man gewohnt sein
HJH ja / und ich glaube ich war der ern- erste Mensch / gelaufen

Wie bereits dargestellt, sind bei diesen PAST > Partizip II-Substitutionen kategorieübergreifende Prozesse anzunehmen. Ordnet man Partizip II als eine Aspekt-Form ein, handelt es sich hier um eine Ersetzung einer temporalen Form durch eine aspektuelle Form. Es ist anzunehmen, daß es bei diesem Abbau der Kategorie Tempus zur Kategorie Aspekt um eine noch stärkere Reduzierung an Komplexität bzw. Markiertheit handelt, als es bei Ersetzungen innerhalb der Kategorie Tempus der Fall ist.

Wenngleich die Kategorie Tempus gegenüber Modus und Aspekt die in der Literatur am besten untersuchte Kategorie ist, kann das Ergebnis der vorliegenden Auswertung nur mit wenigen anderen Befunden verglichen werden, vor allem was deutschsprachige Agrammatiker betrifft. MYERSON und GOODGLASS (1972) berichten, daß den von ihnen untersuchten englischsprachigen Agrammatikern Präsens durchgehend leichter fiel als Imperfekt *(past tense)*, bzw. daß Imperfektformen durch Präsensformen ersetzt wurden. TSVETKOVA und GLOZMAN beschreiben bei englischsprachigen Agrammatikern einen „overuse of present-tense verbs" bei gleichzeitiger Reduzierung der Vergangenheits- und Futurformen (1975:73). Während dieser Befund das Ergebnis der vorliegenden Untersuchung stützt, gibt es auch gegenläufige Analysen. DE VILLIERS (1978) berichtet von einer Studie, in der die untersuchten englischsprachigen Agrammatiker mit 3. Person Singular-Formen mehr Probleme hatten als mit Imperfektformen (vgl. auch Überblick in Kapitel 2.2.2). Zur Verwendung von Tempus bei deutschsprachigen Agrammatikern liegen nur wenige Befunde vor. Eine Untersuchung von HÖHLE (1995) an 13 Broca Aphasikern ergab, daß bei *haben*-Verben Präsensformen besser erhalten sind als Imperfektformen, was dem Ergebnis der vorliegenden Auswertung entspricht. Die Analyse der *sein*-Verben brachte bei HÖHLE ein genau entgegengesetztes Ergebnis: Hier wurde eine Bevorzugung von Präteritumformen gegenüber Präsensformen festgestellt. Neben einer weiteren Studie von DRESSLER und STARK (1990), die eine eingeschränkte Variabilität im Bereich der Tempusformen, jedoch keine Schwierigkeits- oder Abbaureihenfolge ergab, sind derzeit keine Untersuchungen verfügbar, die zum Vergleich herangezogen werden könnten. Ob die Ergebnisse von HÖHLE (1995) mit denen der vorliegenden Untersuchung vergleichbar sind, erscheint fraglich. HÖHLE verwendete Satzvervollständigungsaufgaben, deren Anwendung zur Untersuchung von Verbalkategorien aus genannten Gründen (vgl. Abschnitt 4.3.1.1) nicht unproblematisch ist. Es wird zu prüfen sein, ob die Ergebnisse in anderen Aufgabenstellungen wiederholbar sind oder ob hier möglicherweise ein aufgabenspezifisches Resultat gewonnen wurde. Zudem schränkt sich die Aussagekraft dieser Studie deshalb ein, da lediglich das Verhalten von zwei Verben (*haben* und *sein*) beobachtet wurde. Das *sein*-Paradigma zeichnet sich durch eine hohe Anzahl von Suppletivformen aus, was die Repräsentativität dieser beiden Verben für das gesamte Verbspektrum in Frage stellt. In der vorliegenden Arbeit, die vor allem Spontansprache untersucht, kann das von HÖHLE beobachtete Verhalten der *sein*-Formen nicht festgestellt werden. Auch andere Verben zeigten nicht die von HÖHLE beobachtete Präferenz von Präteritumformen gegenüber den Präsensformen.

5.2.3 Futur

Während Präsens und PAST in der Umgangssprache häufig vorkommen und auch in den Interviews ausreichend häufig produziert wurden, um eine Aussage über ihr Verhalten zu ermöglichen, erwiesen sich Futurformen in Hinblick auf ihre

Frequenz als weniger leicht untersuchbar. Futur wird von den untersuchten nicht-aphasischen Vergleichssprechern selten verwendet, HJH und WZ verwenden diese grammatische Form überhaupt nicht. Die Vergleichssprecher drücken Zukunftsbezug meist präsentisch aus, zum Teil unter Hinzufügung lexikalischer Mittel, wie z.B. Temporaladverbien, was den Angaben von BRONS-ALBERT (1982) entspricht. Dazu folgendes Beispiel einer Vergleichssprecherin:

V am kommenden Wochenende? / ja am Freitag zum Beispiel fahren wir in die Oberpfalz / zu unsere Verwandten / und / am Samstag werden wir vielleicht unseren / oder am Sonntag / die Schwiegertochter / entweder einladen oder wir fahren hin / ja wegen dem Baby

Augenfällig wird der Unterschied zwischen den untersuchten Agrammatikern und der Vergleichsgruppe erst bei den gezielten Aufgaben zur Produktion von Futurformen. Der Vergleich von nur leicht gelenkter Spontansprache (= Untersuchungsteil SPON) und experimentell gelenkten Äußerungen (= Untersuchungsteil STIM) zeigt, daß die untersuchten nicht-aphasischen Sprecher zwar im Untersuchungsteil SPON selten Futur verwenden, diese Formen durch gezielte Kontextvorgabe jedoch elizitierbar sind, was an den Beispielen aus dem Untersuchungsteil STIM zu sehen ist (vgl. hierzu und zu allen weiteren Beispielen auch Anhang B). Um zu sehen, ob WZ und HJH Zugriff zu Futur haben, wurden im Untersuchungsteil STIM relativ enge Kontexte für diese Formen geschaffen. Ziel dieser Testserie war es auch, einen Eindruck darüber zu bekommen, wie sich die beiden Agrammatiker in solchen Kontexten verhalten. Futur-Kontexte wurden durch die Präsentation des jeweils ersten von drei abgebildeten Handlungsschritten („Abbildung a") in Kombination mit der Frage „Was wird passieren?" geschaffen. Da neun verschiedene Handlungssequenzen verwendet wurden und fünf Vergleichspersonen untersucht wurden, ergaben sich insgesamt 45 Futurkontexte. Auf den Versuch der Interviewerin, die Kategorie Futur zu provozieren, reagieren die nicht-aphasischen Sprecher häufig, wenn auch nicht durchgehend mit der Äußerung von Futurformen. In 30 der 45 Kontexte verwendet die Vergleichsgruppe Futur in Form von *werden* + INF-Konstruktionen, z.B.:

☞ Abbildung 5a
V der wird erst einmal den Wasserhahn aufdrehen / und sich dann wahrscheinlich erst einmal die Seife greifen und dann auch die Bürste

☞ Abbildung 9a
V sie wird ihre Orange jetzt schälen

Dazu ist zu bemerken, daß sich die beobachteten Futurformen auf alle Vergleichssprecher verteilen, das heißt, daß jeder der Vergleichssprecher Futur benützt. In den übrigen 15 Kontexten werden futurische Präsensformen verwendet. Neben lexikalischen Vollverbformen treten dabei drei Passivformen und eine Modalverbkonstruktion auf (vgl. auch Anhang B). Dazu folgende Beispiele aus dem Korpus der nicht-aphasischen Sprecher:

☞ Abbildung 8a
U was wird hier passieren?
V der Mann packt seine Reisetasche

☞ Abbildung 5a
U was wird hier passieren?
V die Hände werden gewaschen

Bei zwei Items wird Zukunftsbezug mit lexikalischen Mitteln hergestellt:

☞ Abbildung 7a
U was wird hier gleich passieren?
V und der fängt gleich an das Fundament für sein Türmchen da zu bauen / ich glaub' mit gelb

☞ Abbildung 9a
U was wird hier gleich passieren?
V und sie / nimmt ja nimmt die Orange in die Hand zunächst und dann fängt sie an die Schale da aufzureißen

Die beiden untersuchten Aphasiker wenden im Gegensatz zu den nicht-aphasischen Vergleichssprechern in den experimentellen Situationen ebenso wie in der freieren Spontansprache keine Futurformen an. Bei der Konfrontation mit gezielten Futurkontexten, wie dies in STIM geschieht, zeigen HJH mit leichterem Agrammatismus und WZ mit mittelschwerem Agrammatismus ein unterschiedliches Verhalten. WZ verwendet in den Futurkontexten meistens Präsensformen:

☞ Abbildung 6a
U und / ... / was wird hier passieren?
WZ ja / der Mann / putzt / die / Schuhe

☞ Abbildung 9a
WZ ja / des Mädchen sieht die Bananen
U hm / und was wird sie gleich machen?
WZ und äh / sie ißt die Banane
U die Banane / die Orange
WZ ah Orange ja

Damit unterscheiden sich bei WZ die Äußerungen in Futurkontexten kaum von denjenigen in PAST-Kontexten, die ebenfalls meistens mit Präsensformen gefüllt sind:

☞ Abbildung 6c
U (...) was war hier vorher?
WZ ja / äh der Mann / pups pup ähm ne / der Mann pup na / putzt / die Schuhe

☞ Abbildung 9c
U (...) was war hier vorher los?
WZ des Mädchen / ißt / die / Orangen

In einem Fall beschreibt WZ den auf der Stimuluskarte abgebildeten Zustand, er bringt jedoch mit Hilfe von *noch nicht* einen Zukunftshinweis auf lexikalische Weise zuwege:

☞ Abbildung 4a

U	(...) ich möchte wissen / was wird hier passieren? / was wird passieren?
WZ	ja / die Frau / bügelt / äh / ... / die Jacke / is / ähm noch nicht gebügelt

HJH mit leichtem Agrammatismus verwendet in sechs von neun Futurkontexten Präsens, in zwei Kontexten Perfekt bzw. Infinitiv. In einem Futurkontext fehlt das Verb (vgl. dazu auch Anhang B). HJH verwendet ebenso wie WZ mit dem stärkeren Agrammatismus in den meisten Futuranforderungen Präsens, er unterscheidet sich jedoch hinsichtlich der Verbkonstruktionen von WZ. Was die von HJH verwendeten Präsensformen betrifft, handelt es sich hier um Modalverbkonstruktionen, die zum Teil mit Passivformen erscheinen. Dazu folgende Beispiele:

☞ Abbildung 8a

U	was wird hier passieren?
HJH	diese Reise / muß er antreten / und / seine Sachen muß er in die Tasche reinstecken

☞ Abbildung 4a

U	(...) was wird passieren?
HJH	die Bluse oder das Hemd / muß gebügelt werden /

☞ Abbildung 5a

U	und was wird hier passieren?
HJH	die / dreckigen Finger / muß gewaschen werden

☞ Abbildung 1a

U	was wird hier passieren?
HJH	das Glas Milch will getrunken werden

☞ Abbildung 6a

U	was wird hier passieren?
HJH	er will / die / Schuhe putzen

Auf die Frage, was wohl gleich passieren wird, beschreibt HJH gelegentlich, was auf der Abbildung zu sehen ist, bzw. was offensichtlich gerade passiert ist. Dabei verwendet er Perfekt- oder Imperfektformen:

☞ Abbildung 3a

U	was wird hier passieren?
HJH	er freute sich / seine Banane / und / sie / ähm / diese dritte Bild ist / nicht freudig / sondern / naja mehr oder sowas

☞ Abbildung 7a

U	was wird hier gleich passieren?

HJH wenn ich dieses Bild / sehe / dann zwei Arten / eine ist / der Turm ist umgefallen / und der andere / zusammenbauen

Der verwendete Infinitiv (*zusammenbauen)* in der obigen Äußerung beschreibt, was der Junge tun wird bzw. tun könnte. Dieser Teil der Äußerung verweist durch die Semantik des Verbs und durch die Gegenüberstellung zu *ist umgefallen* auf eine folgende Handlung.

Während HJH in der Äußerung zu Abbildung 7a beschreibt, was gerade war, versucht er in der nun folgenden Äußerung offensichtlich doch noch den nächsten Schritt der Handlungsabfolge zum Ausdruck zu bringen. Dabei läßt er jedoch das Verb aus und signalisiert mit lexikalischen Mitteln (*noch*) eine Fortsetzung der Handlung.

☞ Abbildung 3a
U und was wird er machen?
HJH noch eine Banane

HJH verwendet bei der Konfrontation mit Futurkontexten ebenso wie WZ kein grammatisches Futur in Form von *werden* + INF-Konstruktionen. Er bringt jedoch durch die Semantik der verwendeten Formen eine Absicht der handelnden Personen zum Ausdruck und richtet dadurch die Aufmerksamkeit des Hörers auf ein zukünftiges Geschehen (*muß antreten*, *will malen*, *muß gebügelt werden*, *muß gewaschen werden*, *will getrunken werden*). Auffallend ist bei HJH, daß er in einigen dieser Äußerungen Passivformen verwendet, die er mit Hilfe von Modalverben konstruiert. Diese doch recht komplex erscheinenden Konstruktionen zeichnen sich bei genauerer Betrachtung durch zwei Eigenschaften aus. Zum einen enthalten sie Modalverben, was eine relativ eingeschränkte Auswahl an Bildungsmöglichkeiten bedingt. Zum anderen weisen Passivkonstruktionen Partizip II-Formen auf, für die aufgrund ihres aspektuellen Gehalts eine Basisfunktion innerhalb der Verbalkategorien anzunehmen ist (vgl. auch Kapitel 3.1). Die Verwendung von Partizip II im Rahmen von Passivformen erinnert an die oben diskutierten PAST-Substitutionen, in denen Partizip II in PAST-Kontexten verwendet wird. Bereits hier wurde auf die Bedeutung von Partizip II als „Aspektrelikt“ des Deutschen hingewiesen. Nimmt man Aspekt als Basiskategorie der Verbalkategorie an, überrascht auch bei den von HJH verwendeten Passivkonstruktionen die auf den ersten Blick komplexe Bildungsweise nicht mehr. Das Verhalten von HJH mit leichtem Agrammatismus kann demnach wie folgt zusammenfassend interpretiert werden. Anstelle von Futur I-Formen verwendet HJH präsentische Passivkonstruktionen auf der Basis von Modalverbkomplexen. Mit Hilfe der Semantik der verwendeten Modalverben (*soll, muß*) verweist er auf zukünftiges Geschehen. Mit der Verwendung von Partizip II-Formen greift er auf Aspekt als Basiskategorie zurück. Modalverbkonstruktionen und Partizip II-Formen weisen zudem eingeschränkte Flexionsanforderungen auf. Ob dieses sprachliche Verhalten von HJH sich für leichten Agrammatismus verallgemeinern läßt, wird in weiteren Untersuchungen zu prüfen sein. Derzeit liegen keine Befunde vor, die zum Vergleich herangezogen werden könnten.

Das sprachliche Verhalten von WZ mit mittelschwerem Agrammatismus und HJH mit leichtem Agrammatismus weist einige Gemeinsamkeiten auf, die sich folgendermaßen zusammenfassen lassen. Beide Agrammatiker verwenden im Gegensatz zu den Vergleichssprechern in den angebotenen Futurkontexten keine grammatischen Futurformen. Stattdessen füllen sie die Kontexte in den meisten Fällen mit Präsensformen. Diese Nichtverwendung von Futurformen bzw. deren Ersetzung durch vornehmlich Präsensformen entspricht den Erwartungen der Markiertheitstheorie. Bei Futur handelt es sich um einen markierten Pol der Kategorie Tempus gegenüber Präsens als dem unmarkierten Pol dieser Kategorie. Ein schlechterer Zugriff auf Futur als auf Präsens bzw. eine Füllung der Futurkontexte mit Präsensformen spricht für die anfangs aufgestellte These, daß bei Agrammatismus Markiertheitsabbau stattfindet. Gezielte Untersuchungen zur Verwendung von Futur bei deutschsprachigen Agrammatikern stehen derzeit leider nicht zur Verfügung. Deshalb ist lediglich ein vorsichtiger Vergleich mit einer englischsprachigen Untersuchung möglich. Was die Verwendung von Futur bei Agrammatismus betrifft, erwiesen sich in einer Studie von GOODGLASS und Mitarbeitern (1972) die Futurformen als die schwierigsten Formen nach Imperativ, *present progressive*, Präsens und Imperfekt. Dieses Ergebnis stimmt mit den Erwartungen der Markiertheitstheorie insofern überein, als Futur gegenüber Präsens stärker markiert ist und Tempus gegenüber Aspekt (hier: *present progressive*) als die stärker markierte bzw. komplexere Kategorie angenommen wird.

5.2.4 Plusquamperfekt

Eine weitere nicht-präsentische Form stellt das Plusquamperfekt dar. Plusquamperfekt wird von WZ mit mittelschwerem Agrammatismus im gesamten Korpus nicht verwendet. HJH mit leichtem Agrammatismus verwendet diese stark markierte Form im Interview (SPON) in acht von 418 Äußerungen, die Verben enthalten. HJH liegt damit nahe an den Häufigkeiten der nicht-aphasischen Probanden, die zwischen keiner und acht Plusquamperfektformen bei Äußerungsumfängen von 256 bis 328 anwenden (vgl. Tabelle 11, Anhang A). Das Verhalten von HJH fällt deshalb auf, da aufgrund der starken Markiertheit dieser Form eine sehr niedrige Frequenz erwartbar gewesen wäre. Die Störungsanfälligkeit von Plusquamperfekt zu beschreiben ist nicht unproblematisch, da hier noch stärker als bei den restlichen Tempusformen das Vorliegen eines obligatorischen Kontextes für diese Formen schwer festzulegen ist. Deshalb muß hier vor allem das Verhalten der Vergleichsgruppe als Maßstab für den Zugriff zu dieser Form herangezogen werden. Die Auswertung der Daten zeigt, daß HJH mit der Häufigkeit der Plusquamperfektverwendungen im Bereich der nicht-aphasischen Sprecher liegt. Das heißt, einige der Sprecher verwenden Plusquamperfekt häufiger als HJH, einige verwenden diese Form seltener. Beachtenswert erscheint in diesem Zusammenhang die dialektale Herkunft von HJH. Es ist nicht auszuschließen, daß der brandenburgische Dialekt des Probanden für den verhältnismäßig guten Zugriff zu dieser nicht-präsentischen Form verantwortlich ist. Weitere Untersuchungen zur Verwendung von Plusquamperfekt bei Agrammatismus stehen derzeit noch aus, weshalb an dieser Stelle ein Vergleich zu anderen Befunden nicht möglich ist. Es werden deshalb weitere Erhebungen erforderlich sein, die Aufgaben mit gezielten

Kontexten für Plusquamperfektformen enthalten und zudem die dialektale Herkunft der Probanden stärker berücksichtigen.

Bezüglich der Verwendungshäufigkeiten temporaler Formen läßt sich festhalten, daß von den untersuchten Agrammatikern Präsens, und damit die grammatische Entsprechung der Präsupposition JETZT, gegenüber den Vergleichssprechern präferiert wird. Abweichungen vom kanonischen Standpunkt werden seltener als bei der Vergleichsgruppe mit grammatischen Mitteln signalisiert. Nicht-präsentische Formen, die für eine solche Signalisierung herangezogen werden können, sind bei den untersuchten Agrammatikern in der Frequenz reduziert bzw. werden - wie im Fall von Futur - nicht verwendet. Eine Ausnahme stellt das Plusquamperfekt im Korpus von HJH dar, das von dem Probanden mit leichtem Agrammatismus ähnlich häufig wie von der Vergleichsgruppe verwendet wird.

Gemäß der aufgestellten Hypothese müßte sich bei Agrammatismus Tempus im Vergleich zu Aspekt als stärker störungsanfällig, im Vergleich zu Modus als störungsresistenter erweisen. Bezüglich des Verhaltens von Tempus im Vergleich zu Aspekt wurde festgestellt, daß von den beiden untersuchten Agrammatikern Tempusformen auf ihren aspektuellen Gehalt reduziert werden, und Aspekt in Form von Partizip II einen auffällig guten Erhalt aufweist, was auch von anderen Befunden gestützt wird. Dieses Ergebnis spricht dafür, daß Aspekt tatsächlich eine größere Störungsresistenz besitzt als Tempus. Der Frage, welche Störungsresistenz Tempus im Verhältnis zu Modus besitzt, soll im folgenden nachgegangen werden. Dazu wird als erstes das Verhalten von Indikativ- und Konjunktivformen in den Untersuchungsteilen SPON und STIM dargestellt.

5.3 Modus

Die Kategorie Modus zählt zu den in der Aphasieliteratur wenig beachteten Bereichen. Die Dissertation von FREUND-STAPP (1990) kündigt zwar in ihrem Titel („Tense-Modality-Aspect in Agrammatism: A Systematic Analysis of Verb Deficit") Ergebnisse zum Verhalten modaler Kategorien bei Agrammatismus an, beschränkt sich jedoch im wesentlichen auf die Untersuchung aspektueller Inhalte. Ein Grund für die geringe Beachtung der Kategorie Modus liegt möglicherweise darin, daß Konjunktivformen in der Spontansprache im Vergleich etwa zu PAST-Formen selten auftreten. Dazu kommt, daß Konjunktiv in den üblicherweise verwendeten Satzergänzungsaufgaben schlecht elizitierbar ist. Da die Kategorie Modus jedoch wegen ihrer hohen Komplexität aus markiertheitstheoretischer Sicht besonders interessant ist, und die durchgeführten Pilottests ergaben, daß sich diese Kategorie bei nicht-aphasischen Sprechern durchaus elizitieren läßt, stellt die Untersuchung der Verwendung von Konjunktivformen einen wesentlichen Teil der vorliegenden Arbeit dar.

Zur Überprüfung des Verhaltens der Kategorie Modus bei Agrammatismus wurden Indikativ und Konjunktiv II als Repräsentanten des unmarkierten und des markierten Pols dieser Kategorie untersucht. Der Imperativ wurde aus genannten Gründen (vgl. Kapitel 3.3) nicht in die Untersuchung miteinbezogen. Entsprechend der Ausgangshypothese, daß bei Aphasie Markiertheitsabbau stattfindet, wurde erwartet, daß Konjunktiv II als das markierte Element der Kategorie Modus stärker gestört ist als der unmarkierte Indikativ.

Die Auswertung der Daten aus dem ersten Untersuchungsteil (SPON) ergab, daß in der relativ freien Spontansprache die nicht-aphasischen Sprecher immer wieder Konjunktivformen verwenden (vgl. Tabelle 16, Anhang A). Dazu folgendes Textbeispiel:

U	(...) was wäre denn so Ihr Wunsch oder wenn Sie jetzt sagen Sie fangen jetzt vielleicht alles noch einmal ganz von Neuem an nach dem Abitur / was würden Sie sich denn aussuchen wenn jetzt praktisch alle Möglichkeiten offen wären?
V	jetzt morgen? / da würd' ich vielleicht erst mal irgendwie ein kleines Antiquariat oder so was aufmachen / könnte ich mir vorstellen zum Beispiel

Im Gegensatz zu den nicht-aphasischen Sprechern verwendet WZ mit mittelschwerem Agrammatismus im gesamten Korpus kein Konjunktiv II. In den angebotenen modalen Kontexten läßt WZ das Verb meist ganz weg. Die Verben, die WZ in diesen Zusammenhängen verwendet, beschreiben abgeschlossene bzw. noch andauernde Vorgänge und erscheinen im Partizip II oder im Perfekt:

U	ich hätte noch eine Frage / wir haben gerade über Reisen gesprochen / und Sie fahren ja ganz gerne weg / wohin würden Sie denn fahren, wenn Sie sagen wir mal eine Reise gewinnen würden?
WZ	ja / äh / in Wales (lacht) / schon lange / vorgehabt
U	das haben Sie schon lange vorgehabt?
WZ	jaja /.../ ähm hab' ich äh in der/ äh Stadtbibliothek / in Hersbruck / hab' ich gelesen / deshalb / in äh / Schlösser in Frankreich / deshalb / mit'm Zug
U	das würden Sie gerne machen?
WZ	ja
U	mal die Schlösser in Frankreich anschaun
WZ	und äh Wales (*U versteht „Wels" in Österreich*)
U	und Wels
WZ	ja ja
U	das ist ja ein bißchen ne andere Ecke
WZ	ja
U	das eine ist Österreich / und / aber die Schlösser in Frankreich die würden Sie auch interessieren
WZ	ja / des geht scho / naja / mit'm / äh Straßburg zum Beispiel / und äh / Frankreich / und äh / Wales
U	das wären so Ihre Wunschziele
WZ	ja

Bei HJH mit leichtem Agrammatismus ist Konjunktiv II in immerhin drei Äußerungen des Untersuchungsteils SPON zu beobachten:

HJH	hm / ne nene / äh / wenn ich hätte Geld / dann Sowjetunion ja / aber / Ungarn und / nicht mehr Polen / das ist nicht erlaubt / und / bloß die Tschechen

HJH	vielleicht / aber ich ich bin schwindlig / nicht wahr / und ich habe / den diese Kollegen gefragt / wie ist das ich bin schwindlig / und die sagten alle / alle wirklich alle schwindlig / wenn ich die Treppen runtergehe / muß ich wirklich angestrengt die frei Stufen / aber dann is gut / diese / diese Angst / ja / wenn mir eine(?r) (?stoß) / dann geht es nicht mehr / ich würde runterpurzeln

Eine dieser drei Konjunktiv II-Formen stellt eine teilweise Wiederholung der vorangegangenen Äußerung der Untersucherin dar:

U	da würden Sie gerne hinfahren
HJH	hm / doch / würde ich (beide schmunzeln)

Ansonsten ist im Korpus von HJH kein Konjunktiv II zu beobachten. In den angebotenen Konjunktiv-Kontexten werden die Verben meist ganz weggelassen. Gelegentlich treten in diesen Kontexten Verben im Präsens oder Infinitiv auf. Es ist zu beachten, daß die verwendeten Infinitive durchaus als Teile einer korrekten Antwortellipse gelten können. Es erscheinen auch Verben im Perfekt, die dann zurückliegende Sachverhalte denotieren. Dazu folgende zwei Textstellen aus dem Untersuchungsteil SPON. Das Verhalten von HJH wird später noch eingehender beschrieben.

U	also wenn Sie jetzt nochmal vor die Wahl gestellt würden was würden Sie tun?
HJH	ne / dann nicht mehr / Pfarrerberuf nicht mehr
U	mhm
HJH	denn jetzt / nicht mehr / denn ist eine Beamtenkirche / und dann will ich nicht
U	aha / so wie's jetzt ist meinen Sie
HJH	ja ja
U	hm / und wenn Sie die Wahl jetzt hätten / was würden Sie machen?
HJH	ich habe einen Beruf / gehabt / Elektromechaniker / und dann / andere / Beruf-sparte
U	mhm
HJH	und etliche / Pfarrer / ist nämlich in der DDR / ähm als Beruf / also praktische Beruf / und / dann der Pfarrer / und das ist besser als / gleich / ähm / Schule und Studi- Studium / das ist nicht richtig /

U	und was würden Sie gerne machen wenn das Geld nicht die Rolle spielen würde?
HJH	meine Schwiegereltern in Australien besuchen
U	mhm
HJH	und durch das Land / ja /
U	mhm
HJH	und nördliche Hemisphäre / vielleicht auch / aber Süden nicht garnicht
U	reizt Sie nicht so
HJH	ne garnicht
U	Spanien oder Italien oder Griechenland Türkei / das reizt Sie nicht so
HJH	ne garnicht / aber / Schweden Norwegen Finnland

Um das Verhalten von aphasischen und nicht-aphasischen Sprechern noch besser vergleichen zu können, wurden im zweiten Untersuchungsteil (STIM) spezielle Kontexte geschaffen, die die Verwendung von Konjunktiv gezielt anfordern. Die verwendeten Stimuluskarten stellen problematische Situationen dar (vgl. Anhang C), die bei den Probanden Überlegungen anregen sollten, wie sie sich in ähnlichen Situationen verhalten könnten. Die Probanden wurden aufgefordert, sich zu äußern, wie sie persönlich sich in einer derartigen Situation verhalten würden. Es wurde den Probanden offengehalten, verschiedene Lösungsmöglichkeiten durchzuspielen und abzuwägen. Aus diesem Grund wurden meist mehrere Äußerungen in die Auswertung einbezogen. Das Verhalten der untersuchten Sprecher wird im folgenden unter Anführung von Beispielen beschrieben und diskutiert. In Anhang B findet sich die vollständige Auflistung der in diesem Untersuchungsteil verwendeten Verbformen.

Die Auswertung der Daten ergab, daß die nicht-aphasischen Vergleichssprecher sich noch stärker als in den Interviews auf die angebotenen Moduskontexte einlassen. Sie bringen Versetzungsanweisungen in potentielle bzw. irreale Situationen zum Ausdruck und verwenden dazu grammatische Mittel in Form von Konjunktiv II-Formen. Die fünf Vergleichssprecher verwenden in allen fünf modusspezifischen Kontexten Konjunktiv II-Formen. Dazu folgende Textstellen:

☞ Abbildung 10

U	schauen wir uns noch etwas an / folgende Situation / eine Frau steht auf der Brücke und sieht wie gerade ein Kind in den Fluß fällt / jetzt die Frage an Sie / wie würden Sie / wie würden Sie sich verhalten wenn Sie an der Stelle von der Frau wären?
V	ja ich würde doch versuchen das Kind aus dem Fluß zu holen / natürlich ist es Bedingung daß man schwimmen kann oder daß ja
U	und wie würden Sie's machen? beschreiben Sie's ein bißchen
V	ja / ich würde versuchen da runter zu kommen ähm / und halt da in irgendwie in den Fluß zu kommen / man muß das ja alles sehr schnell machen / des geht ja / das Wasser scheint ja ziemlich reißend zu sein

☞ Abbildung 11

U	hier geht ein junger Mann an einer Telefonzelle vorbei die gerade demoliert wird / wie würden Sie sich an seiner Stelle verhalten / wenn Sie so eine Situation beobachten?
V	ja ich würde denen schon ordentlich was sagen / und würde auch die Polizei irgendwie versuchen zu verständigen / zumindest / man weiß ja garnet wie schnell so eine Telefonzelle wieder gebraucht wird

Die beiden untersuchten Agrammatiker zeigen ein deutlich davon abweichendes Verhalten. Sie verwenden in keinem der Kontexte, die durch die fünf Stimulusbilder eröffnet wurden, Konjunktiv II-Formen. WZ mit mittelschwerem Agrammatismus verwendet neben Vollverben im Präsens Indikativ eine Reihe von Infinitiven (*machen*, *sagen*, *holen*) und Partizip II-Formen (*verhaftet*, *ausgerissen*, *vergessen*). Außerdem greift er gelegentlich zu dem Modalwort *wahrscheinlich*. Zum Teil läßt WZ das Verb völlig weg. Die verwendeten Infinitiv- und Partizip II-Formen unterscheiden sich hinsichtlich der Kontexte, in denen sie auftreten. Die

Partizip II-Formen dienen offensichtlich dazu, die abgebildete (reale) Situation, bzw. das, was auf der Abbildung offensichtlich gerade passiert ist, zu beschreiben. In diesen Fällen signalisiert WZ keine Versetzung auf eine irreale bzw. potentielle Ebene:

☞ Abbildung 10

U	(...) was würden Sie tun wenn Sie an der Stelle wären / wenn Sie so was sehen / überlegen Sie mal / spekulieren Sie mal ein bißchen
WZ	ja des Mädchen
U	ne was Sie tun würden
WZ	des Mädchen holt den Bub / äh / die / ausgerechnet hingefallen / der Bub

Infinitiv-Formen treten dann auf, wenn WZ offensichtlich darzustellen versucht, wie er sich in der dargestellten Situation verhalten würde. Ob es sich hier jedoch um Substitutionen von Konjunktiv II handelt, ist nicht eindeutig bestimmbar, da derartige elliptische Formen als Entgegnung auf Fragen auch in der ungestörten Umgangssprache vorkommen. Zur Verwendung von Infinitiven in Moduskontexten bei WZ folgende Textstellen:

☞ Abbildung 10

U	Auf dem Bild hier passiert gerade was
WZ	ja / äh Bub / äh / is / äh / hingefallen
U	genau
WZ	in den Bach / ... / die / Kanne / fällt auch hin
U	prima / genau / jetzt ist die Frage / Stellen Sie sich vor Sie sind an der Stelle von der Frau / was würden Sie tun?
WZ	ja / ähm / la- laufen / äh / helfen

☞ Abbildung 11

U	ja / was würden Sie tun wenn Sie an der Stelle von diesem Mann wären (...)
WZ	ja / äh / wieder / die äh / Telefonhörer / wieder / machen

☞ Abbildung 13

U	jetzt hab' ich noch ein Bild / ... / dieser junge Mann steht vor der Tür / und hat seinen Hausschlüssel vergessen
WZ	vergessen
U	jetzt ist die Frage / was würden Sie tun wenn Sie in so einer Situation wären?
WZ	ja / äh wahrscheinlich / ähm Hilfe Hilfe / holen

In einem Kontext für Konjunktiv II weicht WZ davon ab, Infinitiv zu verwenden. In dieser Äußerung ist eine Partizip II-Form in Verbindung mit einem Modalwort zu beobachten:

☞ Abbildung 12

U	(...) und jetzt ist wieder die Frage / was würden Sie tun wenn Sie an der Stelle von diesem Mann wären?
WZ	ja / wahrscheinlich / verhaftet

U	Sie würden ihn verhaften
WZ	ja (lacht)

Gelegentlich läßt WZ in seinen Äußerungen das Verb ganz weg, wie in folgendem Beispiel:

☞ Abbildung 14

U	(...) was würden Sie tun / wie würden Sie sich verhalten wenn Ihnen das passiert daß Sie so eine Tasche finden
WZ	ja / zur Polizei äh / die die Tasche

Einen besseren Zugang zur Kategorie Modus scheint HJH mit leichtem Agrammatismus zu haben. Wie oben bereits erwähnt, füllt HJH im Untersuchungsteil SPON in drei von 418 Äußerungen mit finiten Verben die vorkommenden modalen Kontexte mit Konjunktivformen. Dieses Verhalten weist darauf hin, daß bei HJH die Kategorie Modus weniger stark gestört ist als bei WZ mit mittelstarkem Agrammatismus. Dennoch liegt HJH in der Häufigkeit der Verwendung von Konjunktivformen immer noch deutlich unter den Vergleichssprechern, die in den Interviews zwischen 13 und 32 Konjunktiv II-Formen verwenden, bei Äußerungsumfängen zwischen 256 und 328 (vgl. Tabelle 16, Anhang A).

Bei der Konfrontation mit besonders engen Moduskontexten, wie es im Untersuchungsteil STIM der Fall ist, verwendet auch HJH keine Konjunktivformen (vgl. Anhang B). HJH mit leichtem Agrammatismus verwendet ebenfalls neben Vollverben im Präsens Indikativ einige Infinitive (*Alarm schreien*, *abgeben*, *warten*) und Partizip II-Formen (*geklaut*, *gefunden*). Ebenso wie bei WZ werden die Partizip II-Formen meist dazu verwendet, die abgebildete Situation zu beschreiben. Indikativ Präsens und Infinitiv treten dagegen in Äußerungen auf, in denen HJH offensichtlich sein potentielles Verhalten zum Ausdruck bringen will, wie es auch in folgenden Textstellen zu sehen ist:

☞ Abbildung 12

U	hier wird gerade ein Einbruch in ein Juweliergeschäft verübt / ein Mann radelt vorbei / jetzt ist wieder die Frage an Sie / wie würden Sie sich verhalten wenn Sie an der Stelle von diesem Mann wären?
HJH	ich merke die / die Autonummer / und vielleicht geklaut (lacht) / ich muß / wie heißt das? / Alarm schreien / denn / diese / hat / wie heißt das? / ähm / ich schreie / ja
U	mhm / also Sie würden Alarm schlagen
HJH	ja / und diese Autonummer / ... /
U	ah / was ist mit der?
HJH	jaja / vielleicht / ähm / die Einbrecher hat (Intonation wie bei Vollverb) ein Auto / oder naja / oder geklaut
U	ja / das stimmt das ist auch möglich / ... /
HJH	aber nie / in dem / Einbruch alleine etwas machen

☞ Abbildung 13

U	hier noch eine Situation / hier dieser Junge steht vor der Tür und hat sich offensichtlich ausgesperrt hat die Schlüssel nicht dabei / wie

	würden Sie sich in so einer Situation verhalten wenn Ihnen das passieren würde?
HJH	wenn / die Frau oder / das Kind / die Mutter / warten

☞ Abbildung 14

U	noch eins zum Schluß / dieses junge Mädchen findet auf der Straße eine Tasche / die offensichtlich jemand verloren hat / wie würden Sie sich in so einer Situation verhalten wenn Sie auf der Straße eine Tasche finden / die offensichtlich jemand verloren hat?
HJH	wenn diese Mädel Zeit hat / dann zum Beispiel / die Polizei abgeben oder Fundbüro
U	mhm
HJH	aber nicht / gefunden auf der Straße und Geschäfte abgeben das niemals

Im Untersuchungsteil STIM kommt bei HJH eine Strategie zum Tragen, die auch in den Interviews zu beobachten ist. Bei den offensichtlichen Versuchen, modale Inhalte zum Ausdruck zu bringen, greift HJH in einigen Fällen auf *wenn - dann*-Konstruktionen zurück, wie folgende Beispiele erkennen lassen (vgl. dazu auch Anhang D):

☞ Abbildung 11

U	mhm / ... / und Sie wie würden Sie sich / Sie persönlich sich verhalten?
HJH	wenn ich sehe dieses Messer dann / ist immer die Polizei

☞ Abbildung 14

(HJH überlegt, was das abgebildete Mädchen mit der gefundenen Tasche tun könnte)

HJH	wenn diese Mädel Zeit hat / dann zum Beispiel / die Polizei abgeben oder Fundbüro

☞ Abbildung 10

U	und was könnte man noch unternehmen um das Kind rauszuholen?
HJH	wenn es nicht tief ist dann muß ich / rausholen

(HJH beschreibt die Ausreiseproblematik in der ehemaligen DDR)

HJH	jaja / das das / meine Kirche hat gesagt / ist gut / du / mußt in den Westen und ich schreibe Unterschrift / nicht wahr / und wenn ich etwa abhaue / dann geht das nicht / äh für Pfarrer hier / die Anstellung niemals

Dieses Verhalten ist umso bemerkenswerter, als derartige *wenn - dann*-Konstruktionen, die an sich bereits modal sind, auch in wenig flektierenden Sprachen bzw. in bestimmten Grammatikalisierungsstadien zu finden sind, wenn die Kategorie Modus (noch) nicht ausgeprägt ist. Dazu je ein Beispiel aus dem Chinesischen bzw. Englischen.

Im Chinesischen, einer extrem schwach flektierenden Sprache, werden irreale bzw. potentielle Inhalte nicht grammatikalisch sondern lexikalisch realisiert. Es gibt hier keine grammatikalische Entsprechung der Kategorie Modus. Modale

Kontexte werden mit lexikalischen Mitteln, beispielsweise mit *wenn - dann*-Konstruktionen gefüllt. Dazu die Gegenüberstellung eines deutschen und eines chinesischen Satzes mit vergleichbarem modalen Inhalt[17]:

deutsch:

Wenn ich Geld hätte, würde ich mir dieses Buch kaufen

chinesisch:

*rugou (wenn) wo (ich) you (haben) qian (Geld) jiu (dann) mai (kaufen) zhe (dies) ben (*Klassifikator*) shu (Buch)*
(sinngemäß: *Wenn ich Geld habe, dann kaufe ich dieses Buch (aber ich habe das Geld nicht)).*

Befunde aus der Grammatikalisierungsforschung zeigen, daß in solchen konditionalen Umgebungen Verbalformen ursprünglich nichtmodale Bedeutung haben, die später aber modalisiert werden. Wie in Kapitel 2.4 gezeigt, läßt sich dies am Beispiel der englischen PAST-Formen veranschaulichen (*If I went to London*). Im Deutschen befindet sich in dieser Umgebung bereits eine modale Form, im Englischen noch nicht[18]. Damit decken sich die Befunde aus der Grammatikalisierungsforschung mit den vorliegenden Ergebnissen in folgender Hinsicht: Die paraphrastische Realisierung modaler Inhalte mittels *wenn - dann*-Konstruktionen erscheint im Grammatikalisierungsprozeß einer Sprache früher bzw. scheint gegen aphasische Störungen weniger anfällig zu sein als die grammatische Realisierung modaler Inhalte. Außerdem scheinen modale grammatische Formen bei Agrammatismus stärker anfällig zu sein bzw. erscheinen im Grammatikalisierungsprozeß später als nicht-modale grammatische Formen.

Im Hinblick auf die Ausgangshypothese, daß bei Aphasie markierte Elemente einer Kategorie stärker störungsanfällig sind als die entsprechenden weniger markierten Elemente, sowie, daß Modus unter den Verbalkategorien die am leichtesten störbare Kategorie ist, stellen sich die Ergebnisse der Auswertung folgendermaßen dar. WZ mit mittelschwerem Agrammatismus verwendet überhaupt keine Konjunktivformen, was einen zumindest stark gestörten Zugang zur Kategorie Modus vermuten läßt. HJH mit leichtem Agrammatismus verwendet Konjunktiv II-Formen in deutlich eingeschränktem Umfang. Er kompensiert den gestörten Zugang zu diesen Formen offensichtlich mit periphrastischen *wenn - dann*-Fügungen. Bei beiden Aphasikern ist Markiertheitsabbau innerhalb der Kategorie Modus insofern zu beobachten, als in einem beträchtlichen Teil der Moduskontexte der erforderliche markierte Pol (Konjunktiv II) durch den unmarkierten Pol (Indikativ) ersetzt wird. Hinsichtlich kategorieübergreifender Prozesse läßt sich das Verhalten von Tempus im Vergleich zu Modus folgendermaßen beschreiben. Was die Kategorie Tempus betrifft, verwenden die untersuchten Agrammatiker sowohl Präsensformen als auch nicht-präsentische Formen. In

---

17 Das folgende Beispiel und seine Erläuterung verdanke ich DONG YING HONG.

18 Für diesen Hinweis danke ich Elisabeth LEISS.

Abhängigkeit vom Schweregrad der Störung ist das Maß an Ausdifferenzierung dieser Kategorie höher bzw. niedriger. Dennoch kann festgehalten werden, daß sowohl von HJH als auch WZ beide Pole dieser Kategorie realisiert werden. Damit ist im Korpus der hier untersuchten Agrammatiker für Tempus die JAKOBSONsche Bedingung erfüllt, daß eine grammatische Kategorie genau dann vorliegt, wenn zwei in Opposition stehende Pole verwendet werden. Sowohl der leicht gestörte als auch der mittelschwer gestörte Agrammatiker haben nach dieser Definition Zugang zur Kategorie Tempus. Deutlich anders stellt sich die Situation im Bereich Modus dar. Wie oben beschrieben, verwendet der mittelschwer gestörte Agrammatiker WZ ausschließlich Indikativformen. Konjunktivformen treten im gesamten Korpus von WZ nicht auf. Gemäß dem Postulat JAKOBSONS ist anzunehmen, daß bei WZ die Kategorie Modus nicht zur Verfügung steht bzw. zumindest außerordentlich schwer gestört ist. HJH mit leichtem Agrammatismus verwendet den markierten Pol der Kategorie in einigen wenigen Fällen. Bei der Konfrontation mit für Konjunktiv obligatorischen Kontexten reagiert er wie WZ ausschließlich mit Indikativformen. Daher ist auch bei HJH von einer schweren Beeinträchtigung der Kategorie Modus auszugehen, wenngleich Modus bei HJH offensichtlich besser erhalten ist als bei WZ mit schwererem Agrammatismus. Der beschriebene Befund spricht dafür, daß bei beiden untersuchten Agrammatikern die Kategorie Modus schwerer gestört ist als die Kategorie Tempus. Damit stützt der Befund der vorliegenden Untersuchung die Ausgangshypothese hinsichtlich des angenommenen hierarchischen Verhältnisses von Tempus und Modus. Weitere Untersuchungen, die das hier festgestellte Verhalten der Kategorie Modus bestätigen oder widerlegen, liegen derzeit nicht vor.

5.4 Zusatzbefund schwerer Agrammatismus

Im Rahmen der vorliegenden Arbeit konnten ein leicht gestörter und ein mittelschwer gestörter Agrammatiker untersucht werden. Die aus den hier erhobenen Sprachdaten abgeleiteten Annahmen können sich damit nur auf leichten bis mittelschweren Agrammatismus beziehen. Die Untersuchung eines schwer gestörten Agrammatikers war im Rahmen der vorliegenden Arbeit nicht möglich. Es stellt sich daher die Frage, ob sich die beobachteten Regelmäßigkeiten bei stärkerer Störung logisch fortsetzen, mit anderen Worten, ob der Abbau von Verbalkategorien hier weiter vorangetrieben wird. Um einen Eindruck über das Verhalten von Verbalkategorien bei schwerem Agrammatismus zu bekommen, wurde flankierend auf Befunde bzw. Textauszüge aus der Agrammatismusliteratur zurückgegriffen. Bei SCHLENCK u.a. (1995) finden sich Textbeispiele stark agrammatischer Sprache aus einem Korpus, das im Rahmen einer Therapiestudie erhoben wurde. Die exemplarischen Auszüge aus Transkripten eines Patienten vor und nach einer siebenwöchigen Behandlung enthalten - mit Ausnahme von stereotypen Äußerungen und Floskeln[19] - keine finiten Verben. Dagegen weisen beide

19 Stereotype Äußerungen und Floskeln wurden neben Automatismen, Echolalien und Ellipsen nicht in die Auswertung miteinbezogen bzw. separat erfaßt, da sie nach Meinung der Autoren nichts über die Fähigkeit der Probanden aussagen, vollständige und grammatische Sätze zu bilden (SCHLENCK u.a. 1995:54).

Transkripte infinite Verbformen auf. Auf die Frage nach einer Kommunionfeier äußert sich der untersuchte Agrammatiker folgendermaßen (die Schrägstriche entsprechen den Äußerungseinteilungen der Autoren):

„eh ... Vorbereitung ... / eh ... die Frau / eh ... die Kinder / eh ... schwimmen gegangen / eh ... eh ... wandern ... / und ... und schwimmen gehabt ... / und wandern ... / gegangen und ... / gebadet und / ... Kommunion gehabt ... / Sonntag / schön war's / weißt / und eh ... Gottesdienst / eh ... in Kloster / in eh ... Wettenhausen / eh ... Klosterfrauen / ... Haufen / ... Kloster ... / und eh der Volker / weißt / eh ... Schule"

(vgl. SCHLENCK u.a. 1995:64)

Der Auszug des ersten, vor der Behandlung erstellten Transkripts besteht aus 42 Äußerungen mit ingesamt 19 Verben. Davon sind sieben Verben stereotyp wiederholte Floskeln und damit nicht analysierbare Elemente. Acht Verben erscheinen im Partizip II, vier Verben im Infinitiv, jeweils ohne die erforderliche Anbindung an ein flektiertes Verb. Bemerkenswert ist, daß finite Verben nur innerhalb der automatisierten Elemente auftreten (z.B. *weißt, schön war's)*. Der Auszug des zweiten, nach der Behandlung erstellten Transkripts besteht aus 32 Äußerungen mit insgesamt 12 Verben. Hier treten keine Floskeln oder Stereotypien auf. Neun der verwendeten 12 Verben sind Partizip II-Formen, die restlichen drei sind Infinitive.

Diese Befunde bestätigen die aus dem Korpus von HJH und WZ abgeleiteten Annahmen insofern, als sie die beobachtete Störungshierarchie logisch fortsetzen. HJH mit leichtem Agrammatismus verwendet zwar nur wenige Konjunktivformen, ist aber offensichtlich in der Lage, modale Kontexte wahrzunehmen und sie mit paraphrastischen lexikalischen Bildungen zu füllen. Die Kategorie Tempus ist bei HJH in der Variabilität der verwendeten Formen eingeschränkt und es werden einige PAST Formen durch die aspektuellen Partizip II-Formen ersetzt. WZ mit stärkerem Agrammatismus als HJH verwendet keine Konjunktivformen, weder in der spontanen Rede noch in den gezielt präsentierten Moduskontexten. Auch ist selten zu beobachten, daß modale Kontexte wahrgenommen werden und mit einer Ersatzform gefüllt werden, die modale Inhalte transportieren würde. Die Formenvariabilität hinsichtlich der Kategorie Tempus ist noch stärker eingeschränkt als bei HJH. Aspektformen und Infinitivformen spielen eine noch größere Rolle als bei HJH. Wie aus den Textbeispielen und Beschreibungen von SCHLENCK u.a. zu ersehen ist, verwenden die untersuchten Aphasiker mit schwerem Agrammatismus keine Tempus- oder Modusmarkierungen. Dagegen besteht zu Partizip II-Formen und Infinitiven offensichtlich ein guter Zugriff. Nachdem sich auch die übrigen untersuchten Aphasiker mit schwerem Agrammatismus nach Auskunft der Autoren[20] ähnlich verhalten, spricht dieser Befund für die Annahme, daß Aspekt bei Agrammatismus eine stärkere Störungsresistenz aufweist als Tempus und Modus, bzw. daß Aspekt im Gefüge der Verbalkategorien eine Basisfunktion ausübt. Die Daten von SCHLENCK u.a. stützen auch die Vermutung, daß Tempus

20 An dieser Stelle möchte ich Luise SPRINGER für ihre umfassenden Auskünfte danken.

und Modus komplexere Kategorien sind als Aspekt, weshalb sie bei aphasischen Störungen eher verloren gehen. Die Textausschnitte lassen erkennen, daß offensichtlich auch bei starker Störung Aspekt an den produzierten Verben in Form von Partizip II realisiert wird. Bemerkenswert ist auch hier wieder, daß selbst bei schwerem Agrammatismus formale Fehler bei den Partizip II-Formen nicht, bzw. äußerst selten auftreten, und selbst unregelmäßige Formen korrekt gebildet werden. Dieses Phänomen war bereits bei den beiden Agrammatikern HJH und WZ zu beobachten und unterstreicht damit nochmals die außerordentlich gute Störungsresistenz der Kategorie Aspekt.

5.5 Substitutionen und Markiertheit

Substitutionen sind in der Agrammatismusliteratur ein häufig bearbeitetes Gebiet, vor allem seit gezeigt werden konnte, daß Agrammatiker Morpheme meist nicht einfach weglassen, sondern sie durch andere ersetzen (MICELI u.a. 1983, MENN/ OBLER 1990, GRODZINSKY 1982). Die Leistung der entsprechenden Untersuchungen und deren Auswertungen besteht im wesentlichen darin, festzustellen, welche Substitutionen bei Agrammatismus auftreten. So beschreibt GRODZINSKY (1984) Auslassungen und falsche Verwendungen von Flexionsformen, die er als Auswahl einer falschen Form aus dem Paradigma interpretiert. Eine Erklärung, warum diese Substitutionen stattfinden, bzw. warum sie in der Ersetzungsrichtung meist erstaunlich stabil sind, liefert er nicht. Dies spiegelt die Ausrichtung der gegenwärtigen Forschungen im wesentlichen wider. Gezielte Studien zu einem Prinzip, das Substitutionen steuert, wie sie beispielsweise von STEMBERGER (1985a, 1991) vorliegen, sind bisher in der Minderheit. Selbst die Frage nach einem zugrundeliegenden Mechanismus wird selten gestellt und ist erst in neueren Arbeiten zu finden (z.B. in HÖHLE 1995:70).

Bei der Untersuchung grammatischer Hierarchien nehmen Substitutionen eine besondere Stellung ein. Substitutionen geben beispielsweise Hinweise darauf, welche Kategorien nicht nur präferiert, also häufiger verwendet werden, sondern auch inadäquaterweise an Stelle anderer Kategorien verwendet werden. Aussagen über Substitutionen sind häufig nicht unproblematisch. Um sicher zu gehen, daß tatsächlich eine Substitution vorliegt, muß eindeutig ein obligatorischer Kontext für eine bestimmte grammatische Kategorie vorhanden sein. Das heißt, für eine Leerstelle muß eine bestimmte grammatische Kategorie eindeutig erwartbar sein. Dies ist vor allem in der spontanen Umgangssprache oft nicht eindeutig der Fall. Beispiele hierfür sind für die Kategorie Modus der Konjunktiv und für die Kategorie Tempus das Futur. Futur wird in der deutschen Umgangssprache zum großen Teil präsentisch zum Ausdruck gebracht, die Verwendung von Futurformen ist häufig fakultativ und zudem eine Frage des Sprechstils bzw. Diskurstyps (BRONS-ALBERT 1982:73). Folgendes Beispiel aus dem Korpus der Vergleichssprecher zeigt die Verwendung einer Präsensform zum Ausdruck eines zukünftigen Sachverhaltes:

V und im Juli machen wir eine Schiffsreise / von Venedig aus äh / Richtung Griechenland da runter also / also Bari Korfu / Kreta / Athen

Modale Inhalte können außer mit Konjunktiv-Formen häufig auch mit lexikalischen Mitteln ausgedrückt werden. Dazu folgendes Textbeispiel aus dem Korpus einer Vergleichssprecherin:

U was würde Ihr Mann denn da gerne noch machen / was hätte denn der für Pläne?

V ach der möchte zum Beispiel nach Indonesien und / das hat er noch nicht gesehen / und dann will er nach Portugal (...)

Bei der Auswertung der Sprachkorpora von HJH und WZ erwies es sich als schwierig, für den Bereich Modus Substitutionen eindeutig festzustellen. Im Korpus von HJH gibt es einige Textstellen, an denen Substitutionen der Art Konjunktiv > Indikativ angenommen werden können:

HJH und wenn ich etwa abhaue / dann geht das nicht

HJH (...) wenn ich das nicht mache / dann kann ich nicht mehr laufen

HJH (...) denn / äh dieser Berg wieviel Meter hoch das weiß ich nicht aber wenn ein Hügel wenn er diese Hügel ein Meter höher ist das ist ein Berg aber das ist Hügel

Konjunktiv > Indikativ - Ersetzungen bieten sich in diesen Äußerungen als Erklärung für die zumindest nicht optimalen Indikativ-Präsensformen an. Der Nachweis, daß es sich hier tatsächlich um Substitutionen handelt, ist ähnlich problematisch wie bei Ersetzungen von Futur durch Präsens. Da in vielen Irrealis-Kontexten Konjunktiv nicht obligatorisch ist, sind Substitutionen immer nur mit Zurückhaltung anzunehmen. Aus diesem Grund mußte auf eine Erfassung der Häufigkeiten von Substitutionen im Bereich Modus verzichtet werden.

Ein Bereich der Kategorie Tempus, für den obligatorische Kontexte und damit auch Substitutionen relativ gut feststellbar sind, sind die PAST-Formen (vgl. auch Kapitel 5.2.2). In der vorliegenden Untersuchung wurden neben der Auftretenshäufigkeit von PAST-Formen auch die entsprechenden obligatorischen Kontexte ausgewertet. Im Untersuchungsteil SPON füllt HJH mit leichtem Agrammatismus in 16% aller Äußerungen mit Verben die auftretenden PAST-Kontexte mit Präsens-Formen. Bei WZ mit mittelschwerem Agrammatismus sind derartige Substitutionen in 9% aller Äußerungen mit Verben festzustellen (vgl. Tabelle 24, Anhang A). Dazu folgende Beispiele aus dem Korpus der beiden Agrammatiker:

(HJH beschreibt die Situation der Pfarrer in der früheren DDR)

HJH oder etwas anderes nicht wahr / die muß arbeiten / denn der Pfarrer hat nie / Geld

(HJH erzählt von zurückliegendem Reha-Aufenthalt)

HJH hingehauen / denn früher / eine andere Logopädin ist besser / das ist wirklich gut / aber ist / wie heißt das? / entlassen

(WZ erzählt von seinem früherem Beruf)

WZ jaja / des is / zuvor / alles äh halb äh brach brach

(WZ erzählt von einer zurückliegenden Schwarzwaldreise)

WZ ja äh / Tis- äh Titischee Tisi-see / alles / ähm Feldberg und so weiter / alles äh / schöne Gegend / die äh des is äh / vor Jah- vor Jahren / äh Vulkan / die die Schwarzwald

Betrachtet man die Häufigkeiten der Substitutionen bei HJH und WZ, fällt auf, daß bei WZ weniger Substitutionen festzustellen sind als bei HJH, obwohl er unter einem stärkeren Agrammatismus leidet als HJH. Dieser an sich überraschende Befund läßt sich erklären, wenn man die Themen betrachtet, die WZ in seiner Rede wählt. Themen mit Vergangenheitsbezug nehmen bei ihm nicht denselben Raum ein, wie das bei HJH mit leichterem Agrammatismus der Fall ist. Abgesehen von dieser Inkonsistenz kann man festhalten, daß die Korpora von beiden Agrammatikern eine deutliche Anzahl von PAST > Präsens-Substitutionen aufweisen. Aus der Sicht des von LEISS (1992) vorgeschlagenen Modells wird in diesen Fällen die Signalisierung der Abweichung von der Präsupposition JETZT nicht mit grammatikalischen Mitteln angezeigt. Der eigentlich erforderliche markierte Pol der Verbalkategorie Tempus wird nicht zum Einsatz gebracht, um das Shifting auf einen Punkt vor dem Sprechzeitpunkt anzuzeigen. Stattdessen erscheint die unmarkierte Form. Hinsichtlich dieser Substitutionen bestätigen sich die Erwartungen der Markiertheitstheorie, daß bei Agrammatismus Markiertheitsabbau stattfindet. Bemerkenswert ist in diesem Zusammenhang, daß der umgekehrte Prozeß, nämlich daß eine Präsensform durch eine PAST-Form ersetzt wird, nicht zu beobachten ist. Ein derartiges Verhalten entspricht den Gesetzmäßigkeiten der implikativen Relationen bzw. der einseitigen Fundierung, wie sie JAKOBSON (1944/1982) postuliert hat. Danach kann beispielsweise bei Aphasien eine markierte Form zu einer unmarkierten Form „abgebaut" werden, nicht aber umgekehrt eine unmarkierte zu einer markierten Form.

Neben der Fehlerrichtung bei Substitutionen liefern auch die Häufigkeiten, in denen grammatische Formen von Aphasikern verwendet werden, Aussagen über die Markiertheitsverhältnisse. Verwendungshäufigkeiten weisen darauf hin, welche Kategorien präferiert werden, bzw. zu welchen Kategorien der Zugang erschwert oder nicht möglich ist. Nach den Annahmen der Markiertheitstheorie war zu erwarten, daß die markierten Pole der untersuchten Verbalkategorien von den Agrammatikern im Vergleich zu den nicht-aphasischen Sprechern seltener verwendet werden als die entsprechenden unmarkierten Pole. Diese Erwartung erfüllte sich in folgender Weise: Sowohl im Bereich Tempus als auch im Bereich Modus verwenden HJH und WZ die markierten Elemente seltener als dies bei der Vergleichsgruppe der Fall war. Bezüglich der Verwendung der unmarkierten Elemente zeigen sie dagegen eine deutliche Präferenz. Das heißt, sie verwenden unmarkierte Kategorien häufiger als es bei der Vergleichsgruppe der Fall ist. Von diesem Befund weicht lediglich die Verwendung von Plusquamperfekt bei HJH mit leichtem Agrammatismus ab. Die Häufigkeiten dieser markierten Formen liegen bei HJH im Bereich der Vergleichspersonen. Da HJH Plusquamperfekt jedoch nicht häufiger verwendet als die Vergleichsgruppe, ist diese Beobachtung nicht als Gegenbeispiel zum Gesetz der implikativen Relationen zu werten. Dennoch wird in weiteren Untersuchungen zu klären sein, welche Rolle das Plusquamperfekt im Markiertheitsgefüge der Kategorie Tempus spielt, bzw. ob etwa dialektale Faktoren hier einen Einfluß ausüben.

Die Ergebnisse der vorliegenden Untersuchung sprechen dafür, daß bei Agrammatismus folgende Verschiebungen in den Markiertheitsverhältnissen bzw. in der Hierarchie von Verbalkategorien stattfinden.

- **innerkategorielle Prozesse**
  Innerhalb der Kategorie Modus werden tendenziell die markierten Konjunktivformen durch die unmarkierten Indikativformen ersetzt.
  Innerhalb der Kategorie Tempus werden die mehr markierten PAST- und Futurformen tendenziell durch die weniger markierten Präsensformen oder durch die ebenfalls weniger markierten Partizip II-Formen (bzw. Konstruktionen, die Partizip II enthalten) ersetzt. Präsensformen können durch Infinitivformen ersetzt werden.
  Die jeweils umgekehrten Prozesse finden nicht statt.

- **kategorieübergreifende Prozesse**
  Modus ist die bei Agrammatismus am leichtesten störbare Kategorie. Konjunktivformen werden tendenziell durch Infinitiv oder Indikativ Präsens ersetzt. Modale Inhalte werden lexikalisch ausgedrückt.
  Tempus ist bei Agrammatismus weniger leicht störbar als Modus. Temporale Inhalte werden tendenziell auf ihren aspektuellen Gehalt reduziert.
  Aspekt ist die bei Agrammatismus störungsresistenteste Verbalkategorie. Sie wird präferiert bzw. fungiert als Substitut für Tempus- und Modusformen.

Zusammenfassend kann festgehalten werden, daß bei den untersuchten Agrammatikern der Anteil markierter Kategorien im Bereich Tempus in Abhängigkeit vom Schweregrad der Störung deutlich absinkt. Die agrammatischen Sprecher zeigen eine Abweichung vom kanonischen Standpunkt JETZT seltener mit grammatischen Mitteln an als dies bei den nicht-aphasischen Sprechern der Fall ist. Sie stellen verschiedene Sprecherperspektiven bzw. Betrachterstandorte seltener mit Hilfe unterschiedlich markierter grammatischer Kategorien dar, als dies die nicht-aphasischen Sprecher tun.

Die Ergebnisse der vorliegenden Arbeit sprechen demnach für die Annahme eines Markiertheitsabbaus bei Agrammatismus, wie sie von den Markiertheits- und Natürlichkeitstheoretikern vertreten wird. Im vorliegenden Sprachkorpus wurden markierte Elemente **tendenziell** durch deren unmarkierte Entsprechungen ersetzt. Der umgekehrte Fall, daß ein unmarkiertes Element durch ein markiertes ersetzt wurde, konnte nicht beobachtet werden. Die hier beobachtete durchgängige Tendenz zum Markiertheitsabbau ohne Auftreten von Gegenbeispielen wird in der Literatur nicht immer bestätigt. Es wird von Aphasikern berichtet, die Substitutionen in beide Richtungen durchführen, also sowohl von markiert nach unmarkiert als auch von unmarkiert nach markiert. So führen MENN und OBLER Substitutionen von femininen Formen durch maskuline Formen bei gleichzeitigem Auftreten von Substitutionen maskuliner Formen durch feminine Formen an (MENN/ OBLER

1990:1373). Zur Anführung derartiger gegenläufiger Beispiele ist grundsätzlich Folgendes anzumerken. Markiertheitsabbau ist nur dann möglich, wenn es sich um sprachliche Elemente handelt, die in privativer Opposition zueinander stehen. Das heißt, nur wenn die Elemente einer Opposition nicht gleichrangig sind, also in einem hierarchischen Verhältnis stehen, weisen sie unterschiedliche Markiertheitswerte auf, die schließlich - entsprechend der Annahmen der Markiertheitstheorie - zu einer bestimmte Abbaureihenfolge führen. Davon ist, um auf das Beispiel von MENN und OBLER zurückzukommen, bei der Opposition Maskulin-Feminin nicht auszugehen. Hier handelt es sich um eine sogenannte „äquipollente Opposition" (TRUBETZKOY 1939/1958:67). Das bedeutet, daß beide Glieder dieser Opposition gleichrangig sind, weshalb sie sich auch nicht durch unterschiedliche Markiertheitswerte auszeichnen. Aus diesem Grund ist bei ihnen im Falle einer Aphasie auch nicht Markiertheitsabbau im Sinne einer unterschiedlichen Störungsresistenz zu erwarten. Bei den von MENN und OBLER angeführten Feminin > Maskulin-Substitutionen handelt es sich demnach nicht um ein gegenläufiges Beispiel, was die angenommenen Regeln der Markiertheitstheorie betrifft.

Schließlich ist zu berücksichtigen, daß für Markiertheitsverhältnisse neben systemunabhängigen Faktoren, wie sie etwa MAYERTHALER (1981) beschreibt (vgl. Kap. 2.2.3), auch systemabhängige Einflüsse eine Rolle spielen. Vor allem WURZEL betont, daß solche systemabhängigen Faktoren in Markiertheitsprozessen gegenüber den systemunabhängigen Faktoren dominieren können (1987:59f). Das heißt, es wird in der Markiertheitstheorie davon ausgegangen, daß einzelsprachliche Regularitäten in bestimmten Konstellationen durchaus „stärker" sein können als übereinzelsprachliche Gesetze. Welche Auswirkungen eine solche Dominanz haben kann, sei an folgendem Beispiel aus dem Isländischen veranschaulicht. Wie MAGNUSDOTTIR SIGRIDUR und HÖSKULDUR THRAINSSON (1990:443) berichten, zeigen die von ihnen untersuchten Agrammatiker eine deutliche Präferenz für Konjunktivformen. Dieser Befund könnte auf den ersten Blick als gegenläufiges Beispiel für Markiertheitsabbau im Bereich Modus interpretiert werden. Ein Blick auf das isländische Modussystem zeigt jedoch, daß es sich hier beim Konjunktiv um eine Form handelt, die auch in der Standardsprache ausgesprochen häufig verwendet wird. Nachdem von den Markiertheitstheoretikern Frequenz als ein Epiphänomen von Markiertheit beschrieben wird (ANDERSEN 1989:29, KARPF 1990:118), ist angesichts der hohen Frequenz isländischer Konjunktivformen auch eine relativ geringe Markiertheit dieser Formen anzunehmen. Es ist damit nicht überraschend, wenn isländische Agrammatiker - im Gegensatz etwa zu deutschen Agrammatikern - keine Probleme mit Konjunktivformen haben, sondern diese sogar präferieren.

5.6 Nominalisierungen

Bei dem mittelschwer gestörten Agrammatiker WZ fallen eine Reihe von Nominalisierungen auf, die mit der Präposition *zum* kombiniert sind:

WZ naja / .. / schlecht zum S-Sagen / naja öffentliche äh Arbeit

WZ (...) in äh Pommelsbrunn / äh halbe Stunde / zum Laufen / des is äh / schwierig

Bei dem leichter gestörten Agrammatiker HJH treten keine Nominalisierungen auf, die Vergleichsgruppe verwendet einige wenige Nominalisierungen, die mit oder ohne Präposition produziert werden, wie an folgenden Beispielen zu sehen ist:

V (...) mal schaun wie's Wetter wird damit ich jemand hab' zum Gießen und so

V (...) also geliebt hab' ich's sofort (lacht) / ja aber daß ich halt irgendwie / dieses Betüttern und so wo ich dann immer gedacht hab' wenn ich das so bei Kolleginnen oder oder eben bei jungen Müttern gesehen hab' so tütütü hab' ich gedacht doof (...)

Von einem überdurchschnittlich häufigen Auftreten von Nominalisierungen berichtet auch FREUND-STAPP (1990). Die vorliegenden Daten reichen nicht aus, um eine umfassende Bewertung zu ermöglichen. Dennoch sei folgende anregende Bemerkung erlaubt. Eine gute Störungsresistenz von Nominalisierungen wäre bei Agrammatismus aus mehreren Gründen nicht überraschend. Zum einen sind nominalisierte Formen insofern „infinit", als sie keine Flexion erfordern. Bei ihnen ist keine Markierung von Tempus, Modus, Person oder Numerus notwendig bzw. möglich. Gegenüber flektierten Verben enthalten sie „weniger Grammatik" und ähneln eher lexikalischen Elementen. Damit ist anzunehmen, daß sich bei Nominalisierungen gegenüber flektierten Verben auch die Anteile der semiotischen Funktionen verändern. Ausgehend von den PEIRCE'schen Zeichenfunktionen (vgl. Kapitel 1.1) ist anzunehmen, daß Nominalisierungen einen geringeren Anteil indexikalischer bzw. deiktischer Zeichenfunktionen aufweisen als die ihnen entsprechenden flektierten Verben. Umgekehrt ist bei ihnen aufgrund des Wortartenwechsels ein höherer ikonischer Gehalt anzunehmen. Abgesehen von diesen zeichentheoretischen Gesichtspunkten erinnern die Nominalisierungen von WZ an Ausdrücke wie *ich bin am Schreiben*, die im Deutschen verwendet werden, um imperfektiven Aspekt zum Ausdruck zu bringen. Es bietet sich aus diesen Gründen an, Nominalisierungen in agrammatischer Sprache als Formen mit reduzierter Komplexität einzuordnen. Ihre erhöhte Frequenz wäre damit neben den geringeren Flexionsanforderungen mit einem reduzierten deiktischen Gehalt sowie der Nähe zu aspektuellen Formen zu begründen. Es wird in weiteren Untersuchungen zu klären sein, ob die von WZ verwendeten Nominalisierungen Ausdruck seines individuellen Sprechstils sind, oder einen weiteren Hinweis auf die gute Störungsresistenz der Kategorie Aspekt darstellen.

5.7 Lexikalische Deiktika in den Bereichen Temporalität und Modalität

Da Tempus nicht allein für den Ausdruck temporaler Beziehungen sorgt und der Ausdruck modaler Beziehungen nicht allein durch die Kategorie Modus bewerkstelligt wird, wurden als weitere „Mitspieler" Temporaladverbien und Modalwörter in die Untersuchung miteinbezogen. Deiktische Temporaladverbien und Modalwörter übernehmen in den Bereichen Temporalität und Modalität ebenfalls deiktische Funktion. Das heißt, sie zeigen vom Sprecherstandpunkt auf einen Punkt in der temporalen bzw. modalen Dimension. Deiktische Temporaladverbien und Modalwörter gehören damit zu den sprecherabhängigen Elementen der Sprache.

Da sich die grammatischen Kategorien Tempus und Modus in der Untersuchung als störungsanfällig erwiesen, sollte zusätzlich festgestellt werden, ob für Temporaladverbien und Modalwörter ein ähnliches Störungsverhalten gilt. Die Erfassung des Verhaltens grammatischer Kategorien einerseits, und der verwandten lexikalischen Elemente andererseits, war vor allem hinter folgendem theoretischem Hintergrund aufschlußreich. Es wird vorgeschlagen, daß Tempus und Temporaladverbien bzw. Modus und Modalwörter jeweils deiktische Funktion ausüben, sich in der Wirkung auf den Sprecher jedoch unterscheiden (vgl. Kapitel 1.3). Wie erläutert, wird angenommen, daß lexikalische Deiktika auf einen anderen Punkt der jeweiligen Dimension verweisen und dabei mit dem Sprecherstandpunkt verhaften bleiben. Die grammatischen Kategorien Tempus und Modus werden dagegen gemäß dem Ansatz von LEISS (1992) so verstanden, daß sie eine Versetzung des Sprecherstandpunkts auf einen anderen Punkt anzeigen, von dem aus die Situation neu betrachtet wird. Damit wird für grammatische Kategorien ein komplexerer Prozeß als für die entsprechenden lexikalischen Deiktika veranschlagt, was auch EHRICH (1992:174) postuliert. In Zusammenhang mit dieser Annahme unterschiedlich komplexer Prozesse wird für grammatische Kategorien eine unterschiedliche zeichentheoretische Komplexität postuliert. In Anlehnung an das Zeichenmodell von PEIRCE, das auf den drei Zeichenfunktionen „symbolisch“, „ikonisch“ und „deiktisch“ aufbaut, wird angenommen, daß die deiktische Funktion eine der Hauptaufgaben von Grammatik bzw. Morphologie darstellt. Im Bereich des Lexikons wird dagegen nur bei wenigen lexikalischen Elementen, wie etwa einigen Temporaladverbien, deiktische Funktion angenommen. Deixis wird schwerpunktmäßig der Grammatik zugeschrieben, deren Aufgabe darin gesehen wird, lexikalische Elemente im Kontext zu verankern (LEISS 1992:7f). Die Kategorien Tempus und Modus werden damit zu den vornehmlich deiktischen Bereichen der Sprache zugeordnet. Temporaladverbien und Modalwörter können ebenfalls deiktische Funktion ausüben, gehören aber dem Lexikon an, dem vornehmlich ikonische Funktion zugeschrieben wird. Grammatischen Zeichen wird generell eine höhere Komplexität zugeschrieben als den lexikalischen Zeichen, was sich nach den Beobachtungen der Natürlichkeitstheoretiker auch in der Reihenfolge des kindlichen Spracherwerbs niederschlägt. In Zusammenhang mit aphasischen Störungen wird in der vorliegenden Untersuchung der Frage nachgegangen, inwieweit sich diese unterschiedlichen Anteile an den Zeichenfunktionen auf die Störungsresistenz auswirken. Einen ähnlichen Ansatz vertritt auch PLANK (1978), der sich vor allem auf das Zusammenspiel ikonischer und symbolischer Zeichenfunktionen bei kortikalen Läsionen konzentriert.

Nachdem sich bei den untersuchten Agrammatikern Deixis im Verbalbereich als gestört erwies, stellte sich die Frage, wie sich die entsprechenden lexikalischen Deiktika bei Agrammatismus verhalten. Es wurde der Frage nachgegangen, ob sich Temporaladverbien und Modalwörter zum einen ähnlich stark störbar erweisen wie die grammatischen Kategorien Tempus und Modus. Weiterhin wurde versucht zu klären, ob diese lexikalischen Deiktika bei Störungen von Tempus und Modus eine kompensatorische Funktion entfalten, das heißt, häufiger verwendet werden als dies bei ungestörter Sprache der Fall ist. Die Analyse des erstellten Korpus ergab, daß bezüglich lexikalischer Deiktika, wie Temporaladverbien und Modalwörter, die Verwendungshäufigkeiten der untersuchten Agrammatiker nicht wesentlich von der der Vergleichsgruppe abweicht. HJH und WZ verwenden Temporaladverbien und Modalwörter ebenso häufig wie diejenigen Vergleichssprecher, die diese Ausdrücke im Vergleich zu ihrer Gesamtgruppe relativ selten verwenden. Lediglich bei der Verwendung von Temporaladverbien liegt WZ mit mittelschwerem Agrammatismus etwas unterhalb der Gruppe der Vergleichsprecher (vgl. Tabelle 31 und 33, Anhang A). Die untersuchten Agrammatiker liegen damit in der Frequenz von Temporaladverbien und Modalwörtern weder deutlich unterhalb des Bereichs der Vergleichssprecher, noch treten fehlerhafte Ersetzungen auf, wie sie im Bereich der Verbalkategorien zu beobachten sind. Mit anderen Worten, die festgestellte Störung im Bereich der grammatischen Deiktika setzt sich bei den lexikalischen Deiktika nicht in analoger Weise fort. Hinsichtlich der Frage nach einer möglichen Kompensation der grammatischen Störungen wurden vor allem die Substitutionen betrachtet. Es sollte überprüft werden, ob bei Störungen im Bereich dieser Verbalkategorien die entsprechenden lexikalischen Deiktika möglicherweise häufiger verwendet werden, um das Defizit im Bereich der grammatischen Deixis auszugleichen. Es zeigte sich jedoch, daß beispielsweise bei PAST > PRÄS-Substitutionen kein auffälliges Verhalten der Temporaladverbien festzustellen ist. Die Anzahl der PAST > PRÄS-Substitutionen ohne gleichzeitige Verwendung von Temporaladverbien (vgl. Beispiele (1) bis (3)) liegt deutlich höher als die Anzahl derjenigen PAST > PRÄS-Substitutionen, die mit einem Temporaladverb gekoppelt sind (vgl. Beispiele (4) bis (6) sowie Tabelle 35 und 37 in Anhang A). Dieser Befund deutet nicht auf eine Kompensation der grammatischen Störungen durch entsprechende lexikalische Ausdrucksmittel hin.

(HJH erzählt von früher:)

HJH doch doch / und wenn ich / baue / muß ich ähm / haben diese Material muß ich kaufen / aber gibt es nicht

(HJH berichtet über frühere logopädische Therapie:)

HJH ja / und / die erste ist wirklich bestens

(WZ erzählt von einem Busausflug:)

WZ na / des is äh a Bus in Nürnberg

(HJH berichtet von logopädischer Therapie:)

HJH hingehauen / denn früher / eine andere Logopädin ist besser / das ist wirklich gut / aber ist / wie heißt das? / entlassen

(HJH erzählt von seiner früheren Tätigkeit als Pfarrer:)

HJH no freilich / und Hebräisch nun nicht so gut / aber Griechisch ja / wenn das dieser Text / Sonntag / und Sonntag muß ich Griechisch lesen

(WZ berichtet von einer Schwarzwaldreise:)

WZ ja äh / Tis- äh Titischee Tisi-see / alles / ähm Feldberg und so weiter / alles äh / schöne Gegend / die äh des is äh / vor Jah- vor Jahren / äh Vulkan / die die Schwarzwald

Die anfangs geäußerte Vermutung, Agrammatiker könnten bei Schwierigkeiten im Zugriff zu grammatischen Kategorien kompensatorisch auf lexikalische Mittel (im Sinne eines *overemployment*) zurückgreifen, kann durch den vorliegenden Befund nicht bestätigt werden. Die Analyse des erstellten Sprachkorpus zeigt lediglich, daß Temporaladverbien bei beiden Agrammatikern verhältnismäßig gut erhalten sind und sich die Störung der grammatischen Deixis offensichtlich nicht im Bereich der lexikalischen Deixis entsprechend fortsetzt. Daß Agrammatiker einen guten Zugriff zu Temporaladverbien haben, berichten auch MYERSON und GOODGLASS (1972), die von einem guten Erhalt von adverbialen und temporalen Ausdrücken bei den von ihnen untersuchten agrammatischen Patienten berichten. Diese Ergebnisse sprechen dafür, daß Agrammatiker nicht grundsätzlich mit deiktischen und damit sprecherabhängigen Elementen Probleme haben.

Abgesehen vom guten Erhalt der Temporaladverbien wird in der Aphasieliteratur von Problemen aphasischer Patienten mit lexikalischen Deiktika wie Personalpronomina oder anderen Proformen berichtet (für einen Überblick vergleiche LESSER u.a. 1993). Auch innerhalb des Lexikons scheint das Verhalten deiktischer Elemente in der Sprache von Aphasikern nicht einheitlich zu sein. Um das Störungsverhalten lexikalischer Deiktika umfassend beschreiben zu können, werden weitere Untersuchungen erforderlich sein. Die vorliegende Untersuchung kann lediglich als vorsichtiger Versuch betrachtet werden, die Rolle lexikalischer Deiktika in einem ausgewählten Bereich, nämlich dem der Temporalität bzw. der Modalität, zu beschreiben, zumal der Schwerpunkt dieser Untersuchung auf der Beschreibung grammatischer Deixis liegt.

Die offensichtlich leichtere Störbarkeit grammatischer Elemente spricht für die Annahme, daß grammatische Deixis zu den komplexesten Funktionen der menschlichen Sprache gehört. Das Störungsbild bei den untersuchten Agrammatikern spiegelt den kindlichen Spracherwerb und die Struktur von Kreolsprachen insofern wider, als hier Wörter und Syntax im wesentlichen vor den morphologischen Markierungen erworben werden, worauf vor allem die Natürlichkeitstheoretiker hinweisen: „Note that early stages of child language and of pidgin and creole languages [...] have syntax and words, but no morphology" (DRESSLER u.a. 1987:16). Aus der Perspektive der Zeichentheorie bietet sich folgende Interpretation der Ergebnisse an. Grammatische Kategorien sind stärker deiktisch als die lexikalischen Deiktika, was potentiell zu einer größeren Störungsanfälligkeit bei Aphasie führt. Lexikalische Deiktika weisen gegenüber den grammatischen Deiktika einen höheren ikonischen Zeichenanteil auf, was ihre geringere Störungsanfälligkeit erklären könnte. Auf einen Zusammenhang zwischen den semiotischen Zeichenfunktionen und aphasischen Störungen weisen z.B. auch PLANK (1978) und

HILLERT (1986) hin. PLANK (1978) vertritt den Standpunkt, daß hochgradig ikonische Elemente des Sprachsystems kortikalen Läsionen gegenüber resistenter sind als hochgradig symbolische Regularitäten (1978:267). Auch HILLERT (1986) konzentriert sich auf die Rolle von Ikonizität in Zusammenhang mit Aphasien und stellt am Beispiel der Adverbien die These auf, daß mit dem Ausmaß an ikonischen Zeichenanteilen auch die Störungsresistenz gegen aphasische Beeinträchtigungen zunimmt.

5.8 Implikationen des Markiertheitskonzepts für Forschung, Diagnostik und Therapie

Ein markiertheitsorientiertes Vorgehen in der Aphasieforschung eröffnet mehrere Perspektiven. Eine Anwendungsmöglichkeit besteht darin, daß agrammatische Phänomene als Evidenzen für die Annahmen der Markiertheits- und Natürlichkeitstheorie verwendet werden können. Falls sich Substitutionen und Präferenzen für bestimmte Formen weiterhin als markiertheitsgesteuerte Prozesse erweisen, würden sie die Annahmen der Markiertheits- und Natürlichkeitstheorie stützen. Umgekehrt ermöglicht Markiertheit die Darstellung aphasischer Erscheinungen, wie sie bisher nur selten wahrgenommen wurde. Aphasische Phänomene können mit Hilfe von Markiertheit nicht nur beschrieben, sondern auch erklärt und in einen systematischen größeren Zusammenhang gestellt werden. Ein Blick auf den Forschungsstand im Bereich Agrammatismus zeigt, wie groß der Bedarf für eine umfassende Theorie zur Beschreibung und Erklärung agrammatischer Symptomatik ist. Seit über einem Jahrhundert ist Agrammatismus als Leitsymptom der Broca Aphasie Gegenstand der Aphasieforschung. (Ein Überblick über die Entwicklung der Agrammatismusforschung findet sich bei DE BLESER (1987)). Die Fachkreise haben sich mittlerweile auf eine Reihe von Kardinalsymptomen wie verkürzte Satzlänge, vereinfachte syntaktische Strukturen oder Auslassung bzw. Substitution grammatischer Morpheme geeinigt (vgl. TESAK 1990). Die einzelnen Symptome werden jedoch mehr oder weniger isoliert beschrieben. Versuche, grammatische Störungen innerhalb eines größeren Rahmens zu erklären, liegen bislang wenige vor. So stellt der Frequenz-Ansatz von STEMBERGER (1985a) ein wertvolles, auch psycholinguistisch eingebundenes Modell zur Beschreibung grammatischer Fehlbildungen dar. Wie bereits in Kapitel 2.5 angesprochen, vermißt man bisher eine unifizierende Darstellung grammatischer Störungen, die neurophysiologisch und psycholinguistisch fundiert ist, den systematischen Aufbau der Sprache berücksichtigt und schließlich auch die Grundlagen für entsprechend systematisch aufgebaute Diagnostik- und Therapiemaßnahmen liefert.

Ein Bereich, der sich besonders dafür anbietet, in seinen Zusammenhängen beschrieben zu werden, ist der der Substitutionen grammatischer Morpheme. Lange Zeit galt es als typisches Symptom, daß grammatische Morpheme ausgelassen werden. Jüngere Befunde aus strukturell unterschiedlichen Sprachen ergaben, daß bei der Analyse grammatischer Fehlbildungen offensichtlich zwischen freien und gebundenen Morphemen unterschieden werden muß. Auslassungen sind vor allem bei freien grammatischen Morphemen anzutreffen. Gebundene grammatische Morpheme, wie beispielsweise Flexionsendungen von Verben, werden bei Agrammatismus tendenziell nicht ausgelassen, sondern substituiert (MENN/ OBLER

1990:1370). Solche Substitutionen sind vor allem in Zusammenhang mit Markiertheit interessant. Das Sprachsystem „verzichtet“ offensichtlich nicht einfach auf gebundene grammatische Morpheme, sondern ersetzt sie vielmehr durch andere. Entsprechend der Herangehensweise der vorliegenden Arbeit gilt es herauszufinden, welche Morpheme dazu neigen, substituiert zu werden. Außerdem ist zu klären, welche Morpheme dann als Substitute dienen und in welchem grammatischen Zusammenhang sie mit den Zielformen stehen.

Die Markiertheitstheorie stellt ein Instrument dar, mit deren Hilfe Abbauerscheinungen bzw. Wiedererwerbsreihenfolgen tendenziell vorhergesagt werden können. Daraus lassen sich konkrete Anwendungsmöglichkeiten für die angewandte Linguistik ableiten. Beispielsweise liefern Abbaureihenfolgen Anhaltspunkte für die Einteilung des Agrammatismus in verschiedene Schweregrade, was vor allem für die Diagnostik von besonderem Wert sein dürfte. Trotz der verhältnismäßig langen Forschungstradition liegen bisher keine psychometrischen Tests zur Objektivierung agrammatischer Symptome vor. Es ist deshalb gegenwärtig nicht möglich, den Schweregrad eines vorliegenden Agrammatismus einigermaßen unabhängig vom jeweiligen Untersucher zu bestimmen. Die Schweregradfeststellung erfolgt in der Regel in Anlehnung an die Ergebnisse des AAT. Der AAT mißt den Schweregrad der mit dem Agrammatismus häufig verbundenen Broca Aphasie. Da Agrammatismus zum einen vermutlich nicht notwendigerweise gemeinsam mit einer Broca Aphasie auftritt (vgl. HEESCHEN 1985), der AAT außerdem etliche relevante Untersuchungspunkte, wie etwa die verwendeten Verbformen, nicht prüft, sind die Untersuchungsmöglichkeiten bei Agrammatismus gegenwärtig noch als unbefriedigend zu bezeichnen.

Neben den diagnostischen Möglichkeiten einer quantifizierenden Beschreibung agrammatischer Symptome besteht eine weitere Perspektive darin, daß Abbauhierarchien als Grundlage für die Annahme von Wiedererwerbsreihenfolgen verwendet werden können. Damit wird die Voraussetzung zur Entwicklung von Therapieprogrammen geschaffen. Diese beiden Perspektiven, Schweregraderfassung bei Agrammatismus und Erstellung von Therapieprogrammen, sollen im folgenden vorgestellt werden. Wie oben angesprochen, liegen in der Aphasiediagnostik gegenwärtig keine psychometrischen Tests zur Festlegung des Schweregrads agrammatischer Störungen vor. Voraussetzung für die Erstellung eines Maßes für den Schweregrad sind konkrete Anhaltspunkte für die unterschiedlichen Ausprägungen des Agrammatismus. Ausgehend von den Ergebnissen der vorliegenden Untersuchung sowie den Befunden von SCHLENCK und Mitarbeitern (1995) schlage ich für den Bereich der Verbalkategorien folgende Einteilung und Beschreibung der unterschiedlichen Schweregrade von Agrammatismus vor:

leichter Agrammatismus	
MODUS	• gestört • Konjunktivformen selten verwendet. Indikativformen überwiegen. • modale Kontexte werden noch wahrgenommen und mit Substituten der Kategorie Modus (z.B. *wenn - dann*-Konstruktionen) gefüllt.
TEMPUS	• leicht gestört • Präferenz von Präsensformen • PAST-Formen sind relativ gut erhalten; sie sind in der Häufigkeit leicht reduziert und werden gelegentlich durch Partizip II-Formen ersetzt. • keine bzw. wenig Futurformen • (? Ersetzung von Futurformen durch Passivkonstruktionen und/ oder Modalverbkonstruktionen)
ASPEKT	• gelegentliches Partizip II in PAST-Kontexten

mittelschwerer Agrammatismus	
MODUS	• stark gestört • keine Konjunktivformen ausschließlich Indikativ, sofern finite Formen überhaupt verwendet werden • modale Kontexte werden schlecht wahrgenommen bzw. fehlerhaft mit Infinitiven gefüllt.
TEMPUS	• gestört • reduzierter Zugriff zu PAST-Formen. PAST-Kontexte mit Präsens und Partizip II gefüllt. • kein Futur
ASPEKT	• Partizip II häufig als Substitut für PAST-Formen

schwerer Agrammatismus	
MODUS	• stark gestört • keine Modusformen
TEMPUS	• stark gestört • keine Tempusformen • PAST-Kontexte gefüllt mit Partizip II • Präsenskontexte gefüllt mit Infinitivformen
ASPEKT	• Aspekt in Form von Partizip II als einzige Verbalkategorie erhalten.

Für die Konzipierung von Therapieprogrammen wird die Annahme zugrundegelegt, daß analog zur Staffelung der Schweregrade auch der Verlauf des Wiedererwerbs von Verbalkategorien anzusetzen ist. Aus natürlichkeitstheoretischer Perspektive kann aus den Ergebnissen der vorliegenden Untersuchung abgeleitet werden, daß die Verbalkategorien Aspekt, Tempus und Modus in der dargestellten systematischen Abfolge wieder verfügbar werden. Diese Wiedererwerbsreihenfolge dürfte sowohl für die Spontanremission als auch für die Rückbildung agrammatischer Störungen unter therapeutischer Intervention gelten. Für die Therapie des Agrammatismus ergeben sich daraus folgende Behandlungsrichtlinien. Entsprechend der angenommenen Hierarchie von Verbalkategorien müßte die Basiskategorie Aspekt in Form von Partizip II als erste Verbalform angebahnt werden. Sie wird als Voraussetzung für den Wiedererwerb temporaler Formen angenommen, die in der nächsten Therapiephase erarbeitet werden. Innerhalb der Kategorie Tempus wird vorgeschlagen, als erstes die Opposition präsentischer Formen versus PAST-Formen zu erarbeiten. Futur und Plusquamperfekt dürften erst in fortgeschrittenen Therapiephasen angemessene Inhalte sein. Als letzte Verbalkategorie ist vermutlich die Kategorie Modus mit ihrer Opposition Indikativ-Konjunktiv anzusetzen.

In diesem Zusammenhang ist auf einen bereits vorliegenden Therapievorschlag für die Behandlung des schweren Agrammatismus hinzuweisen. Auf der Basis von Beobachtungen zu syntaktischen Störungen bei Agrammatikern entwickelten SCHLENCK und Mitarbeiter (1989 und 1995) die sogenannte Reduzierte Syntaxtherapie (REST). Bemerkenswert ist bei diesem Ansatz unter anderem, daß als erste Verbformen Partizip II und Infinitiv verwendet werden. So wird in der Therapie mit Abfolgen von Objekt und infinitem Verb begonnen, die als elliptische Äußerungen elizitiert werden. In Therapiephase 1 werden NP-V-Strukturen wie beispielsweise *Kaffee getrunken* oder *Briefe schreiben* erarbeitet. Damit wird in REST, einem hauptsächlich syntaktisch orientierten Therapieansatz, aus der hier vertretenen Sichtweise mit der Erarbeitung aspektueller Verbformen begonnen (Vgl. dazu auch Kap. 5.4).

Aus den Ergebnissen der vorliegenden Untersuchung ergibt sich in Verbindung mit den Ergebnissen von SCHLENCK u.a. (1995) folgender Vorschlag für eine Wiedererwerbsreihenfolge bzw. für eine Abfolge von Therapieschritten zur Behandlung agrammatischer Störungen:

Therapiephase 1 (schwerer Agrammatismus)

Therapieziele:

Zugriff zu INFINITIV
Zugriff zu ASPEKT als erster Verbalkategorie

mögliche Übungsinhalte:

Präsenskontexte mit Infinitivformen füllen

Ausgehend von der Annahme, daß Infinitiv-Formen bei schwerem Agrammatismus zu den resistentesten verbalen Formen zählen, bietet sich als erste Übungssituation die Konfrontation mit Präsenskontexten bzw. tempusneutralen Kontexten an, in denen Infinitiv-Formen produziert werden sollen. Da diese Formen bzw. kategorialen Inhalte der kanonischen Sprechersituation JETZT entsprechen, muß keine Versetzung des Sprecherstandpunktes in der zeitlichen Dimension erfolgen. Deshalb eignet sich für die Anbahnung von Infinitivformen in Präsenskontexten neben Bildmaterialien auch das gestische und mimische Darstellen von

Tätigkeiten. Eine hilfreiche Darstellung für den Therapieaufbau von Infinitiv-Formen findet sich auch bei SCHLENCK u.a. (1995).
Beispiele für Zielformen: *schreiben, lachen, sägen, trinken.*

PAST-Kontexte mit Partizip II-Formen füllen

Neben Infinitiv-Formen für Präsenskontexte werden als erste Verbformen Partizip II-Formen für PAST-Kontexte angeboten. Partizip II-Formen transportieren das grammatische Merkmal der Abgeschlossenheit einer Handlung. Deshalb eignet sich für die Elizitierung der aspektuellen Partizip II-Formen Bildmaterial mit der Darstellung vollendeter, abgeschlossener Handlungen. Ebenso bieten sich Handlungen aus dem Alltag an, die der Patient zum Zeitpunkt der Therapie bereits abgeschlossen hat. Zahlreiche Anregungen für die Gestaltung passender Übungssituationen sind ebenfalls bei SCHLENCK u.a. (1995) zu finden.
Beispiele für Zielformen: *aufgestanden, Zähne geputzt, gefrühstückt, gelesen*, etc.

Therapiephase 2 (mittelschwerer Agrammatismus)

Therapieziel:

Zugriff zu ersten Tempusformen

mögliche Übungsinhalte:

Präsenskontexte mit Indikativ Präsens-Formen füllen

Stimuluskontexte sind, ähnlich wie bei Phase 1, präsentische Situationen aus dem konkreten Umfeld des Patienten oder übermittelt durch Bildmaterial. Elizitiert werden Indikativ Präsens-Formen.
Beispiele für Zielformen: *sie ißt, er schreibt, die Frau bügelt, der Junge spielt,* etc.

PAST-Kontexte mit Perfekt- und Imperfektformen füllen

Wird die Verwendung von Partizip II-Formen sicher beherrscht, können temporale Formen zur Bezeichnung von vergangenen Handlungen angebahnt werden. Es werden Stimulussituationen mit PAST-Kontexten konstruiert, die die Verwendung von Perfekt- oder Imperfektformen verlangen. Für die Entscheidung, welche der beiden Formen als erstes behandelt werden soll, spielt die dialektale Herkunft des Patienten eine entscheidende Rolle.
Beispiele für Zielformen: *er hat gegessen, sie hat gebügelt, er schrieb,* etc.

Therapiephase 3 (leichter Agrammatismus, Restaphasien)

Therapieziele:

Zugriff zu TEMPUS
Zugriff zu MODUS

Übungsinhalte:

Präsenskontexte mit Indikativ Präsens-Formen füllen

(Vergleiche Phase 2)

PAST-Kontexte mit Perfekt-, Imperfekt- und Plusquamperfektformen füllen
Hinsichtlich Perfekt- und Imperfektformen vergleiche Phase 2. Zur Anbahnung von Plusquamperfektformen sind Kontexte zu eröffnen, die eine Versetzung des Sprechers auf einen Punkt in der Vergangenheit erfordern, von dem aus auf einen noch früheren Zeitpunkt verwiesen wird, z.B.: *Nachdem er getankt hatte, fuhr er auf die Autobahn*

Futurkontexte mit Präsens- und Futurformen füllen
Für die Elizitation von Futurformen ist die Schaffung von Kontexten erforderlich, die eine Versetzung des Sprechers nach vorne in der zeitlichen Dimension verlangen. Hier bieten sich beispielsweise Pläne an, die der Patient für die Zukunft schmiedet. Beispiele für Zielformen: *ich werde fahren, sie wird kommen, er wird arbeiten,* etc.

Konjunktivkontexte mit Konjunktiv II-Formen füllen
Um Konjunktiv II-Formen zu elizitieren, müssen nicht-reale Kontexte geschaffen werden, die eine Versetzung des kanonischen Sprecherstandpunkts REAL auf einen nicht-realen Standpunkt hin bewirken. Die damit verbundene Reduzierung des Faktizitätsgehalts der betreffenden Handlung muß mit Konjunktiv II-Formen ausgedrückt werden. Mögliche Stimulussituationen sind beispielsweise Gespräche über nicht erfüllte Wünsche, über die der Sprecher spekuliert („Was wäre, wenn...“). Eine weitere Möglichkeit bieten Gegebenheiten, die aus der Sicht des Sprechers nicht optimal ablaufen. Der Sprecher äußert Alternativen, wie man die betreffenden Situationen besser lösen könnte.
Beispiele für Zielformen: *ich würde fliegen, ich würde kaufen, wir wären gekommen,* etc.

Die hier genannten Beispiele für mögliche Therapieziele, Übungsabläufe und verwendete Zielformen sind als erste Vorschläge für ein Therapieprogramm zu verstehen. Sie sollen den Therapie“rohling“ illustrieren und erheben weder Anspruch auf Vollständigkeit noch auf die notwendige Ausführlichkeit. Die Angemessenheit dieses Vorschlags wird in entsprechenden Therapiestudien zu prüfen sein. Derartige Untersuchungen dürften auch weitere Informationen hinsichtlich einer noch genaueren Untergliederung der Therapieschritte liefern.

Da wir es bei der Behandlung von Verbalkategorien mit deiktischen Kategorien zu tun haben, wird der Faktor „Kontext“ eine zentrale Rolle spielen. Die markierten Formen der Kategorien Tempus und Modus, wie z.B. Perfekt oder Konjunktiv, zeichnen sich dadurch aus, daß sich der Sprecher vom kanonischen Standpunkt JETZT bzw. REAL auf einen davon abweichenden Punkt (NICHT-JETZT bzw. NICHT-REAL) versetzt. Es ist naheliegend, daß diese Versetzung leichter möglich ist, wenn sich der Sprecher in echten und ihm vertrauten Kontexten bewegt, als wenn er die Kontexte erst fiktiv eröffnen muß. Das hat für die Therapie dieser Kategorien zur Folge, daß sich die herkömmlichen Satzergänzungsaufgaben nur bedingt eignen. Erschwerend kommt bei Satzergänzungsaufgaben hinzu, daß meist mit jedem Übungssatz auch ein neuer Kontext geschaffen wird. Besser eignet sich vermutlich die Eröffnung passender Kontexte durch entsprechendes Bildmaterial, das Situationen bzw. Handlungen eindeutig darstellt. Eine optimale Voraussetzung zur Therapie verbalgrammatischer Störungen stellen vermutlich Kontexte dar, die den Patienten persönlich betreffen, wie etwa selbst erlebte Ereignisse, persönliche Wünsche oder Pläne. Solche Kontexte ermöglichen es, daß sich eine echte „Origo" im BÜHLERschen Sinn etablieren kann. Während bei der Verwendung von in der Regel unpersönlichem Bildmaterial die Origo fiktiv etabliert werden muß, kann bei Kontexten mit persönlichem Bezug eine authentische Sprechsituation hergestellt werden, bei der der Patient selbst den Ausgangspunkt der Handlung darstellt und damit von seiner ihm eigenen Origo ausgehen kann.

5.9 Abschließende Betrachtung und Ausblick auf zukünftige Forschungsinhalte

Mit Hilfe von zwei Fallstudien wird in der vorliegenden Arbeit versucht, im Bereich des Agrammatismus das Abbauverhalten grammatischer Kategorien zu untersuchen. Als Handwerkszeug wird der auf Roman JAKOBSON zurückgehende Markiertheitsansatz verwendet. Dieser Ansatz zeichnet sich dadurch aus, daß er sich auf wahrnehmungspsychologische Mechanismen zurückführen läßt, von denen anzunehmen ist, daß sie unsere gesamten Fähigkeiten, Sinnesreize zu verarbeiten und adäquat zu handeln, bestimmen. Das Figur-Grund-Schema, die Strukturierung der einströmenden Sinnesreize in neutrale und hervorstechende - „markierte" - Elemente wird als grundlegender Mechanismus zur Bewältigung der Lebensumwelt angenommen. Vor dem Hintergrund eines funktional orientierten Grammatikmodells, das auf diesen Annahmen zur menschlichen Wahrnehmung und Neurophysiologie basiert, wird der bislang wenig beachtete Ansatz der Markiertheitstheorie auf seinen Erklärungswert für aphasische Abbauprozesse hin überprüft.

Die Ergebnisse der vorliegenden Arbeit deuten darauf hin, daß der hierarchische Aufbau von Sprache mit den Mitteln der Markiertheits- und Natürlichkeitstheorie beschreibbar ist. Die exemplarische Untersuchung von Verbalkategorien bei Agrammatismus stützt die Vermutung, daß sich die angenommenen Hierarchien in Form eines regelgeleiteten Abbaus der betreffenden sprachlichen Entitäten sichtbar machen läßt. Es zeigt sich, daß die von den Markiertheits- und Natürlichkeitstheoretikern formulierte Erwartung, daß bei Aphasie markierte Elemente tendenziell durch ihre unmarkierten Entsprechungen ersetzt werden, für den Bereich der Verbalkategorien bestätigt werden könnte. Der an diesen zwei Fallbeispielen gewonnene Befund wird in weiteren Untersuchungen mit einem größeren Probandenumfang überprüft werden müssen, um die Anwendbarkeit der Markierheitstheorie auf einer noch breiteren Basis abzuklären.

Die Ergebnisse der beiden Fallstudien agrammatisch sprechender Patienten bestätigen den Markiertheitsansatz als eine wertvolle Perspektive in der gegenwärtig eher formal ausgerichteten Forschungslandschaft. Die Anwendungsmöglichkeiten sowohl in der theoretischen Linguistik als auch in der klinischen Praxis wurden im letzten Kapitel dargestellt. Dennoch darf nicht übersehen werden, daß die Anwendung dieses Ansatzes im Bereich der Psycho- und Neurolinguistik noch am Anfang steht. So wird in weiteren Untersuchungen zu klären sein, wie weit sich der Anwendungsbereich des Markiertheitsansatzes erstreckt und wo seine Grenzen liegen. Dies betrifft vor allem die Frage der Anwendbarkeit auf das dem Agrammatismus verwandte Störungsbild des Paragrammatismus sowie die Spracherwerbsforschung und die Versprecherlinguistik.

Wie bereits in der Einleitung dargestellt wurde, gelten für den Paragrammatismus - bleibt man bei JAKOBSONs Annahmen zu aphasischen Störungen - vermutlich nicht die gleichen Abbautendenzen wie sie beim Agrammatismus zu finden sind. Da es sich beim Paragrammatismus um eine Störung der Selektion aus den grammatischen Parametern handelt, sind hier im Gegensatz zum Agrammatismus keine hierarchischen Abbaumuster zu erwarten. Eher ist mit einem willkürlichen oder zumindest unregelmäßigen Abbau grammatischer Paradigmen zu rechnen. Gezielte Fallstudien zu Abaumustern grammatischer Kategorien bei Paragrammatismus unter Anwendung der Markiertheitstheorie stehen derzeit noch aus.

Aufschlußreich dürfte auch eine gründliche Beschreibung des Erwerbs von Verbalkategorien in der Sprachentwicklung deutschsprachiger Kinder sein. Hier verspricht vor allem die Untersuchung von Partizip II-Formen im ungestörten Spracherwerb sowie in der Sprache dysgrammatischer Kinder interessante Hinweise. Erste Arbeiten unter Anwendung des Markiertheitsansatzes liegen dafür bereits vor (Vgl. KRUSE 1995).

Versprecher, die ähnlich wie aphasische Fehlleistungen mittlerweile eine wesentliche Rolle bei der Erforschung des Sprachproduktionsprozesses spielen, sind ein weiterer Bereich, der sich zur Beschreibung mit Hilfe von Markiertheitswerten anbietet. Da Versprecher Fehlleistungen der Sprecher darstellen, ist es naheliegend, hier ebenso wie bei aphasischen Paraphasien Markiertheitsabbau anzunehmen. Bei den Verursachern von Versprechern ist jedoch zu berücksichtigen, daß es sich hier um ein neurologisch gesundes Untersuchungsklientel handelt. Während bei Aphasikern von einem beeinträchtigten Sprachsystem ausgegangen werden muß, das nach Ökonomie und Kompensation strebt, zeichnen sich gesunde Sprecher durch stabile Sprachverarbeitungssysteme aus. Aus diesem Grund würde bei Versprechern eine Steigerung an Komplexität und ein damit verbundener Markiertheitsaufbau nicht überraschen.

Zu Klärung dieser Annahmen sind weitere Untersuchungen notwendig, die die Gegenüberstellung von Sprechern mit stabilen und instabilen Systemen, von hirnorganisch gesunden und erkrankten Sprechern sowie von agrammatischen und paragrammatischen Sprechern abdecken.

Weiterhin wird zu prüfen sein, inwieweit die im Rahmen des Frequenzansatzes von STEMBERGER (1985a) gewonnen Ergebnisse sich mit Erkenntnissen aus der Markiertheitsforschung ergänzen, mit ihnen kompatibel sind oder ihnen möglicherweise widersprechen An dieser Stelle soll auf den gelegentlich geäußerten Einwand eingegangen werden, Markiertheit sei letztlich nichts anderes als Frequenz, die unmarkierten Elemente seien eben die häufigeren Elemente, die markierten die weniger häufigen. Der Faktor „Frequenz" bietet sich als attraktive Erklärung für aphasische Störungsmuster durchaus an. STEMBERGER (1985a) führt an, daß häufige Morpheme bei Aphasien seltener gestört sind als seltenere Morpheme, und vermutet deshalb in der Frequenz sprachlicher Einheiten das entscheidende Kriterium für die Störbarkeit bei Aphasien. Frequenzphänomene relativieren sich jedoch, wenn man sie aus der Perspektive der Markiertheitstheorie betrachtet. Die Vertreter dieses Ansatzes weisen darauf hin, daß eine Einheit nicht deswegen markiert bzw. unmarkiert ist, weil sie selten bzw. häufig vorkommt (z.B. TRUBETZKOY 1958:234f, ANDERSEN 1989:29f). Vielmehr ist davon auszugehen, daß ein unmarkiertes Element grundsätzlich dazu neigt, in der Häufigkeit anzusteigen, da es den Normen oder dem System der jeweiligen Sprache entspricht (ANDERSEN 1990:30). Die Markiertheitstheoretiker betrachten daher Frequenz als ein Epiphänomen von Markiertheit, und nicht umgekehrt. Das zeigt sich zum Beispiel auch daran, daß es unmarkierte Elemente gibt, die ihre Eigenschaft nicht in einer entsprechend hohen Frequenz widerspiegeln (TRUBETZKOY 1958:235).

Schließlich muß überprüft werden, ob die Ergebnisse aus dem Verbalbereich auf weitere Gebiete, wie beispielsweise den Bereich der Nominalkategorien oder die Syntax, übertragbar sind. Ausgehend von den Befunden zu phonologischen Störungen und den Ergebnissen der vorliegenden Untersuchung kann vermutet werden, daß sich der hierarchische Aufbau der Sprache bzw. hierarchische Störungsmuster auch in weiteren Bereichen der Sprache finden lassen. Wegbereitend ist in diesem Zusammenhang der Ansatz von MAYERTHALER und FLIEDL (1995), die unter Einbeziehung von CHOMSKYS GB-Theorie ein Syntaxmodell unter natürlichkeitstheoretischen Gesichtspunkten entwerfen.

Ein weiteres interessantes Projekt dürfte schließlich die Einbeziehung von psycholinguistischen Prozeßmodellen darstellen. Neben dem Modell von LEVELT (1989), das die Sprachproduktion von der Konzeption einer Mitteilung bis hin zur artikulatorischen Realisation einer sprachlichen Entität konzipiert, bietet sich auch das konnektionistische Modell von STEMBERGER (1985b) als Arbeitsgrundlage an (vgl. auch SCHADE 1997). Als zentrale Fragestellung wird zu klären sein, inwieweit das Einsetzen von markiertheitsgeleiteten Steuermechanismen bestimmten Stufen des Sprachverarbeitungsprozesses zugeordnet werden können.

Um Störungshierarchien erfolgreich nachzuweisen, das soll an dieser Stelle noch einmal betont werden, müssen bestimmte Bedingungen erfüllt sein. Als erstes muß sich die Suche nach Abbauhierarchien an Oppositionen orientieren. Diese Oppositionen müssen privativer Natur sein, das heißt, sie müssen sich durch Pole mit unterschiedlicher Wertigkeit bzw. Markiertheit auszeichnen. Weiterhin ist erforderlich, daß das zu untersuchende Gebiet von theoretisch-linguistischer Seite vorbearbeitet wurde. Die hierarchische Strukturierung des Untersuchungsgegenstandes im Sinne einer Darlegung des Oppositionengefüges aus markiertheitstheoretischer Perspektive muß geklärt sein. Bei der Anwendung der Markiertheitstheorie auf sprachpathologische Phänomene darf nicht übersehen werden, daß dieser Ansatz nur für solche Teile der Sprache möglich ist, die hierarchisch organisiert sind, das heißt, nach privativen Oppositionen aufgebaut sind.

Der Rahmen der Arbeit erweitert sich dadurch, daß neben der grammatischen Deixis auch Teile der lexikalischen Deixis in die Untersuchung miteinbezogen werden. Diese Erweiterung ist durch die Annahme motiviert, daß die Störanfälligkeit sprachlicher Elemente durch ihre jeweiligen Anteile an den verschiedenen semiotischen Funktionen bestimmt wird. Neben dem Prinzip der Markiertheit wird auch hierin Erklärungspotential für aphasische Phänomene postuliert, weshalb auch von einem „semiotischen Ansatz" gesprochen wird. In Hinblick auf weitere Untersuchungen agrammatischer Sprache wird die These favorisiert, daß die Anteile an den Zeichenfunktionen „ikonisch/ deiktisch/ symbolisch" einen wesentlichen Einfluß auf das Störungsverhalten sprachlicher Elemente ausüben.

6. Zusammenfassung

Obwohl agrammatische Symptome mittlerweile differenziert beschrieben werden, ist über einen Mechanismus, der die Regelhaftigkeit dieser Fehlbildungen bestimmt, wenig bekannt. Die Frage nach einem übergreifenden Prinzip für aphasische Störungen nimmt derzeit eher einen exotischen Status ein. Einen Ansatz, der sich dieser Forschungslücke zuwendet, stellt die Markiertheits- und Natürlichkeitstheorie dar, die in ihren Wurzeln bis in die strukturalistische Arbeit der Prager Schule in den dreißiger Jahren zurückreicht. In der vorliegenden Arbeit sollte die Anwendbarkeit dieser Theorie auf aphasische Störungen im Bereich der Verbalkategorien überprüft werden. Markiertheitstheoretiker in der Tradition von TRUBETZKOY (1958) und JAKOBSON (1932/1971, 1944/1982) gehen davon aus, daß Sprache ein System ist, dessen Elemente in binären Oppositionen organisiert sind. Diese Oppositionen zeichnen sich dadurch aus, daß die beiden Pole hinsichtlich des auszudrückenden Inhalts oder Merkmals nicht gleichrangig, sondern hierarchisch strukturiert sind. Der merkmalsneutrale Pol gilt als das unmarkierte, der merkmalstragende Pol als das markierte Element der Opposition. Diese Grundstruktur findet sich auch bei grammatischen Kategorien wieder. Eine grammatische Kategorie ist laut JAKOBSON (1957/1971) dann - und nur dann - vorhanden, wenn zwei grammatische Elemente in Opposition zueinander stehen. Diese Opposition muß zudem eine hierarchische Struktur aufweisen. So konstituiert sich die grammatische Kategorie Tempus aus der Opposition präsentischer und nicht-präsentischer Formen. Präsens wird als das unmarkierte Element betrachtet, das sich bezüglich möglicher Tempusshiftings neutral verhält und der Präsupposition JETZT entspricht. Die nicht-präsentischen Formen gelten gegenüber den präsentischen Formen als die markierten Elemente der Kategorie Tempus. Sie dienen dazu, eine Abweichung von der Präsupposition JETZT anzuzeigen. Dementsprechend dient die Kategorie Modus dazu, die Abweichung von der Präsupposition REAL auszudrücken und anzuzeigen, daß ein Sachverhalt auf die irreale Ebene verlagert wird. In der Markiertheits- und Natürlichkeitstheorie wird davon ausgegangen, daß derartige Präsuppositionen aus den Eigenschaften des prototypischen Sprechers entstehen. Man nimmt an, daß die egozentrische Wahrnehmung des Menschen immer von ICH/ HIER/ JETZT ausgeht, solange keine Abweichung von diesem Standpunkt signalisiert wird. Es wird davon ausgegangen, daß die Präsuppositionen bzw. die Abweichungen von diesen Präsuppositionen die unterschiedlich markierten Pole grammatischer Kategorien konstituieren (Vgl. LEISS 1992).

Aus der Markiertheitstheorie entwickelte sich die sogenannte Natürlichkeitstheorie, die davon ausgeht, daß diese unterschiedlichen Markiertheitsverhältnisse sprachliche Prozesse wie Sprachwandel, Spracherwerb oder Sprachabbau steuern. Aphasien als neurologische Störungen infolge zerebraler Schädigungen bilden mit ihrer offensichtlichen Systematik der Ausfälle einen der Forschungsbereiche der Natürlichkeitstheorie. Es wird angenommen, daß bei Aphasie Markiertheitsabbau stattfindet. Ausgehend von Beobachtungen an Störungen des Phonemsystems entstand die Hypothese, daß in einem System mehr markierte Elemente störungsanfälliger sind gegen aphasische Störungen als die jeweils weniger markierten Elemente. Derartige Hypothesen wurden bereits in den 40er Jahren von JAKOBSON für den Bereich der Phonologie überprüft. JAKOBSON (1944/1982) zeigte, daß das Phonemsystem einer Sprache sich aus Oppositionen aufbaut, deren unterschiedliche Markiertheit offensichtlich die Reihenfolge des Erwerbs sowie des Verlusts bei Aphasie bestimmt. JAKOBSON (1956/1975) ging soweit, einen spiegelbildlichen Auf- und Abbau sprachlicher Elemente zu fordern und dies nicht nur für das Lautsystem, sondern für sämtliche Bereiche der Sprache.

In der vorliegenden Arbeit sollte überprüft werden, ob die Annahme des Markiertheitsabbaus bei Aphasie für den Bereich der Grammatik Aussicht auf Bestätigung hat. An den Verbalkategorien Tempus, Modus und Aspekt sollte exemplarisch untersucht werden, ob sich Abbaureihenfolgen, wie sie in der Phonologie festgestellt wurden, auch für den Bereich der Grammatik nachgewiesen werden können. Es galt also herauszufinden, ob sich grammatische Elemente bei Aphasie in einer bestimmten Reihenfolge abbauen. Dazu erschien es sinnvoll, die Untersuchung auf das Störungsbild des Agrammatismus zu beschränken, da nach dem JAKOBSONschen Modell (1956/1971) nur bei diesem Störungstypus mit einem systematischen, hierarchiegeleiteten Abbau zu rechnen ist. Der Paragrammatismus fällt nach dieser Beschreibung aus dem Untersuchungsfundus heraus, da er sich durch eine Störung der Selektion aus den grammatischen Paradigmen auszeichnet, was eine eher unregelmäßige Auswahl grammatischer Elemente wahrscheinlich macht. Da es sich bei Aphasien in der Regel nicht um progrediente Störungen handelt, können Abbaureihenfolgen nur anhand einer unterschiedlichen Störungsresistenz der einzelnen Elemente erstellt werden. Es wird versucht, ein Kontinuum zu erstellen, das bei Elementen beginnt, die eine geringe Störungsresistenz aufweisen, also bereits bei leichter Aphasie nicht mehr zugänglich sind, und bis zu solchen Elementen reicht, die eine hohe Störungsresistenz zeigen und auch bei schweren Aphasien noch zur Verfügung stehen.

Der Bereich der Verbalkategorien bietet sich für eine solche Untersuchung aus mehreren Gründen besonders an. Für den Spracherwerb konnte nachgewiesen werden, daß sich Aspekt als sehr frühe Kategorie vor Tempus entwickelt (STEPHANY 1985, STUTTERHEIM 1986). Über die Kreolsprachen wird berichtet, daß Tempus ebenfalls erst dann entsteht, wenn sich Aspekt ausgebildet hat (BICKERTON 1977). Außerdem scheint die Realisierung von Verbalkategorien im Wortverband ebenfalls nicht zufällig sondern hierarchisch organisiert zu sein. Wie eine Untersuchung von BYBEE (1985) zeigt, wird auch in strukturell unterschiedlichen Sprachen Aspekt am stammnähesten realisiert, gefolgt von Tempus und Modus. Modus wird in keiner der untersuchten Sprachen näher am Verbstamm realisiert als Aspekt oder Tempus. Eine wichtige Voraussetzung für die vorliegende Untersuchung stellt schließlich das Konzept von LEISS (1992) dar, in welchem die Verbalkategorien als ein nach strengen Regeln hierarchisch aufgebautes System erklärt werden. Die Kategorien Aspekt, Tempus und Modus werden in genau dieser Reihenfolge in einer Komplexitätshierarchie angeordnet. Basierend auf Beobachtungen von Grammatikalisierungsprozessen beschreibt LEISS mit Hilfe der Markiertheitstheorie, wie sich auf der Grundlage der Basiskategorie Aspekt alle weiteren Verbalkategorien aufbauen. Die aspektuelle Opposition [abgeschlossen] versus [unabgeschlossen], die im Deutschen in Form der Partizip II-Formen noch am besten sichtbar ist, bildet die Grundlage für die Herausbildung der Kategorie Tempus mit ihrer Opposition [vergangen] versus [nicht-vergangen]. Präsens bildet hier den unmarkierten Pol, der in Opposition zum nicht-präsentischen Pol mit den Elementen PAST (Perfekt und Präteritum), Plusquamperfekt und Futur steht. Die höchste Komplexität wird schließlich der Kategorie Modus in der Differenzierung zwischen realem und irrealem Pol zugeschrieben. Für die Kategorie Modus wird angenommen, daß sie erst durch die Reinterpretation bereits vorhandener temporaler Formen entstehen kann. Für die vorliegende Untersuchung wurden als wesentliche Repräsentanten der Kategorie Modus Indikativ und Konjunktiv II ausgewählt.

Die Grundlage dieses Komplexitätsaufbaus wird in der Funktion der Verbalkategorien gesehen, eine Abweichung vom kanonischen Standpunkt zu signalisieren. LEISS (1992) zeigt, wie die einzelnen Verbalkategorien es dem Sprecher ermöglichen, sich sprachlich von den Präsuppositionen des ICH/ HIER/ JETZT zu lösen und auf einem anderen Punkt der jeweiligen Dimension eine neue Perspektive anzuordnen. So signalisiert beispielsweise Tempus die Versetzung auf einen anderen Punkt in der temporalen Dimension, von dem aus alle weiteren Informationen neu berechnet werden. Mit Formen der Kategorie Modus kann eine Versetzung in der nächstkomplexen, nämlich der modalen Dimension angezeigt werden. Den Erklärungsrahmen für diese Prozesse bildet die Markiertheitstheorie. Der den Präsuppositionen des prototypischen Sprechers entsprechende Standpunkt wird durch die jeweils unmarkierten Elemente einer Kategorie zum Ausdruck gebracht. So kann Präsens solange verwendet werden, bis eine Abweichung von der Präsupposition JETZT stattfindet und mit Hilfe eines markierten Elements der Kategorie Tempus signalisiert werden werden muß. Beispielsweise kann mittels des markierten Elements „Präteritum" in der temporalen Dimension eine Versetzung des Sprecherstandpunkts auf einen Punkt vor dem Sprechzeitpunkt angeordnet werden. Ebenso strukturieren Indikativ und Konjunktiv als unmarkiertes bzw. markiertes Element der Kategorie Modus die modale Dimension. Mit Hilfe von Konjunktiv kann eine Abweichung von dem kanonischen Standpunkt REAL und damit die Versetzung auf eine irreale Ebene signalisiert werden.

In der Markiertheitstheorie wird angenommen, daß Markiertheit die Organisation grammatischer Elemente determiniert. Sowohl kategorieintern als auch kategorieübergreifend werden hierarchische Strukturen postuliert. Die aus dem Markiertheitsparadigma entstandene Natürlichkeitstheorie (MAYERTHALER 1977, 1981, DRESSLER 1977b, 1977c und WURZEL 1977) geht davon aus, daß derartige hierarchische Strukturen bei Aphasien in Form von Markiertheitsabbau sichtbar werden. Vor diesem Hintergrund wurde für die vorliegende Arbeit die Hypothese formuliert, daß bei Agrammatismus im Bereich der Verbalkategorien eine Störungshierarchie der Form Modus > Tempus > Aspekt wirksam wird. Das heißt, daß bei agrammatischen Störungen Modus am störungsanfälligsten, Aspekt dagegen am resistentesten sein müßte. Innerkategoriell wurde erwartet, daß der jeweils markierte Pol zu dem korrespondierenden unmarkiertem Pol abgebaut wird. Gemäß den Prognosen der Markiertheitstheoretiker müßten innerhalb der Kategorie Tempus nicht-präsentische Formen tendenziell durch präsentische Formen ersetzt werden. Innerhalb der Kategorie Modus müßte Konjunktiv tendenziell zu Indikativ abgebaut werden. Zur Überprüfung dieser Annahmen wurde im Rahmen von zwei Fallstudien eines leicht gestörten (HJH) und eines mittelschwer gestörten Agrammatikers (WZ) ein Spontansprachkorpus erstellt. In semistandardisierten Interviews wurde mit Hilfe lenkender Fragen nach vergangenen, zukünftigen und potentiellen Sachverhalten Formen der Kategorien Tempus und Modus erhoben. Die aufgezeichneten 2917 Äußerungen wurden mit Hilfe einer Datenbank ausgewertet. Zusätzlich zu dieser relativ freien Spontansprache wurde in einem zweiten Untersuchungsteil versucht, die zu untersuchenden Formen bzw. Kategorien gezielt zu elizitieren. Mit Hilfe von Stimulusbildern und enger Fragestellung wurden die Probanden mit obligatorischen Kontexten für Konjunktiv, PAST und Futur konfrontiert. Die gesamte Untersuchung wurde mit den beiden Agrammatikern HJH und WZ sowie mit fünf neurologisch gesunden Vergleichssprechern durchgeführt.

Die Auswertung der Sprachdaten ergab folgende Ergebnisse. PAST, Futur und Konjunktiv als die markierten Elemente der Kategorien Tempus und Modus werden von den untersuchten Agrammatikern seltener verwendet als von den Vergleichssprechern. Die unmarkierten Elemente der jeweiligen Kategorien, also Präsens und Indikativ, werden dagegen von den Agrammatikern präferiert, das heißt, sie werden häufiger verwendet als von der Vergleichsgruppe. Aus der Sicht der hier verwendeten Theorie gebrauchen die untersuchten Agrammatiker im Vergleich zu den nicht-aphasischen Sprechern seltener grammatische Kategorien, um eine Abweichung vom „natürlichen Sprecherstandpunkt" mit grammatischen Mitteln zu signalisieren. Modus als hochkomplexe Kategorie zeigt sich stark störungsanfällig. WZ mit mittelschwerem Agrammatismus verwendet diese Kategorie überhaupt nicht, HJH verwendet Konjunktiv sehr selten. Der Versuch, im zweiten Untersuchungsteil durch Schaffung spezifischer modaler Kontexte Konjunktiv II-Formen experimentell zu elizitieren, ergibt folgendes Bild. Während die Vergleichssprecher sich offensichtlich bereitwillig in modale Kontexte begeben und die erforderlichen Konjunktivformen verwenden, zeigen die untersuchten Agrammatiker dieses Verhalten nicht. HJH und WZ füllen die modalen Kontexte mit Indikativ Präsens-Formen oder Infinitivformen. Auffallend ist, daß der nur leicht gestörte Agrammatiker offensichtlich die modalen Kontexte wahrnimmt, sie aber statt mit der grammatischen Kategorie Modus mit *wenn - dann*-Konstruktionen füllt. Dieses Verhalten ist insofern interessant, als *wenn - dann*-Konstruktionen an sich bereits modal sind und beispielsweise im Chinesischen, das (noch) nicht über eine grammatische Kategorie Modus verfügt, zum Ausdruck modaler Inhalte verwendet wird.

Die Kategorie Tempus erweist sich im Vergleich zu Modus als weniger stark gestört. Sowohl HJH als auch WZ verwenden präsentische und nicht-präsentische Formen. Nach der JAKOBSONschen Definition haben damit beide Agrammatiker einen Zugang zur Kategorie Tempus. Im Vergleich zu den gesunden Probanden werden präsentische Formen deutlich häufiger verwendet als nicht-präsentische Formen. Zudem ist eine deutliche Anzahl von Substitutionen der Art PAST > Präsens sowie PAST > Partizip II zu beobachten. Das markierte Element Futur steht beiden Agrammatikern vermutlich nicht zur Verfügung. Auch in den experimentell gelenkten Äußerungen konnten keine Futurformen elizitiert werden. Wie bei der Kategorie Modus werden auch bei Tempus im Bereich der markierten Elemente die unterschiedlichen sprachlichen Fähigkeiten von HJH und WZ deutlich. HJH mit leichterem Agrammatismus äußert zwar ebenso wie WZ keine Futurformen, er bringt jedoch mit Hilfe von Modalverb- und/ oder Passivkonstruktionen eine

Zukünftigkeit der Handlungen zum Ausdruck. Die stark markierte Kategorie Plusquamperfekt wird von WZ mit mittelschwerem Agrammatismus nicht verwendet, HJH mit leichtem Agrammatismus zeigt diese Form dagegen in einer der nicht-aphasischen Gruppe vergleichbaren Häufigkeit.

Der auffallend gute Erhalt von Partizip II-Formen, der auch von anderen Befunden bestätigt wird, weist auf Aspekt als besonders störungsresistente Kategorie hin. Partizip II-Formen als „Reste" eines im Deutschen ehemals voll ausgebildeten Aspektparadigmas bringen heute noch die Abgeschlossenheit einer Handlung zum Ausdruck. Sie werden von den untersuchten Agrammatikern häufig ohne die erforderliche Anbindung an ein finites Verb produziert. Partizip II wird vor allem in PAST-Kontexten verwendet, weshalb vorgeschlagen wird, Partizip II in der vorliegenden Verwendung als Reduktionsform von PAST-Formen einzuordnen. Besonders der mittelschwer gestörte Agrammatiker zeigt eine deutliche Präferenz für nicht eingebundene Partizip II-Formen. Bemerkenswert erscheint, daß innerhalb der Gruppe der infiniten Formen Partizip II-Formen einen größeren Raum einnehmen als die Infinitive, die in einigen Fällen als Substitute für Präsensformen dienen. Es treten zudem keine formalen Fehler bei den verwendeten Partizip II-Formen auf. Das trifft selbst dann zu, wenn unregelmäßige Formen verwendet werden. Diese offensichtlich gute Resistenz von Partizip II-Formen spricht dafür, daß Aspekt im System der Verbalkategorien als Basiskategorie fungiert. Diese Annahme erhärtete sich in der vorliegenden Untersuchung eines leicht gestörten und eines mittelschwer gestörten Agrammatikers, sie könnte sich jedoch auch bei schwerem Agrammatismus bestätigen. SCHLENCK und Mitarbeiter (1995) berichten, daß bei schwerem Agrammatismus Verben entweder im Infinitiv oder im Partizip II erscheinen, wenn überhaupt Verben verwendet werden. Sie weisen außerdem darauf hin, daß auffallenderweise keine Formfehler auftreten, selbst wenn es sich um unregelmäßige Formen des Partizip II handelt. Für eine tragfähige Aussage über die Störungshierarchie von Verbalkategorien bei schwerem Agrammatismus werden vermutlich noch weitere Untersuchungen erforderlich sein.

Um den Bereich der Temporalität und Modalität vollständiger zu erfassen, wurden auch Temporaladverbien und Modalwörter in die Untersuchung miteinbezogen. Das heißt, zusätzlich zu den grammatischen Kategorien Tempus und Modus wurde auch die Verwendung korrespondierender lexikalischer Mittel untersucht. Dieser Schritt erschien vor allem aus zeichentheoretischer Sicht relevant. Für Grammatik und Lexikon werden, aus semiotischer Perspektive betrachtet, unterschiedliche Schwerpunkte in ihren Zeichenfunktionen angenommen. Temporaladverbien und Modalwörter sind Elemente des Lexikons und üben von daher primär ikonische Funktion aus. Zusätzlich wirken sie auch deiktisch, das heißt, sie sind sprecherabhängig und verweisen auf einen konkreten Sachverhalt im Kontext. Die Grammatik bzw. die Flexionsmorphologie hat dagegen ihren Schwerpunkt in den deiktischen Zeichenfunktionen. In den Bereichen Temporalität und Modalität „teilen" sich grammatische und lexikalische Elemente deiktische Funktionen. Es stellte sich daher die Frage, wie sich die beiden deiktischen Gruppen bei agrammatischen Störungen verhalten. Neben diesen unterschiedlichen Anteilen an den drei Zeichenfunktionen war ein unterschiedliches Störungsverhalten noch aus folgendem Grund zu erwarten. In der vorliegenden Arbeit wird davon ausgegangen, daß sich die deiktischen Zeichenfunktionen lexikalischer und grammatischer Ausdrucksmittel auch in ihrer Wirkung auf Sprecher bzw. Hörer unterscheiden. Während lexikalische Deiktika vom Standpunkt des Sprechers aus auf einen anderen Punkt der jeweiligen Dimension verweisen, lösen grammatische Kategorien eine Versetzung des Betrachterstandpunkts auf einen neuen Punkt aus, von dem aus erst sekundär verwiesen wird. Deshalb stellte sich für die Untersuchung agrammatischer Störungen zum einen die Frage, ob die verschiedenen deiktischen Ausdrucksmittel bei agrammatischen Störungen ein unterschiedliches Störungsverhalten zeigen. Außerdem war zu prüfen, ob eventuell die lexikalischen Deiktika bei Störungen im grammatischen Bereich kompensatorische Funktion übernehmen. Die Auswertung des Sprachkorpus ergab, daß die lexikalischen Deiktika, also Temporaladverbien und Modalwörter, bei den untersuchten Agrammatikern gut erhalten waren. Eine kompensatorische Wirkung lexikalischer Deiktika als Reaktion auf Störungen im grammatischen Bereich konnte jedoch nicht festgestellt werden. Was die Rolle der verschiedenen Deiktika bei aphasischen Störungen betrifft, werden noch eingehendere Untersuchungen erforderlich sein.

Pointiert ausgedrückt sprechen die Ergebnise der vorliegenden Untersuchung dafür, daß bei Agrammatismus im Bereich Grammatik tendenziell Markiertheitsabbau stattfindet. Die grammatischen Abweichungen verlaufen in der Richtung von markiert hin zu unmarkiert. Die umgekehrte Fehlerrichtung konnte nicht beobachtet werden. Ebenso bestätigen die erhobenen Sprachdaten die Annahme einer Störungshierarchie, in der Aspekt über die größte Störungsresistenz verfügt, Tempus stärker gestört ist als Aspekt sowie Modus sich durch die stärkste Störungsanfälligkeit ausweist.

Als Forschungsperspektive könnte man folgendes Bild zeichnen. Es gibt Anhaltspunkte dafür, daß Markiertheit ein deutliches Erklärungspotential für agrammatische Störungen besitzt. Im Bereich der Phonologie konnte nachgewiesen werden, daß Abbauprozesse nach Markiertheitsgesetzen ablaufen. Die Ergebnisse der vorliegenden Arbeit sprechen dafür, daß auch im Bereich der Grammatik bei Aphasie Markiertheitsabbau stattfindet, zumindest was das Störungsbild des Agrammatismus betrifft. Hier bieten sich weitere Untersuchungen an, beispielsweise zu Abbauregelmäßigkeiten bei Nominalkategorien oder im Bereich der Syntax. Die Ergebnisse der Arbeit weisen darüber hinaus darauf hin, daß die unterschiedlichen Anteile der einzelnen sprachlichen Ebenen an den symbolischen, ikonischen und deiktischen Zeichenfunktionen einen entscheidenden Einfluß auf die Störungsresistenz gegenüber aphasischen Störungen ausüben. Für die Aphasietherapieforschung implizieren die Befunde zum Markiertheitsabbau grammatischer Kategorien die Möglichkeit zur Erstellung von Wiedererwerbsreihenfolgen. In der Arbeit wird schließlich gezeigt, wie auf der Grundlage solcher Remissionsabfolgen systematisch aufgebaute Therapieprogramme für die Behandlung aphasischer Störungen im Bereich der Grammatik konzipiert werden können.

Literatur

ABEND, Bernhard (1985): Grundlagen einer Methodologie der Sprachbeschreibung. Kritische Untersuchungen zur Einheit von Linguistik und Literaturwissenschaft. Würzburg

ABRAHAM, Werner/ JANSSEN, Theo (Hg.) (1989): Tempus-Aspekt-Modus. Die lexikalischen und grammatischen Formen in den germanischen Sprachen. Tübingen

ADMONI, Wladimir (1982): Der deutsche Sprachbau. München. 4. Auflage [Erstmals erschienen 1966]

ANDERSEN, Henning (1989): Markedness - the First 150 Years. In: TOMIC, Olga M.: Markedness in Synchrony and Diachrony. Berlin u.a., S. 11-46

ANDERSSON, Sven-Gunnar (1989): Zur Interaktion von Temporalität, Modalität, Aspektualität und Aktionsart bei den nichtfuturischen Tempora im Deutschen, Englischen und Schwedischen. In: ABRAHAM/ JANSSEN, S. 27-49

APEL, Karl-Otto (1973): Transformation der Philosophie. Band 2: Das Apriori der Kommunikationsgemeinschaft. Frankfurt am Main

APEL, Karl-Otto (1975): Der Denkweg von Charles Sanders Peirce. Eine Einführung in den amerikanischen Pragmatismus. Frankfurt am Main

AVERY, Peter/ RICE, Keren (1992): Segment Structure and Coronal Underspecification. In: Phonology 6, 179-200

BALLWEG, Joachim (1988): Die Semantik der deutschen Tempusformen. Düsseldorf

BARTSCH, Werner 1980: Tempus, Modus, Aspekt. Die systembildenden Ausdruckskategorien beim deutschen Verbalkomplex. Frankfurt am Main

BATES, Elizabeth/ FRIEDERICI, Angela/ WULFECK, Beverly (1987): Grammatical Morphology in Aphasia: Evidence from Three Languages. In: Cortex 23, 545-574

BATTISTELLA, Edwin, L. (1990): Markedness: The Evaluative Super-structure of Language. New York

BÄUERLE, Rainer (1979): Temporale Deixis, temporale Frage. Tübingen

BENSON, Frank D./ ARDILA, Alfredo (1996): Aphasia. A Clinical Perspective. New York u.a.

BENVENISTE, Emile (1977): Probleme der allgemeinen Sprachwissenschaft. Frankfurt am Main [Erstmals erschienen 1972]

BERG, Thomas (1992): Phonological Harmony as a Processing Problem. In: Journal of Child Language 19, 225-257

BERKO GLEASON, Jean (1978): The Acquisition and Dissolution of the English Inflectional System. In: CARAMAZZA/ ZURIF 1978, S. 109-120

BERKO GLEASON, Jean (1982): Converging Evidence for Linguistic Theory from the Study of Aphasia and Child Language. In: OBLER/ MENN, S. 347-356

BERKO GLEASON, Jean/ GOODGLASS, Harold/ GREEN, Eugene/ ACKERMANN, Nancy/ HYDE, Mary R. (1975): The Retrieval of Syntax in Broca's Aphasia. In: Brain and Language 2, 451-471

BICKERTON, Derek (1977): Pidginization and Creolization: Language Acquisition and Language Universals. In: VALDMAN, A. (Hg.): Pidgin and Creole Linguistics. Bloomington, S. 49-69

BLANKEN, Gerhard (Hg.) (1991): Einführung in die linguistische Aphasiologie. Theorie und Praxis. Freiburg

BLUMSTEIN, Sheila (1973): A Phonological Investigation of Aphasic Speech. The Hague

BORETZKY, NORBERT (1983): Kreolsprachen, Substrate und Sprachwandel. Wiesbaden

BORETZKY, N./ DRESSLER, W./ ORESNIK, J./ TERZAN, K./ WURZEL, W. (Hg.) (1995): Natürlichkeitstheorie und Sprachwandel. Teorija navranosti in jezikovno spreminjanje. Beiträge zum internationalen

Symposium über „Natürlichkeitstheorie und Sprachwandel" an der Universität Maribor vom 13.5.-15.5.1993. Bochum

BRONS-ALBERT, Ruth (1982): Die Bezeichnung von Zukünftigem in der gesprochenen deutschen Standardsprache. Tübingen

BROWN, Roger (1973): A First Language: The Early Stages. Cambridge

BÜHLER, Karl (1982): Sprachtheorie. Die Darstellungsfunktion der Sprache. Stuttgart u.a. [Erstmals erschienen 1934]

BYBEE, Joan L. (1985): Morphology. A Study of the Relation between Meaning and Form. Amsterdam/ Philadelphia

CALBERT, Joseph P. / VATER, Heinz (1975): Aspekte der Modalität. Tübingen

CAPLAN, David (1987): Neurolinguistics and Linguistic Aphasiology. New York u.a.

CARAMAZZA, Alfonso/ ZURIF, Edgar B. (Hg.) (1978): Language Acquisition and Language Breakdown. Baltimore

CHOMSKY, Noam (1981): Lectures on Government and Binding. Dordrecht

COMRIE, Bernard (1981): On Reichenbachs Approach to Tense. Papers from the 17th Regional Meeting. Chicago Linguistic Society. Chicago

COMRIE, Bernard (1985): Tense. Cambridge

CRYSTAL, David (1982): Profiling Linguistic Disability. London

CRYSTAL, David (1987): Linguistic Encounters Language Handicap. Oxford [Erstmals erschienen 1984]

CRUSE, D.A. (1986): Lexical Semantics. Cambridge

DE BLESER, Ria (1987): From Agrammatism to Paragrammatism: German Aphasiological Traditions and Grammatical Disturbances. In: Cognitive Neuropsychology 4, 187-256

DE VILLIERS, Jill G. (1974): Quantitative Aspects of Agrammatism in Aphasia. In: Cortex 10, 36-54

DE VILLIERS, Jill G. (1978): Fourteen Grammatical Morphemes in Acquisition and Aphasia. In: CARAMAZZA/ ZURIF, S. 121-144

DE VILLIERS, Jill G./ DE VILLIERS, Peter A. (1973): A Cross-Sectional Study of the Acquisition of Grammatical Morphemes in Child Speech. In: Journal of Psycholinguistic Research (2) 3, 267-278

DENNIS, Maureen/ WIEGEL-CRUMP, Carol Ann (1979): Aphasic Dissolution and Language Acquisition. In: Studies in Neurolinguistics 4, 211-224

DIEWALD, Gabriele M. (1991): Deixis und Textsorten im Deutschen. Tübingen

DIK, Simon C. (1989): The Theory of Functional Grammar. Dordrecht

DONEGAN, Patricia/ STAMPE, David (1979): The Study of Natural Phonology. In: DINNSEN, Daniel (Hg.): Current Approaches to Phonological Theory. London, S. 126-173

DONHAUSER, Karin (1986): Der Imperativ im Deutschen. Hamburg

DRESSLER, Wolfgang U. (1968): Studien zur verbalen Pluralität. Iterativum, Distributivum, Durativum, Intensivum in der allgemeinen Grammatik, im Lateinischen und Hethitischen. Wien (Österreichische Akademie der Wissenschaften, Philosophisch-historische Klasse; Sitzungsberichte, 259, 1. Abhandlung)

DRESSLER, Wolfgang U. (1977a): Grundfragen der Morphonologie. Wien

DRESSLER, Wolfgang U. (1977b): Morphonological Disturbances in Aphasia. In: Wiener linguistische Gazette 14, 3-11

DRESSLER, Wolfgang U. (1977c): Elements of a Polycentristic Theory of Word Formation. In: Wiener linguistische Gazette 15, 13-32

DRESSLER, Wolfgang U. (1985): On the Predictiveness of Natural Morphology. In: Journal of Linguistics 21, 321-337

DRESSLER, Wolfgang U./ STARK, Jacqueline A. (1988): Linguistic Analyses of Aphasic Language. New York

DRESSLER, Wolfgang U./ STARK, Jacqueline A. (1990): Agrammatism in German: Two Case Studies. In: MENN/ OBLER, S. 281-442

DRESSLER, Wolfgang U./ MAYERTHALER, Willi/ PANAGL, Oswald/ WURZEL, Wolfgang U. (1987): Leitmotifs in Natural Morphology. Amsterdam/ Philadelphia

EHRICH, Veronika (1983): *Da* im System der lokalen Demonstrativadverbien des Deutschen. In: Zeitschrift für Sprachwissenschaft 2, 197-219

EHRICH, Veronika (1992): Hier und Jetzt. Studien zur lokalen und temporalen Deixis im Deutschen. Tübingen

EHRICH, Veronika/ VATER, Heinz (1989): Das Perfekt im Dänischen und Deutschen. In: ABRAHAM/ JANSSEN, S. 103-132

EISENBERG, Peter (1994): Grundriß der deutschen Grammatik. Stuttgart. 4. Auflage

ENGEL, Ulrich (1996): Deutsche Grammatik. Heidelberg. 3. Auflage

ERBAUGH, Mary S. (1978): Acquisition of Temporal and Aspectual Distinctions in Mandarin. In: Papers and Reports on Child Development 15, 30-37

FABRICIUS-HANSEN, Cathrine (1986): Tempus fugit. Über die Interpretation temporaler Strukturen im Deutschen. Düsseldorf

FREUD, Sigmund (1992): Zur Auffassung der Aphasien. Frankfurt am Main [Erstmals erschienen 1891]

FREUND STAPP, Yvonne (1990): Tense-Modality-Aspect in Agrammatism. A Systematic Analysis in Verb Deficit. Dissertation. Graduate School of Georgetown University, Washington D.C.

FRÖSCHELS, Erich (1918): Kindersprache und Aphasie. Tübingen

GLINZ, Hans 1994: Grammatiken im Vergleich. Tübingen

GOLDSTEIN, Kurt (1948): Language and Language Disturbances. New York

GOODGLASS, Harold/ BERKO GLEASON, Jean/ ACKERMAN BERNHOLTZ, Nancy/ HYDE, Mary R. (1972): Some Linguistic Structures in the Speech of Broca's Aphasics. In: Cortex 8, 191-212

GOODGLASS, Harold/ BERKO, Jean (1960): Agrammatism and Inflectional Morpho-logy in English. In: Journal of Speech and Hearing Research 10, 257-267

GOODGLASS, Harold/ HUNT, J. (1958): Grammatical Complexity and Aphasic Speech. In: Word 14, 197-207

GOODGLASS, Harold/ MAYER, J. (1958): Agrammatism in Aphasia. In: Journal of Speech and Hearing Disorders 23, 99-111

GOODGLASS, Harold/ KAPLAN, Edith (1983): The Assessment of Aphasia and Related Disorders Stimulus Cards, 2. Ausgabe. Philadelphia

GOODGLASS, Harold (1993): Understanding Aphasia. San Diego

GREWENDORF, Günther (1995): Präsens und Perfekt im Deutschen. In: Zeitschrift für Sprachwissenschaft 14 (1), 72-90

GRODZINSKY, Yosef (1982): Syntactic Representations in Agrammatism: Evidence from Hebrew. In: Paper Presented at the Annual Meeting of the Academy of Aphasia. New York

GRODZINSKY, Yosef (1984): The Syntactic Characterization of Agrammatism. In: Cognition 16, 99-120

GRODZINSKY, Yosef (1990): Theoretical Perspectives on Language Deficits. Cambridge

HAGIWARA, Hiroko (1995): The Breakdown of Functional Categories and the Economy of Derivation. In: Brain and Language 50, 92-116

HAIDER, Hubert (1993): „Markiertheit" in der Generativen Grammatik. In: JACOBS, u.a. (Hg.), S. 635-645

HEESCHEN, Claus (1985): Agrammatism versus Paragrammatism: A Fictitious Opposition. In: KEAN, Mary-L. (Hg.): Agrammatism. Orlando, S. 207-248

HELBIG, Gerhard/ BUSCHA, Joachim (1994): Deutsche Grammatik. Ein Handbuch für den Ausländerunterricht. Leipzig u.a. 16. Auflage

HENNE, Helmut/ REHBOCK, Helmut (1982): Einführung in die Gesprächsanalyse. Berlin u.a. 2. Auflage

HILLERT, Dieter (1986): Ein psycho-semiotischer Ansatz zur Erklärung aphasischer Störungen. In: Frankfurter linguistische Berichte 1, 42-45

HOCKETT, Charles (1958): A Course in Modern Linguistics. The Hague

HÖHLE, Barbara (1995): Aphasie und Sprachproduktion. Sprachstörungen bei Broca- und Wernicke-Aphasikern. Opladen.

HUBER, Walter/ POECK, Klaus/ WILLMES, Klaus (1983): Der Aachener Aphasietest. Göttingen

HUGHLINGS-JACKSON, John (1878): On Affections of Speech from Disease of the Brain. In: Brain 1, 304-330

JACOBS, Joachim/ STECHOW, Armin von/ STERNEFELD, Wolfgang/ VENNEMANN, Theo (Hg.) (1993): Syntax. Ein internationales Handbuch zeitgenössischer Forschung. An International Handbook of Contemporary Research. Berlin/ New York

JAKOBSON, Roman (1932/1971): Zur Struktur des russischen Verbums. In: Selected Writings II, S. 3-15. The Hague/ Paris [Erstmals erschienen 1932]

JAKOBSON, Roman (1944/1982): Kindersprache, Aphasie und allgemeine Lautgesetze. Frankfurt [Erstmals erschienen 1944]

JAKOBSON, Roman (1957/1971): Shifters, Verbal Categories and the Russian Verb. In: Selected Writings II, S. 130-147. The Hague/ Paris [Erstmals erschienen 1957]

JAKOBSON, Roman (1968): Child Language, Aphasia and Phonological Universals. The Hague

JAKOBSON, Roman (1956/1971): Two Aspects of Language and the Two Types of Aphasic Disturbances. In: Selected Writings II, S. 239-259. The Hague/ Paris [Erstmals erschienen 1956]

JAKOBSON, Roman (1971): Studies on Child Language and Aphasia. The Hague/ Paris

JAKOBSON, Roman (1988): Semiotik. Ausgewählte Texte 1919-1982. Heraus-gegeben von Elmar HOLENSTEIN. Frankfurt am Main

JAKOBSON, Roman/ HALLE, Morris (1956/1975): Fundamentals of Language. The Hague [Erstmals erschienen 1956]

JAKOBSON, Roman/ WAUGH, Linda R. (1986): Die Lautgestalt der Sprache. Berlin u.a. [Erstmals erschienen 1979]

KARPF, Annemarie (1990): Selbstorganisationsprozesse in der sprachlichen Ontogenese: Erst- und Fremdsprache(n). Tübingen

KASPER, Walter (1987): Konjunktiv II und Sprechereinstellung. In: MEIBAUER, Jörg: Satzmodus zwischen Grammatik und Pragmatik. Tübingen, S. 96-113

KLEIN, Monika (1982): Zur Theorie der phonologischen Markiertheit. Methodologische und empirische Probleme. Dissertation. Frankfurt

KRUSE, Silke (1995): Versuch einer unifizierenden Beschreibung der morphologischen Auffälligkeiten bei kindlichem Dysgrammatismus. Magisterarbeit. Universität Erlangen-Nürnberg

KUSSMAUL, ADOLF (1877): Die Stoerungen der Sprache. Versuch einer Pathologie der Sprache. In: ZIEMSSEN, H. von (Hg.): Handbuch der speziellen Pathologie und Therapie. Band 12. Leipzig.

LAMNEK, Siegfried (1989): Qualitative Sozialforschung. Band 2: Methoden und Techniken. München

LAPOINTE, Steven G. (1985): A Theory of Verb Form Use in the Speech of Agrammatic Aphasics. In: Brain and Language 24, 100-155

LEISS, Elisabeth (1992): Die Verbalkategorien des Deutschen. Berlin, New York

LEISS, Elisabeth (1994a): Markiertheitszunahme als natürliches Prinzip grammatischer Organisation (Am Beispiel der Verbalkategorien Aspekt, Tempus und Modus). In: KÖPCKE, Klaus-Michael/ BITTNER, Armin (Hg.): Funktionale Untersuchungen zur deutschen Nominal- und Verbalmorphologie. Tübingen, S. 149-160

LEISS, Elisabeth (1994b): Die Entstehung des Artikels im Deutschen. In: Sprachwissenschaft 19, 307-319

LEISS, Elisabeth (1995): Ein natürliches Motiv für den 'ewigen Wandel' von synthetischem zu analytischem zu synthetischem Sprachbau. In: BORETZKY u.a. (Hg.), S. 237-252

LESSEN KLOEKE, Wus van (1982): Deutsche Phonologie und Morphologie. Merkmale und Markiertheit. Tübingen

LESSER, Ruth/ MILROY, Lesley (1993): Linguistics and Aphasia. Psycholinguistic and Pragmatic Aspects of Intervention. Harlow

LEUNINGER, Helen (1989): Neurolinguistik: Probleme, Paradigmen, Perspektiven. Opladen

LEVELT, Willem J.M. (1989): Speaking. From Intention to Articulation. Cambridge, Massachusetts

MADDIESON, Ian (1984): Patterns of Sounds. Cambridge

MAGNUSDOTTIR SIGRIDUR/ HÖSKULDUR THRAINSSON (1990): Agrammatism in Icelandic: Two Case Studies. In: MENN/ OBLER, S. 443-544

MAHER, Lynn M./ CHATTERJEE, Anjan/ GONZALEZ ROTHI, Leslie J./ HEILMAN, Kenneth M. (1995): Agrammatic Sentence Production: The Use of a Temporal-Spatial Strategy. In: Brain and Language 49, 105-124

MAYERTHALER, Willi (1977): Studien zur theoretischen und französischen Morphologie. Tübingen

MAYERTHALER, Willi (1981): Morphologische Natürlichkeit. Wiesbaden

MAYERTHALER, Willi (1987): System-independant Morphological Naturalness. In: DRESSLER u.a., S. 25-58

MAYERTHALER, Willi/ FLIEDL, Günter (1993): Natürlichkeitstheoretische Syntax. In: JACOBS u.a., 1. Halbband, S. 610-634

MENN, Lise/ OBLER, Loraine K. (1990): Agrammatic Aphasia. A Cross-Language Narrative Sourcebook. Band 1 - 3. Amsterdam/ Philadelphia

MENN, Lise/ O'CONNOR, M./ OBLER, Loraine K./ HOLLAND, Audrey (1995): Nonfluent Aphasia in a Multilingual World. Amsterdam/ Philadelphia

MICELI, Gabriele/ MAZZUCHI, Anna/ MENN, Lise/ GOODGLASS, Harold (1983): Contrasting Cases of Italian Agrammatic Aphasia without Comprehension Disorder. In: Brain and Language 19, 65-97

MYERSON, R./ GOODGLASS, Harold (1972): Transformational Grammars of Three Agrammatic Patients. In: Language and Speech 15 (1), 40-50

NESPOULOUS, Jean-Luc/ DORDAIN, Monique/ PERRON, Cécile/ JAREMA, Gonia/ CHAZAL, Marianne (1990): Agrammatism in French: Two Case Studies. In: MENN/ OBLER, S. 623-716

NEWMEYER, Frederick J. (Hg.) (1988): Linguistics: The Cambridge Survey. Band 3: Language: Psychological and Biological Aspects. New York u.a.

OBLER, Loraine K./ MENN, Lise (1982): Exceptional Language and Linguistics. New York

OEHLER, Klaus (1993): Charles Sanders Peirce. München

PACKARD, Jerome L. (1990): Agrammatism in Chinese: A Case Study. In: MENN/ OBLER, S. 1191-1224

PARISI, Domenico/ PIZZAMIGLIO, Luigi (1971): Syntactic Comprehension in Aphasia. In: Cortex 6, 204-215

PEIRCE, Charles S. (1960): Collected Papers of Charles Sanders Peirce. Herausgegeben von Charles HARTSHORNE und Paul WEISS. Band 3 - 4. Cambridge, Massachusetts

PEUSER, Günter/ WINTER, Stefan (1995): Aphasieforschung. Eine Biliographie nach Sachgebieten. München

PICK, Arnold (1913/1986): Die agrammatischen Sprachstörungen. Studien zur psychologischen Grundlegung der Aphasielehre. Reprint. Berlin u.a. [Erstmals erschienen 1913]

PLANK, Frans (1978): Ueber Asymbolie und Ikonizität. In: PEUSER, Günter (Hg.): Brennpunkte der Patholinguistik. München, S. 243-273

POECK, Klaus (Hg.) (1989): Klinische Neuropsychologie. Stuttgart u.a. 2. Auflage

PRIMUS, Beatrice (1987): Grammatische Hierarchien. München

REICHENBACH, Hans (1947): Elements of Symbolic Logic. New York

REZNIK, Magdalena (1995): Functional Categories in Agrammatism. In: Brain and Language 50, 117-133

RIBOT, Th. (1883): Das Gedächtnis und seine Störungen. Hamburg

RICKHEIT, Gert/ STROHNER, Hans (1993): Grundlagen der kognitiven Sprachverarbeitung. Tübingen/ Basel

SAPIR, Edward (1921): Language. An Introduction to the Study of Speech. New York

SAUSSURE, Ferdinand de (1916/1967): Grundfragen der allgemeinen Sprachwissenschaft. Berlin [Erstmals erschienen 1916]

SCHADE, Ulrich (1997): Die Klassifikation von Benennstörungen in einem konnektionistischen Produktionsmodell. In: RICKHEIT, Gert (Hg.): Studien zur Klinischen Linguistik. Modelle, Methoden, Interventionen. Opladen, S. 27-48

SCHLENCK, Klaus-Jürgen (1991): Paragrammatismus. In: Blanken, Georg: Einführung in die linguistische Aphasiologie. Freiburg, S. S. 199-229

SCHLENCK, Klaus J./ SPRINGER, Luise (1989): Agrammatismus in der Rückbildung: Eine Fallstudie. In: Neurolinguistik 1, 57-72

SCHLENCK, Claudia/ SCHLENCK, Klaus-Jürgen/ SPRINGER, Luise (1995): Die Behandlung des schweren Agrammatismus. Reduzierte-Syntax-Therapie (REST). Stuttgart u.a.

SCHLOBINSKY, Peter (1992): Funktionale Grammatik und Sprachbeschreibung. Eine Untersuchung zum gesprochenen Deutsch sowie zum Chinesischen. Opladen

SEARLE, John (1969): Speech Acts. An Essay in the Philosophy of Language. Cambridge

SEEWALD, Barbara (1993): Abbauhierarchien bei den grammatischen Kategorien Aspekt, Tempus und Modus. Eine übereinzelsprachliche Auswertung im Rahmen der natürlichen Morphologie. Magisterarbeit. Universität Erlangen-Nürnberg

SEILER Hansjakob/ BRETTSCHNEIDER, Gunter (1985): Language Invariants and Mental Operations. Tübingen

SEILER, Hansjakob (1990): Language Universals and Typology in the UNITYP Framework. Köln

SPREEN, Otfried (1968): Psycholinguistic Aspects of Aphasia. In: Journal of Speech and Hearing Research, 11, 453-466

STAMPE, David (1969): The Acquisition of Phonetic Representation. In: Papers from the Regional Meeting of the Chicago Linguistic Society 5, 443-454

STARK, Jacqueline A./ DRESSLER, Wolfgang U. (1990): Agrammatism in German: Two Case Studies. In: MENN/ OBLER, S. 281-442

STEMBERGER, Joseph Paul (1985a): Bound Morpheme Loss Errors in Normal and Agrammatic Speech: One Mechanism or Two? In: Brain and Language 25, 246-256

STEMBERGER, Joseph Paul (1985b): An Interactive Activation Model of Language Production. In: ELLIS, A.W. (Hg.): Progress in the Psychology of Language, Band 1. London, S. 143-186

STEMBERGER, Joseph Paul (1991): Radical Underspecification in Language Production. In: Phonology 8, 73-112

STEPHANY, Ursula (1985): Aspekt, Tempus und Modalität. Zur Entwicklung der Verbalgrammatik in der neugriechischen Kindersprache. Tübingen

STOCKERT, Theodor Ritter von/ BADER, Luisa (1976): Some Relations of Grammar and Lexicon in Aphasia. In: Cortex 12, 49-60

STUTTERHEIM, Christiane von (1986): Temporalität in der Zweitsprache. Berlin

TEN CATE, Abraham P. (1989): Präsentische und präteritale Tempora im deutsch-niederländischen Sprachvergleich. In: ABRAHAM/ JANSSEN, S. 133-154

TERZAN-KOPECKY, Karmen (1995): Merkmalhaftigkeit und Markiertheit im Lichte der natürlichkeitstheoretischen Syntax. In: BORETZKY u.a., S. 263-276

TESAK, Jürgen (1990): Agrammatismus. Ergebnisse und Probleme der Forschung. In: Neurolinguistik 1, 1-41

TESAK, Jürgen (1991): Agrammatismus. In: BLANKEN, S. 157-198

TESNIERE, Lucien (1980): Grundzüge der strukturalen Syntax. Stuttgart [Erstmals erschienen 1965]

THIEROFF, Rolf (1992): Das finite Verb im Deutschen. Tempus - Modus - Distanz. Tübingen

THIEROFF, Rolf/ BALLWEG, Joachim (Hg.) (1994): Tense Systems in European Languages. Tübingen

TISSOT, R./ MOUNIN, G./ LHERMITTE, F. (1973): L'Agrammatisme. Brüssel

TRAUGOTT, Elisabeth Closs (1974): Explorations in Linguistic Elaboration: Language Change, Language Acquisition and the Genesis of Spatio-Temporal Terms. In: ANDERSON, John M./ JONES, Charles (Hg.): Historical Linguistics I. Amsterdam, Oxford, S. 263-344

TRAUGOTT, Elisabeth Closs/ HEINE, Bernd (Hg.) (1991): Approaches to Grammaticalization. Band 1 und 2. Amsterdam/ Philadelphia

TRUBETZKOY, Nicolaj (1958): Grundzüge der Phonologie. Göttingen [Erstmals erschienen 1939]

TSVETKOVA, L. S./ GLOZMAN, J.M. (1975): A Neurolinguistic Analysis of Expressive Agrammatism. In: Linguistics 154/155, 61-76

VAN DER ELST, Gaston (1994): Syntaktische Analyse. Erlangen/ Jena. 5. Auflage

VATER, Heinz (1975): *Werden* als Modalverb. In: CALBERT/ VATER, S. 71-148

VATER, Heinz (1994): Einführung in die Zeitlinguistik. Hürth-Efferen

VATER, Heinz (Hg.) (1997): Zu Tempus und Modus im Deutschen. Trier

VENNEMANN, Theo (1983): Causality in Language Change: Theories of Linguistic Preferences as a Basis for Linguistic Explanations. In: Folia Linguistica Historica (6)1, 5-26

WEINRICH, Harald (1964/ 1985): Tempus. Besprochene und erzählte Welt. Stuttgart, u.a. [Erstmals erschienen 1964]

WURZEL, Wolfgang U. (1977): Zu Stampes Konzept einer „Natürlichen Phonologie“. Einordnung, Darstellung und Kritik. Vervielfältigtes Manuskript. Akademie der Wissenschaften der DDR/ ZISW. Berlin

WURZEL, Wolfgang U. (1984): Flexionsmorphologie und Natürlichkeit. Berlin

WURZEL, Wolfgang U. (1987): System-dependant Morphological Naturalness in Inflection. In: DRESSLER u.a., S. 25-58

YANG BOJUN/ HE LESHI (1992): Guhanyu yufa jiqi fazhan (Archaische chinesische Sprache und ihre Entwicklung). Bejing

ZELLER, Jochen (1994): Die Syntax des Tempus. Zur strukturellen Repräsentation temporaler Ausdrücke. Opladen

Anhang A

Tabellen

	Proband	Anzahl
Agrammatiker	1 (HJH)	644
	2 (WZ)	586
Vergleichs-sprecher	1	292
	2	376
	3	342
	4	378
	5	299

Tabelle1: Gesamtmenge der Äußerungen

	Proband	Prozent	absolut	Bezug
Agrammatiker	1 (HJH)	69%	447	644
	2 (WZ)	54%	319	586
Vergleichs-sprecher	1	91%	265	292
	2	90%	340	376
	3	92%	315	342
	4	90%	339	378
	5	91%	271	299

Tabelle2: Äußerungen mit Verben

	Proband	Prozent	absolut	Bezug
Agrammatiker	1 (HJH)	65%	418	644
	2 (WZ)	47%	274	586
Vergleichs-sprecher	1	88%	257	292
	2	86%	325	376
	3	89%	306	342
	4	87%	328	378
	5	89%	265	299

Tabelle 3: Äußerungen mit finiten Verben

	Proband	Prozent	absolut	Bezug
Agrammatiker	1 (HJH)	94%	418	447
	2 (WZ)	86%	274	319
Vergleichs-sprecher	1	97%	257	265
	2	96%	325	340
	3	97%	306	315
	4	97%	328	339
	5	98%	265	271

Tabelle 4: Anteil finiter Verbformen an der Menge sämtlicher geäußerter Verben

	Proband	Prozent	absolut	Bezug
Agrammatiker	1 (HJH)	46%	294	644
	2 (WZ)	36%	212	586
Vergleichs-sprecher	1	55%	160	292
	2	53%	201	376
	3	48%	164	342
	4	46%	174	378
	5	51%	153	299

Tabelle 5: Anteil an Präsensformen bezogen auf sämtliche Äußerungen

	Proband	Prozent	absolut	Bezug
Agrammatiker	1 (HJH)	14%	93	644
	2 (WZ)	9%	51	586
Vergleichs-sprecher	1	32%	94	292
	2	27%	102	376
	3	36%	122	342
	4	36%	135	378
	5	30%	91	299

Tabelle 6: Anteil an PAST-Formen bezogen auf sämtliche Äußerungen

	Proband	Prozent	absolut	Bezug
Agrammatiker	1 (HJH)	1%	8	644
	2 (WZ)	0%	0	586
Vergleichs-sprecher	1	0%	0	292
	2	0%	1	376
	3	2%	7	342
	4	2%	8	378
	5	1%	2	299

Tabelle 7: Anteil an Plusquamperfektformen bezogen auf sämtliche Äußerungen

	Proband	Prozent	absolut	Bezug
Agrammatiker	1 (HJH)	0%	0	644
	2 (WZ)	0%	0	586
Vergleichs-sprecher	1	1%	4	292
	2	1%	2	376
	3	1%	2	342
	4	1%	2	378
	5	0%	0	299

Tabelle 8: Anteil an Futurformen bezogen auf sämtliche Äußerungen

	Proband	Prozent	absolut	Bezug
Agrammatiker	1 (HJH)	70%	294	418
	2 (WZ)	77%	212	274
Vergleichs-sprecher	1:	63%	160	256
	2	62%	201	325
	3	54%	164	306
	4	53%	174	328
	5	58%	153	264

Tabelle 9: Anteil an Präsensformen bezogen auf die Menge finiter Verben

	Proband	Prozent	absolut	Bezug
Agrammatiker	1 (HJH)	22%	93	418
	2 (WZ)	19%	51	274
Vergleichs-sprecher	1	37%	94	256
	2	31%	102	325
	3	40%	122	306
	4	41%	135	328
	5	34%	91	264

Tabelle 10: Anteil an PAST-Formen (Präteritum und Perfekt) bezogen auf die Menge finiter Verben

	Proband	Prozent	absolut	Bezug
Agrammatiker	1 (HJH)	2%	8	418
	2 (WZ)	0%	0	274
Vergleichs-sprecher	1	0%	0	256
	2	0%	1	325
	3	2%	7	306
	4	2%	8	328
	5	1%	2	264

Tabelle 11: Anteil an Plusquamperfektformen bezogen auf die Menge finiter Verben

	Proband	Prozent	absolut	Bezug
Agrammatiker	1 (HJH)	0%	0	418
	2 (WZ)	0%	0	274
Vergleichs-sprecher	1	2%	4	256
	2	1%	2	325
	3	1%	2	306
	4	1%	2	328
	5	0%	0	264

Tabelle 12: Anteil an Futurformen bezogen auf die Menge finiter Verben

	Proband	Prozent	absolut	Bezug
Agrammatiker	1 (HJH)	64%	415	644
	2 (WZ)	47%	274	586
Vergleichs-sprecher	1	77%	224	292
	2	80%	299	376
	3	85%	292	342
	4	81%	308	378
	5	84%	251	299

Tabelle 13: Anteil an Indikativformen bezogen auf sämtliche Äußerungen

	Proband	Prozent	absolut	Bezug
Agrammatiker	1 (HJH)	0%	3	644
	2 (WZ)	0%	0	586
Vergleichs-sprecher	1	11%	32	292
	2	7%	26	376
	3	4%	14	342
	4	5%	20	378
	5	4%	13	299

Tabelle 14: Anteil an Konjunktivformen bezogen auf sämtliche Äußerungen

	Proband	Prozent	absolut	Bezug
Agrammatiker	1 (HJH)	99%	415	418
	2 (WZ)	100%	274	274
Vergleichs-sprecher	1	90%	224	256
	2	92%	299	325
	3	95%	292	306
	4	95%	308	328
	5	95%	251	264

Tabelle 15: Anteil an Indikativformen bezogen auf die Menge von Äußerungen mit finiten Verben

	Proband	Prozent	absolut	Bezug
Agrammatiker	1 (HJH)	1%	3	418
	2 (WZ)	0%	0	274
Vergleichs-sprecher	1	13%	32	256
	2	8%	26	325
	3	5%	14	306
	4	6%	20	328
	5	5%	13	264

Tabelle 16: Anteil an Konjunktivformen in der Spontansprache bezogen auf die Menge von Äußerungen mit finiten Verben

	Proband	Anzahl
Agrammatiker	1 (HJH)	294
	2 (WZ)	212
Vergleichs-sprecher	1	160
	2	201
	3	164
	4	174
	5	153

Tabelle 17: Unmarkierter Pol der Kategorie Tempus (= PRÄS)

	Proband	Anzahl
Agrammatiker	1 (HJH)	101
	2 (WZ)	51
Vergleichs-sprecher	1	98
	2	105
	3	131
	4	145
	5	93

Tabelle 18: Markierter Pol der Kategorie Tempus (= PAST, Plusquamperfekt, Futur)

	Proband	Verhältnis
Agrammatiker	1 (HJH)	1 : 3
	2 (WZ)	1 : 4
Vergleichs-sprecher	1	1 : 2
	2	1 : 2
	3	1 : 1
	4	1 : 1
	5	1 : 2

Tabelle 19: Verhältnis markierte - unmarkierte Elemente im Bereich Tempus (gerundet)

	Proband	Anzahl
Agrammatiker	1 (HJH)	415
	2 (WZ)	274
Vergleichs-sprecher	1	224
	2	299
	3	292
	4	308
	5	251

Tabelle 20: Unmarkierte Kategorie (= IND)

	Proband	Anzahl
Agrammatiker	1 (HJH)	3
	2 (WZ)	0
Vergleichs-sprecher	1	32
	2	26
	3	14
	4	20
	5	13

Tabelle 21: Markierte Kategorie (= KONJ)

	Proband	Anzahl
Agrammatiker	1 (HJH)	1 : 138
	2 (WZ)	0
Vergleichs-sprecher	1	1 : 7
	2	1 : 12
	3	1 : 21
	4	1 : 15
	5	1 : 19

Tabelle 22: Verhältnis markierte - unmarkierte Kategorien im Bereich Modus (gerundet)

	Proband	Prozent	absolut	Bezug
Agrammatiker	1 (HJH)	11%	71	644
	2 (WZ)	5%	30	586
Vergleichs-sprecher	1	0%	1	292
	2	0%	0	376
	3	1%	6	342
	4	0%	0	378
	5	1%	3	299

Tabelle 23: PAST > PRÄS-Substitutionen bezogen auf sämtliche Äußerungen der jeweiligen Probanden

	Proband	Prozent	absolut	Bezug
Agrammatiker	1 (HJH)	17%	71	418
	2 (WZ)	11%	30	274
Vergleichs-sprecher	1	0%	1	257
	2	0%	0	325
	3	2%	6	306
	4	0%	0	328
	5	1%	3	265

Tabelle 24: PAST > PRÄS-Substitutionen bezogen auf die Äußerungen, die finite Verben enthalten

	Proband	Prozent	absolut	Bezug
Agrammatiker	1 (HJH)	3%	19	644
	2 (WZ)	6%	38	586

Tabelle 25: Verwendung von isolierten Infinit-Formen bezogen auf sämtliche Äußerungen

	Proband	Prozent	absolut	Bezug
Agrammatiker	1 (HJH)	4%	19	447
	2 (WZ)	12%	38	319

Tabelle 26: Verwendung von isolierten Infinit-Formen bezogen auf die Äußerungen, die Verben enthalten

	Proband	Prozent	absolut	Bezug
Agrammatiker	1 (HJH)	1%	6	644
	2 (WZ)	1%	7	586

Tabelle 27: Verwendung von isolierten Infinitiven bezogen auf sämtliche Äußerungen

	Proband	Prozent	absolut	Bezug
Agrammatiker	1 (HJH)	1%	6	447
	2 (WZ)	2%	7	319

Tabelle 28: Verwendung von isolierten Infinitiven bezogen auf die Äußerungen, die Verben enthalten

	Proband	Prozent	absolut	Bezug
Agrammatiker	1 (HJH)	2%	13	644
	2 (WZ)	5%	31	586

Tabelle 29: Verwendung von isolierten Partizip II-Formen bezogen auf sämtliche Äußerungen

	Proband	Prozent	absolut	Bezug
Agrammatiker	1 (HJH)	3%	13	447
	2 (WZ)	10%	31	319

Tabelle 30: Verwendung von isolierten Partizip II-Formen bezogen auf Äußerungen, die Verben enthalten

	Proband	Prozent	absolut	Bezug
Agrammatiker	1 (HJH)	3%	19	644
	2 (WZ)	4%	24	586
Vergleichs-sprecher	1	5%	15	292
	2	8%	30	376
	3	4%	13	342
	4	7%	28	378
	5	7%	22	299

Tabelle 31: Verwendung deiktischer Temporaladverbien

	Proband	Prozent	absolut	Bezug
Agrammatiker	1 (HJH)	15%	95	644
	2 (WZ)	16%	91	586
Vergleichs-sprecher	1	18%	54	292
	2	22%	84	376
	3	20%	68	342
	4	25%	94	378
	5	22%	65	299

Tabelle 32: Verwendung sämtlicher Ausdrücke mit temporalem Gehalt

	Proband	Prozent	absolut	Bezug
Agrammatiker	1 (HJH)	1%	9	644
	2 (WZ)	1%	7	586
Vergleichs-sprecher	1	4%	13	292
	2	2%	6	376
	3	2%	6	342
	4	1%	3	378
	5	1%	2	299

Tabelle 33: Verwendung lexikalischer Deiktika im Bereich Modalität

	Proband	Prozent	absolut	Bezug
Agrammatiker	1 (HJH)	1%	7	644
	2 (WZ)	1%	4	586

Tabelle 34: PAST > PRÄS-Substitutionen mit Temporaladverbien bezogen auf sämtliche Äußerungen

	Proband	Prozent	absolut	Bezug
Agrammatiker	1 (HJH)	2%	7	418
	2 (WZ)	1%	4	274

Tabelle 35: PAST > PRÄS Substitutionen mit Temporaladverbien bezogen auf Äußerungen mit finiten Verben

	Proband	Prozent	absolut	Bezug
Agrammatiker	1 (HJH)	10%	64	644
	2 (WZ)	4%	26	586

Tabelle 36: PAST > PRÄS-Substitutionen ohne Temporaladverbien bezogen auf sämtliche Äußerungen

	Proband	Prozent	absolut	Bezug
Agrammatiker	1 (HJH)	15%	64	418
	2 (WZ)	9%	26	274

Tabelle 37: PAST > PRÄS-Substitutionen ohne Temporaladverbien bezogen auf Äußerungen mit finiten Verben

	Proband	Prozent	absolut	Bezug
Agrammatiker	1 (HJH)	4%	25	644
	2 (WZ)	3%	15	586
Vergleichs-sprecher	1	10%	28	292
	2	9%	32	376
	3	10%	34	342
	4	14%	53	378
	5	9%	26	299

Tabelle 38: Verwendung von Temporaladverbien in Kombination mit markierten Tempuskategorien bezogen auf sämtliche Äußerungen der jeweiligen Probanden

	Proband	Prozent	absolut	Bezug
Agrammatiker	1 (HJH)	6%	25	418
	2 (WZ)	5%	15	274
Vergleichs-sprecher	1	11%	28	257
	2	10%	32	325
	3	11%	34	306
	4	16%	53	328
	5	10%	26	265

Tabelle 39: Verwendung von Temporaladverbien in Kombination mit markierten Tempuskategorien bezogen auf Äußerungen mit finiten Verben

	Proband	Prozent	absolut	Bezug
Agrammatiker	1 (HJH)	5%	35	644
	2 (WZ)	4%	25	586
Vergleichs-sprecher	1	7%	19	292
	2	11%	40	376
	3	8%	27	342
	4	7%	28	378
	5	12%	35	299

Tabelle 40: Verwendung von Temporaladverbien ohne gleichzeitige Verwendung markierter Tempuskategorien bezogen auf sämtliche Äußerungen der jeweiligen Probanden

	Proband	Prozent	absolut	Bezug
Agrammatiker	1 (HJH)	8%	35	447
	2 (WZ)	8%	25	319
Vergleichs-sprecher	1	7%	19	265
	2	12%	40	340
	3	9%	27	315
	4	8%	28	339
	5	13%	35	271

Tabelle 41: Verwendung von Temporaladverbien ohne gleichzeitige Verwendung markierter Tempuskategorien bezogen auf Äußerungen mit Verben

	Proband	Prozent	absolut	Bezug
Agrammatiker	1 (HJH)	1%	6	644
	2 (WZ)	1%	8	586
Vergleichs-sprecher	1	0%	0	292
	2	1%	2	376
	3	0%	1	342
	4	0%	0	378
	5	0%	0	299

Tabelle 42: Verwendung von Temporaladverbien ohne grammatische Tempusmarkierung bezogen auf sämtliche Äußerungen der jeweiligen Probanden

	Proband	Prozent	absolut	Bezug
Agrammatiker	1 (HJH)	1%	6	447
	2 (WZ)	3%	8	319
Vergleichs-sprecher	1	0%	0	265
	2	1%	2	340
	3	0%	1	315
	4	0%	0	339
	5	0%	0	271

Tabelle 43: Verwendung von Temporaladverbien ohne grammatische Tempusmarkierung bezogen auf Äußerungen mit Verben

	Proband	Prozent	absolut	Bezug
Agrammatiker	1 (HJH)	5%	29	644
	2 (WZ)	3%	17	586
Vergleichs-sprecher	1	7%	19	292
	2	10%	38	376
	3	8%	26	342
	4	7%	28	378
	5	12%	35	299

Tabelle 44: Äußerungen mit Temporaladverb und unmarkierter Tempusform bezogen auf sämtliche Äußerungen der jeweiligen Probanden

	Proband	Prozent	absolut	Bezug
Agrammatiker	1 (HJH)	6%	29	447
	2 (WZ)	5%	17	319
Vergleichs-sprecher	1	7%	19	265
	2	11%	38	340
	3	8%	26	315
	4	8%	28	339
	5	13%	35	271

Tabelle 45: Äußerungen mit Temporaladverb und unmarkierter Tempusform bezogen auf Äußerungen mit Verben

	Proband	Prozent	absolut	Bezug
Agrammatiker	1 (HJH)	10%	65	644
	2 (WZ)	6%	36	586
Vergleichs-sprecher	1	18%	54	292
	2	15%	58	376
	3	18%	60	342
	4	20%	76	378
	5	20%	59	299

Tabelle 46: Äußerungen mit markierten Tempuskategorien ohne Temporaladverb bezogen auf sämtliche Äußerungen der jeweiligen Probanden

	Proband	Prozent	absolut	Bezug
Agrammatiker	1 (HJH)	15%	65	447
	2 (WZ)	11%	36	319
Vergleichs-sprecher	1	20%	54	265
	2	17%	58	340
	3	19%	60	315
	4	22%	76	339
	5	22%	59	271

Tabelle 47: Äußerungen mit markierten Tempuskategorien ohne Temporaladverb bezogen auf Äußerungen mit Verben

	Proband	Prozent	absolut	Bezug
Agrammatiker	1 (HJH)	0%	0	644
	2 (WZ)	0%	0	586
Vergleichs-sprecher	1	2%	5	292
	2	0%	1	376
	3	0%	1	342
	4	0%	0	378
	5	0%	0	299

Tabelle 48: Äußerungen mit Modalwort und Konjunktiv bezogen auf sämtliche Äußerungen

	Proband	Prozent	absolut	Bezug
Agrammatiker	1 (HJH)	0%	0	447
	2 (WZ)	0%	0	319
Vergleichs-sprecher	1	2%	5	265
	2	0%	1	340
	3	0%	1	315
	4	0%	0	339
	5	0%	0	271

Tabelle 49: Äußerungen mit Modalwort und Konjunktiv bezogen auf Äußerungen mit Verben

	Proband	Prozent	absolut	Bezug
Agrammatiker	1 (HJH)	2%	10	644
	2 (WZ)	1%	7	586
Vergleichs-sprecher	1	3%	8	292
	2	1%	5	376
	3	1%	5	342
	4	1%	3	378
	5	1%	2	299

Tabelle 50: Äußerungen mit Modalwort ohne Konjunktivmarkierung bezogen auf sämtliche Äußerungen der jeweiligen Probanden

	Proband	Prozent	absolut	Bezug
Agrammatiker	1 (HJH)	2%	10	447
	2 (WZ)	2%	7	319
Vergleichs-sprecher	1	3%	8	265
	2	1%	5	340
	3	1%	5	315
	4	1%	3	339
	5	1%	2	271

Tabelle 51: Äußerungen mit Modalwort ohne Konjunktivmarkierung bezogen auf Äußerungen mit Verben

	Proband	Prozent	absolut	Bezug
Agrammatiker	1 (HJH)	0%	3	644
	2 (WZ)	0%	0	586
Vergleichs-sprecher	1	9%	27	292
	2	7%	25	376
	3	4%	13	342
	4	5%	20	378
	5	4%	13	299

Tabelle 52: Äußerungen mit Konjunktiv ohne Modalwort bezogen auf sämtliche Äußerungen der jeweiligen Probanden

	Proband	Prozent	absolut	Bezug
Agrammatiker	1 (HJH)	1%	3	447
	2 (WZ)	0%	0	319
Vergleichs-sprecher	1	10%	27	265
	2	7%	25	340
	3	4%	13	315
	4	6%	20	339
	5	5%	13	271

Tabelle 53: Äußerungen mit Konjunktiv ohne Modalwort bezogen auf Äußerungen die Verben enthalten

Anhang B

Verwendete Verbformen im Untersuchungsteil STIM

Anmerkungen:

- Elliptische Äußerungsteile erscheinen in eckigen Klammern (z.B.: [hat] gemalt).
- weitere relevante Teile der Äußerung (Personalpronomen, Reflexivpronomen, lexikalische Deiktika), Angaben zur grammatischen Form oder sonstige Anmerkungen zur Äußerung erscheinen in runden Klammern (z.B.: macht [sich] ran).
- Keine Personalpronomen werden angegeben, wenn die Form bezüglich der Personmarkierung eindeutig ist oder wenn es sich um die dritte Person Singular handelt.
- Die den geschaffenen Kontexten entsprechenden Zielformen sind fett gedruckt (z.B. sämtliche Konjunktivformen bei der Elizitation der Kategorie Modus, beispielsweise: würde versuchen).
- Lexikalische Deiktika erscheinen hinter den entsprechenden Verbformen und werden in kursiver Schrift gedruckt (z.B.: wird nehmen [*gleich*]).

Zielkategorie Tempus

(Vgl. dazu die abgebildeten Fotografien in Anhang C)

Bildfolge 1 a,b,c

Abgebildete Handlung: Ein Mädchen trinkt Milch

Proband	Benennen von Abb.1a	Benennen von Abb.1b	Benennen von Abb. 1c	Reaktion auf Stimulus „was war vorher?" präsentierte Abb. 1c Zielkategorie: **PAST**	Reaktion auf Stimulus „was wird passieren?"; präsentierte Abb. 1a Zielkategorie: **FUTUR**
HJH	will trinken	trinkt	ist leer; guckt	steht	will getrunken werden; trinkt
WZ	lacht	trinkt; zum Trinken (evt. zu Abb. 1a)	ist leer	trinkt	trinkt
LK	sitzt	macht (sich) ran (das) zu trinken	hat geschmeckt; lacht	**hat getrunken**	**wird leer sein**
CL	sitzt	trinkt; probiert; schmeckt	hat geschmeckt; hat ausgetrunken	**saß**; **hat hingeschoben bekommen**; **hat eingegossen**; **hat geholt**	**wird nehmen** (*gleich*); **wird anfangen zu trinken**
AP	sitzt; freut sich; hat hingestellt bekommen	nimmt hoch; trinkt	gut war's	**hat getrunken**	trinkt
TS	erzählt; freut sich; kann trinken	trinkt	hat geschmeckt; bin zufrieden	**hat getrunken**	**wird anfangen zu trinken** (*gleich*)
ES	freut sich	-	hat getrunken	**hat getrunken**	**wird trinken**

Bildfolge 2 a,b,c

Abgebildete Handlung: Eine Frau malt ein Bild

Proband	Benennen von Abbildung 2a	Benennen von Abbildung 2b	Benennen von Abbildung 2c	Reaktion auf Stimulus „was war vorher?"; präsentierte Abb.: 2c Zielkategorie: **PAST**	Reaktion auf Stimulus „was wird passieren?"; präsentierte Abb.: 2a Zielkategorie: **FUTUR**
HJH	überlegt	malt	freute sich	**wollte malen**	hat (daraus) gemacht
WZ	malen (INF); ist leer	fängt an zu malen; ist (das) zum Malen?; zeichnen (INF)	hat gemalt	malt	malt; schreibt (zum Einkaufen)
LK	beschließt zu malen	malt; hat (sich) entschlossen; ist dabei	ist glücklich; ist gelungen	**hat begonnen zu malen**	**wird malen**
CL	sieht aus; überlegt; hört; kriegt gezeigt (oder) gesagt; geht; möchte malen	zeichnet los (*dann*); sieht aus (als) könnte (es) werden	ist happy; ist fertig	**hatte** (vor sich); **fing an zu zeichnen**	**wird nehmen** (*gleich*) **[wird] anfangen** (*dann*)
AP	sitzt; überlegt (was) könnte (ich) malen; geht; möchte malen	muß rausholen; (wir) legen los; entsteht	ist fertig; siehste; kann malen	hat gesessen; **[hat]** nicht **gewußt** (was ich) malen soll	will malen
TS	würde sagen; war	versucht zu zeichnen; macht	hat vollendet	**hat gezeichnet;** **war** (leer)	**wird anfangen zu zeichnen;** **[wird anfangen] zu nehmen** (*jetzt, gleich*)
ES	möchte schreiben	schreibt	hat geschrieben; [hat] gemalt	**hat gemalt**; freut (sich)	**wird bemalen**

Bildfolge 3 a,b,c

Abgebildete Handlung: Ein Junge ißt eine Banane

Proband	Benennen von Abbildung 3a	Benennen von Abbildung 3b	Benennen von Abbildung 3c	Reaktion auf Stimulus „was war vorher?“; präsentierte Abb.: 3c Zielkategorie: **PAST**	Reaktion auf Stimulus „was wird passieren?“; präsentierte Abb.: 3a Zielkategorie: **FUTUR**
HJH	will essen	schmeckt	ist traurig; ist alle	ist ernst; will (noch eine); lächelt; ißt	ist nicht freudig; noch eine Banane
WZ	sieht	zum Essen (1.Sitzung); ißt; schmeckt gut	ißt zu Ende; aufgegessen (PART II, 1. Sitzung)	schält; ißt	ißt
LK	bekommt serviert	ißt	legt	**hat geschält (und) gegessen**	**wird schälen (und) essen**
CL	schaut an; scheint (sich) zu freuen	ißt; schmeckt (bei Aufforde-rung zu Kürze: Aufgabe erledigt)	lacht; will (noch eine); hab' erledigt	**hatte gegessen**; **hat festgehalten**; **hatte liegen**	nimmt; schält; beißt (*dann*)
AP	sitzt	schält; beißt; kaut	ist zu Ende; bleibt übrig; legt; ist voll	**hat gegessen**	ißt; hat geschält (nachdem)
TS	ist; schaut aus; merkt; wird fotogra-phiert	ißt	hat geschmeckt	**hat gegessen**	**wird anfangen zu schälen** (*jetzt, gleich*)
ES	möchte essen	ißt	hat gegessen	**hat abgeschält**; **[hat] gegessen**	**wird schälen**; **[wird] essen**

Bildfolge 4 a,b,c

Abgebildete Handlung: Eine Frau bügelt

Proband	Benennen von Abbildung 4a	Benennen von Abbildung 4b	Benennen von Abbildung 4c	Reaktion auf Stimulus „was war vorher?“; präsentierte Abb.: 4c Zielkategorie: **PAST**	Reaktion auf Stimulus „was wird passieren?“; präsentierte Abb.: 4a Zielkategorie: **FUTUR**
HJH	guckt; (nicht) lächeln (INF); will bügeln	hatte runter (und) hoch fahren;	hatte	muß bügeln; ist fertig (*jetzt*)	muß gebügelt werden; ist zusammen-gelegt; lächelt
WZ	bügelt	bügelt; arbeitet; hin und her mit dem Bügeleisen	ist fertig; sauber gebügelt (PART II); ist fertig	bügelt; ist (noch nicht) gebügelt	bügelt
LK	steht; beschließt zu bügeln (nun)	bügelt	hat zusammengefaltet; ist glücklich; hat gebracht	**hat gebügelt**	**wird bügeln**
CL	schaut verzweifelt; ist	legt los; glättet	ist gelungen; sieht aus; sieht gebügelt aus; sieht zusammengelegt aus	**hat gebügelt**	legt (sich) zurecht (erst mal); legt los (*dann*); macht an (*vielleicht*, erst mal); glättet (erst mal); breitet aus; kann arbeiten (*dann*)
AP	liegt; schaut	hat ausgeschaltet; wird gebügelt	wird zusammengelegt; kann (in die Schublade)	**hat gebügelt**	bügelt
TS	richtet (sich) zurecht (um zu) bügeln	läuft (schon); wird heiß (schon); wird gebügelt	(gesamte Äußerung: das Ergebnis - eine wunderbar gebügelte zusammen-gelegte Bluse)	**hat gebügelt**; (1.Versuch: Bluse gebügelt)	**wird bügeln** (*jetzt*)
ES	will; muß bügeln	ist in Aktion	freut (sich); ist fertig	**wurde gebügelt**	wird gebügelt

Bildfolge 5 a,b,c

Abgebildete Handlung: Ein Mann wäscht sich die Hände

Proband	Benennen von Abbildung 5a	Benennen von Abbildung 5b	Benennen von Abbildung 5c	Reaktion auf Stimulus „was war vorher?“; präsentierte Abb.: 5c Zielkategorie: **PAST**	Reaktion auf Stimulus „was wird passieren?“; präsentierte Abb.: 5a Zielkategorie: **FUTUR**
HJH	hatte (dreckige Hände); ich will waschen		zeigte; ist rein	**waren schmutzig**	muß gewaschen werden
WZ	(die Hände) zum Waschen	hat gewaschen; ist (+Wortfindungsstörung); läuft	hat gewaschen	wäscht	wäscht
LK	hat vollbracht; sehen aus	wäscht (*nun*)	ist angenehmer	**hat gewaschen; waren verschmutzt**	**wird waschen**
CL	kommt; hat gebuddelt	wäscht; wird liegen	sind sauber	**hat** (sich) **gewaschen**	**wird aufdrehen** (erst mal); **[wird] sich greifen** (*dann, wahrscheinlich*)
AP	kriegt	hilft	sind	**waren schmutzig; sind gewaschen worden**	werden gewaschen
TS	gehe (von mir) aus; habe; sehe;	gehe; mache auf; abwaschen (INF); nehme; reibe ab;	ist geschafft	**waren**; sind sauber (*jetzt*); **waren verschmiert; hat eingeseift** (*dann*); sind sauber (*jetzt*)	sind; werden eingeseift (*dann*); sind sauber (*dann*)
ES	erschrickt; erschrocken	kommt; werden gewaschen	ist zufrieden; sind sauber	**wurden gewaschen**	werden gewaschen

Bildfolge 6 a,b,c

Abgebildete Handlung: Ein Mann putzt Schuhe

Proband	Benennen von Abbildung 6a	Benennen von Abbildung 6b	Benennen von Abbildung 6c	Reaktion auf Stimulus „was war vorher?“; präsentierte Abb.: 6c Zielkategorie: **PAST**	Reaktion auf Stimulus „was wird passieren?“; präsentierte Abb.: 6a Zielkategorie: **FUTUR**
HJH	hatte (schmutzige Schuhe)	muß gebürstet werden;	lächelt; sind sauber	ist dreckig	will putzen
WZ	-	Schuh putzen; putzt;	hat fertig; (die Schuhe) sind fertig zum Putzen	putzt	putzt
LK	kommt; hat	beschließt zu putzen; putzt	freut (sich); stehen da	**hat geputzt**; **waren dreckig**	**wird putzen**
CL	hat Aufgabe zu putzen; wartet; soll machen	legt los; bürstet; sieht aus (als) hätte eingecremt; poliert	hat; ist stolz; hat zurechtgemacht; [hat] hingelegt	**hat gesäubert** (*vorher*); **hat geputzt**	**wird greifen** (*gleich*); **wird abbürsten** (*wahrscheinlich*); sieht aus (als) hätte (er) eingecremt
AP	ist rumgelatscht	werden gewienert	strahlen; strahlt; sind sauber	**hat geputzt**	**wird putzen**
TS	sind verschmutzt; gehe ran (1.PS SG)	versuche sauber zu bekommen; reibt; cremt ein	freut (sich); (das Ergebnis) sind	**waren**; **hat eingecremt**	**wird eincremen** (*jetzt*); [wird] putzen
ES	hat raufgestellt	ist (beim Reinigen)	freut (sich); sind sauber	**wurden geputzt**; **[wurden] sauber-gemacht**; **hat saubergemacht**	**wird putzen**

Bildfolge 7 a,b,c

Abgebildete Handlung: Ein Kind baut einen Turm

Proband	Benennen von Abbildung 7a	Benennen von Abbildung 7b	Benennen von Abbildung 7c	Reaktion auf Stimulus „was war vorher?“; präsentierte Abb.: 7c Zielkategorie: **PAST**	Reaktion auf Stimulus „was wird passieren?“; präsentierte Abb.: 7a Zielkategorie: **FUTUR**
HJH	will bauen (gerade)	baut	ist fertig	will bauen; ist fertig	ist umgefallen; zusammenbauen (INF)
WZ	-	baut	-	spielt	spielt
LK	sitzt; beschließt zu bauen	baut	wartet (daß er zusammen-stürzt	**hat aufgebaut**	**wird bauen**
CL	fängt an; sitzt; wartet	verbaut; wechselt ab; sieht; kracht zusammen; hält; stellt auf	schaut; wird (wohl) halten; ist skeptisch	**hatte** (auf dem Tisch); **hat begonnen aufzubauen**	fängt (*gleich*) an zu bauen
AP	liegen (3.PS PL)	sortiert	ist; staunt	**lagen** (3.PS PL)	**wird bauen**
TS	wurde gesagt; stell' zusammen (IMP) (*vielleicht*); hat (sich) zurechtgelegt	geht los (*dann*); baut (*dann*); kommt hin; fällt um; probiert übereinander zu schlichten	geschafft (PART II); hält	**hat gebaut**	**wird anfangen zu bauen**
ES	weiß (3.PS SG); soll machen; überlegt; kann bauen	beginnt versucht aneinander zu bringen (um) zu bauen	ist fertig; ist skeptisch; steht	**hat gebaut**	**wird bauen**

Bildfolge 8 a,b,c

Abgebildete Handlung: Ein Mann packt eine Tasche

Proband	Benennen von Abbildung 8a	Benennen von Abbildung 8b	Benennen von Abbildung 8c	Reaktion auf Stimulus „was war vorher?“; präsentierte Abb.: 8c Zielkategorie: **PAST**	Reaktion auf Stimulus „was wird passieren?“; präsentierte Abb.: 8a Zielkategorie: **FUTUR**
HJH	will verreisen	hat zusammen-gelegt	hat eingeräumt	will verreisen; **wollte reingetan**	muß antreten; muß reinstecken
WZ	ist auf Reisen	packt	ist fertig gepackt	packt	packt
LK	steht (vor einer Reise); hat zurecht-gelegt; möchte mit-nehmen	packt ein	ist froh; hat unter-gebracht	**hat gepackt**	**wird packen**
CL	will weg (*gerade*); hat liegen; hat	fängt an einzupacken	hat gepackt	**hat verstaut** (nach und nach)	**wird einpacken**; nimmt
AP	steht; ist zu packen; macht	packt	macht; geht ab	**hat gepackt**	packt
TS	hat zurechtgelegt	verstaut; gibt	hat geschafft; ist zu; ist reingegangen	**hat gepackt**	**wird anfangen zu packen**
ES	überlegt sich; tut; hat kapiert	fängt an (zum Einpacken)	hat fertig	**ist verpackt worden**; **sind eingepackt worden**	werden verpackt

Bildfolge 9 a,b,c

Abgebildete Handlung: Ein Mädchen schält eine Orange

Proband	Benennen von Abbildung 9a	Benennen von Abbildung 9b	Benennen von Abbildung 9c	Reaktion auf Stimulus „was war vorher?"; präsentierte Abb.: 9c Zielkategorie: **PAST**	Reaktion auf Stimulus „was wird passieren?"; präsentierte Abb.: 9a Zielkategorie: **FUTUR**
HJH	will schälen	fängt an (mit dem Schälen)	zeigt; ist geschält		soll geschlachtet werden
WZ	schält	ist halb geschält	hat fertig	schält	schält
LK	überlegt (*grad'*); kriege weg	versucht (*dann*); geht	ist stolz; hat's geschafft	**wurde geschält** (*zuvor*)	**wird schälen**
CL	schaut aus; hat	kann; macht	hat geschafft; hat geschält; zeigt; will essen (*wahrschein-lich*)	**war dabei abzupellen**	nimmt (*zunächst*); fängt an aufzureißen (*dann*)
AP	steht	nimmt; schält; schneidet	hält; wartet	**hat abgeschält**	schält
TS	gehe ran; kriege auf	geht nicht; nehme; buddele; mache	habe geschafft; ist (herunten)	geschält (PART II)	**wird schälen**
ES	genießt; freut sich	ist (bei der Arbeit)	ist froh; hat's (zum Essen)	**hat abgeschält**	**wird abschälen**; **[wird] essen** (*wahrscheinlich*); könnte draus machen

Zielkategorie Modus

(Vgl. dazu Abbildungen in Anhang C)

Abbildung 10

Stimulussituation: Eine Frau beobachtet, wie ein Kind in einen Fluß fällt
Zielkategorie: Modus/ KONJUNKTIV II

HJH	(ich) muß runter; [(ich) muß] suchen; (ich) kann (nicht mehr) schwimmen; (ich) muß; (wo) ist?; ist tief (wenn); (ich) muß rausholen (*dann*); ist selbstverständlich
WZ	sieht; holt; hingefallen (PART II); hilft; hilft; helfen (INF); reinspringen (INF); hilft; helfen helfen (INF); ist (*wahrscheinlich*); helfen (INF)
LK	**würde versuchen** zu holen; ist Bedingung, (daß man) schwimmen kann; **würde versuchen** (da) runter zu kommen; (man) muß machen; geht; scheint zu sein; ist; Hilfe rufen; **tät' bringen**; **wüßt'**; (man) **könnte rausholen**; hat; hinhält
CL	(man) **müßte wissen**; (man) kommt hoch; (alles) ist eingezäunt; geht; (man) kann sehen; fließt; fließt; (man) **würde sehen**; (man) kann durchrutschen; [(man kann)] reinhüpfen; [(man kann)] einfangen; sehe; sind; sieht aus; ist; (sie) **käme**; **würde nachspringen**; (ich) **wäre**; (ich) **käme**; ist; (ich) weiß; (es) geht weiter; ist; (es) kommt darauf an
AP	(ich) **würde suchen**; [(ich) würde] ausziehen; [(ich) würde] hinunterspringen; (ich) weiß nicht; (ich) schätze; sieht aus; (man) **könnte erwischen**
TS	(ich) **würde (mir) runterreißen**; (ich) **würde reinspringen** um zu retten; ist (*wahrscheinlich*); (ich) weiß (nicht)
ES	(ich) **würde gehen**; [(ich) würde] versuchen rauszuziehen (oder) zu halten; (man) kann runterspringen; ist erkennbar; ist hoch; (um) rauszuziehen (oder) zu halten (oder) zu schwimmen; (es) macht möglich

Abbildung 11

Stimulussituation: Ein Mann beobachtet, wie eine Telefonzelle demoliert wird
Zielkategorie: Modus/ KONJUNKTIV II

HJH	(er) muß alarmieren; haben; *(vielleicht); (vielleicht)*; geht (nicht); muß sein; sehe (wenn); ist (*dann*); (komplette Äußerung: wenn ich sehe dieses Messer dann ist immer die Polizei)
WZ	anrufen (INF); ist kaputt; ist schlecht; ist (*wahrscheinlich*); gehabt (*wahrscheinlich); ist gegangen; stimmt; ist; hilft (*wahrscheinlich*); hilft (*sicher*); stimmt; ist (Verbrechen); ist kaputtgemacht; ausgerissen (*wahrscheinlich)*; helfen (INF); helfen (INF)
LK	**würde sagen**; **würde versuchen** zu verständigen; (man) weiß; wird gebraucht
CL	ist; sieht aus; (ich) **würde sagen** (*wahrscheinlich*); hört auf (IMP); (die) ansprechen (INF); **hätte** Aussicht (*wahrscheinlich*); (man) kann einschätzen; kommt; spielt (sich) ab; ist (in der Nähe); weiß (nicht); habe gesehen; hat demoliert; habe gesehen
AP	ist; (man) hat zu kämpfen; (ich) **würde anschreien**; tun (INF); (ich) **würde**; glaube; (ich) **würde**; ist; (ich) kann reden; **würde überwiegen** (3.PS); (ich) **würde**; (ich) **würde machen**; ist; laste mir an; (es) **würde danebenstehen**
TS	ist heikler; (man) kann draufspringen; (ich) **würde sagen**; (ihr) macht; (ich) **würde versuchen**; finde; (ich) **würde anrufen**; (ich) **hätte Angst**; (sie) schlagen (*vielleicht*)
ES	kommt darauf an; (sie) haben; ist problematisch; (sie) machen; (sie) müssen durchgehen lassen; bin ehrlich; (ich) **würde durchgehen lassen**; (ich) **würde laufen** (wenn); (ich) **täte** (es); (ich) **täte** schauen; (es) wird gemeldet; (sie) werden erwischen (*vielleicht*)

Abbildung 12

Stimulussituation: Ein Mann beobachtet, wie nach einem Juwelierüberfall das Fluchtauto abfährt
Zielkategorie: Modus/ KONJUNKTIV II

HJH	merke; geklaut (PART II) (*vielleicht*); (ich) muß Alarm schreien; hat; schreie; hat (*vielleicht*); geklaut (PART II); machen (INF) (nie)
WZ	anrufen (INF); anrufen (INF); (*wahrscheinlich)*; ist; gestohlen (PART II) (*wahrscheinlich*); abgerufen (PART II) (*wahrscheinlich*);
LK	**würde**; meine; (ich) **würde tun**; **würde versuchen**; weiß; sieht aus; aufmerksam machen (INF); **würde rufen**; bringt; sind; kann; **würde** (mir) **merken**; **würde** (mir) **einprägen**; **würde kundtun**
CL	ist witzig; (sich) merken (INF); anrufen (INF); ist Quatsch; ist; sehe; kann passieren; macht; (Sie) **würden**; ist; fragt sich; **würde**; kommt an (*wahrscheinlich*); sehe; klaut; melde; ist verwirrt; nimmt; ist; zeigt an; (ich) **würde** (*wahrscheinlich*); kommt vorbei; kann (mir) vorstellen; glaube; habe (mir) überlegt; reagiert (*wahrscheinlich*); glaube; fängt sich ein; (es) **würde sein**; sieht zu; **wäre**; glaube; (ich) **würde dazwischengehen**; [ich **würde**] **sagen**; laß (IMP); komm mit (IMP); glaube; angucken (INF); Krach schlagen (INF); schreit an; haut ab; (sich) ausmalen; **würde tun**; schaut aus; glaube; halte fest; stelle (mir) vor; (ich) **würde tun**; (ich) **würde legen;** kommt darauf an
AP	ist unterwegs; informieren (INF); haben; muß tun; tut; steht da; [man] gafft; sieht; **wäre**; wartet; **hätte**; habe bemerkt; (ich) **wäre aufgeregt**; (sich) merken (INF); ist; werde (mir) merken; (sich) angucken (INF)
TS	merken (INF); sagen (INF); möchten (bitte) anrufen; (ich) **würde eingreifen**; (ich) **hätte Angst**; weiß; ist bewaffnet; merken (INF); herbeirufen (INF)
ES	(ich) **würde versuchen** zu behalten; geht; ruf an (IMP); (ich) **würde rangehen**; **wäre** (mir) **wert**; ist; (es) geht (um); müßte; muß rechnen (mit); habe erlebt; (wir) waren; (wir) **hätten gehabt**; müssen weichen; bin dagegen; (ich) **würde davonlaufen**; (ich) **täte sagen**; **würden gemeldet**; sieht

Abbildung 13

Stimulussituation: Ein Junge hat den Haustürschlüssel vergessen
Zielkategorie: Modus/ KONJUNKTIV II

HJH	warten (INF) (wenn) (wenn die Frau oder das Kind die Mutter warten); Alarm schreien (INF); habe; hat; aufgegangen (PART II); gezeigt (PART II); machte; (ich) wollte; machte vor
WZ	vergessen (PART II) (*wahrscheinlich*); holt; (*wahrscheinlich*); rufen (INF); ein-ausgebreitet (PART II); ist schlecht
LK	(ich) **wäre**; (ich) **wäre**; rufen (INF); versuchen (INF); kommt rein; sind zu; hat dabei; **könnte anrufen**; (man) **müßte hören**; **wäre zu Hause**; **würde gehen**
CL	hat ausgepackt; (ich) **würde probieren** (eventuell); sieht aus; **würde anrufen**; **hätte Chance**; (ich) **würde probieren**; sind offen; (ich) **würde versuchen**
AP	ist; (ich) **würde sagen**; klingle; schaue; komme rein; (sie) wissen Bescheid; kann einsteigen; wird gewarnt
TS	(sie) haben; (wir) haben deponiert; ist; **müßte anrufen;** ist; (ich) **würde gehen**; [ich **würde] anrufen**; (wir) haben vorgesorgt
ES	wohnt; sind da; kommt rein; (mir) bleibt übrig; (ich) **tät' sagen**; **müßte machen**; geht; [man **müßte] sich melden**; kann feststellen; ist drin; fällt flach

Abbildung 14

Stimulussituation: Ein Mädchen findet auf der Straße eine Tasche
Zielkategorie: Modus/ KONJUNKTIV II

HJH	hat Zeit (wenn); abgeben (INF) (dann); gefunden (PART II); abgeben (INF); (ich) weiß
WZ	vergißt; findet; bringen (INF); vorbeigefahren (PART II); (*wahrscheinlic*h)
LK	**würde** (mich) **umschauen**; **könnte gehören**; **würde bringen**; **[würde] abgeben**;
CL	(ich) **würde abgeben**; ist; (ich) **würde abgeben**; bleibt liegen; passiert; sind; passieren (3.PS PL); mache; habe gefunden; stecke; kommt zurück; sehen (3.PS PL); ist; abgeben (INF); suchen; passiert; hat Erfolg; findet; gibt ab; (ich) **würde finden**; glaube; renne; (ich) **würde hinlegen**; sieht; nimmt weg
AP	(ich) **würde öffnen**; (ich) **würde gucken**; ist leer; hat weggeworfen; hat leergeräumt; nehme mit; hänge (*vielleicht*); hat verloren; sucht; ist drin; läßt (sich) feststellen; gehört; kann hintragen
TS	(ich) **würde sagen**; komm' (IMP); (wir) gehen (*jetzt*); (wir) liefern ab; traut sich; habe Angst
ES	(ich) **tät reinschauen** (um) rauszutun; ist drin; (ich) **tät' abgeben**; (ich) **tät'**; (mir) ist passiert; habe gekriegt; habe gefunden; habe gedacht; habe abgegeben; habe gefunden; war kaputt; **hätte mitgenommen**; haben gekriegt

Anhang C

Verwendete Stimulusabbildungen

Abb. 1a bis Abb. 9c aus: „Was würdest du tun?", Bildergeschichten, SCHUBI Lernmedien AG, CH-8207 Schaffhausen
Abb. 10 bis Abb. 14 aus: „Tense Sequencing", LDA, Ref. LD 234, Living and Learning (Cambridge) Ltd, Wisbech, England, 1982

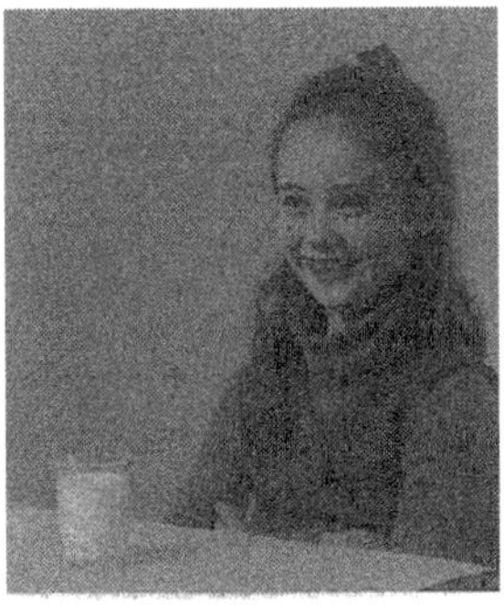

Abb. 1a

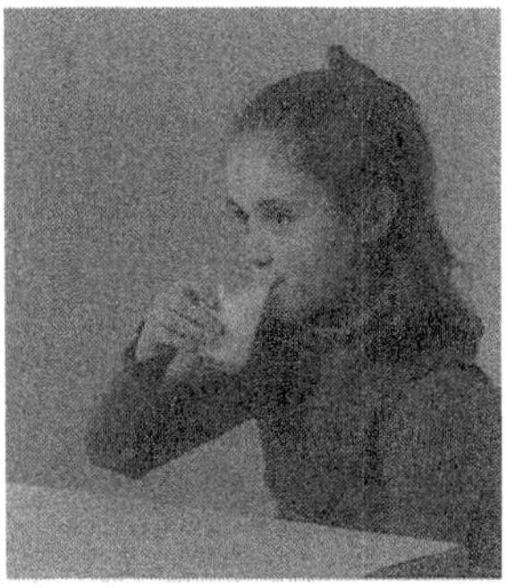

Abb. 1b

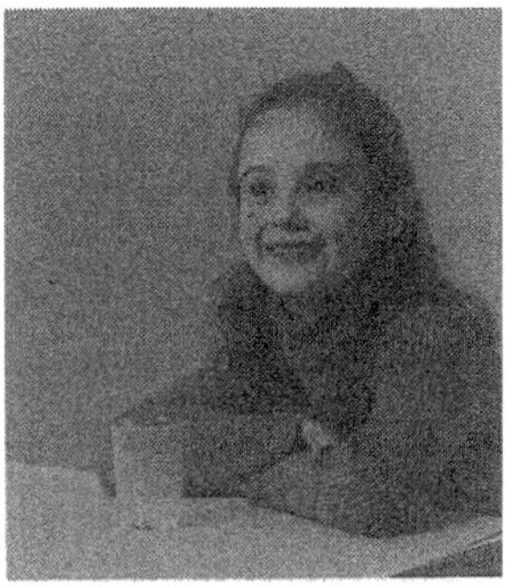

Abb. 1c

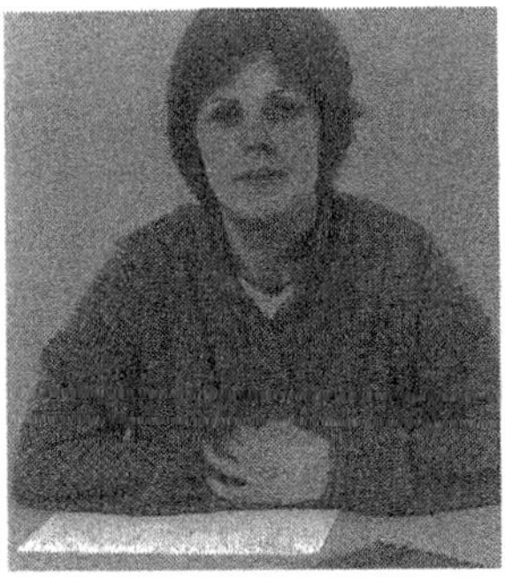

Abb. 2a

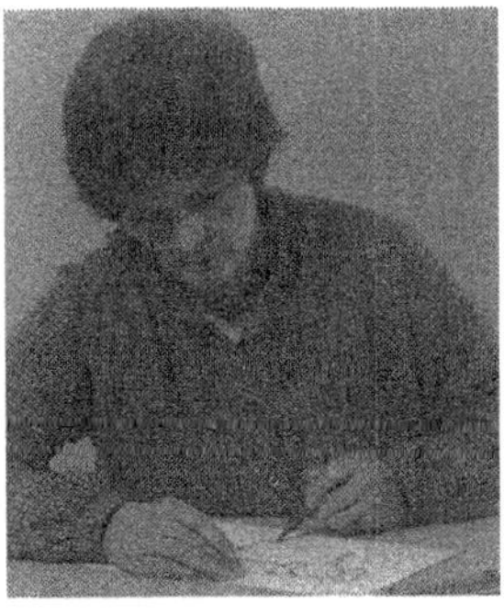

Abb. 2b

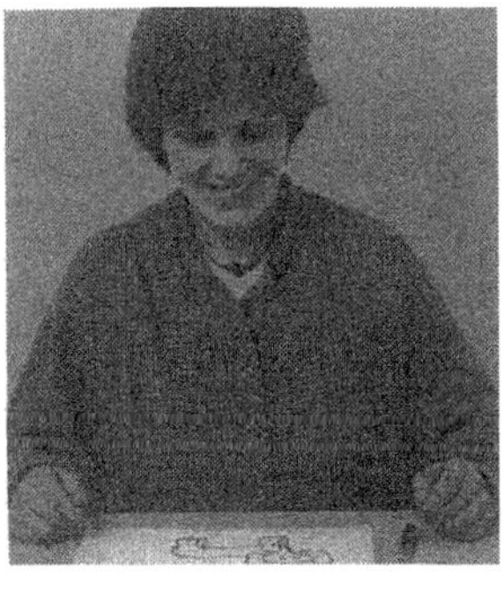

Abb. 2c

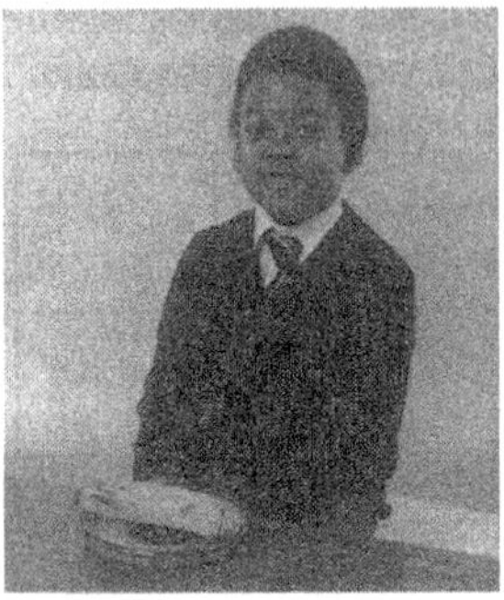
Abb. 3a

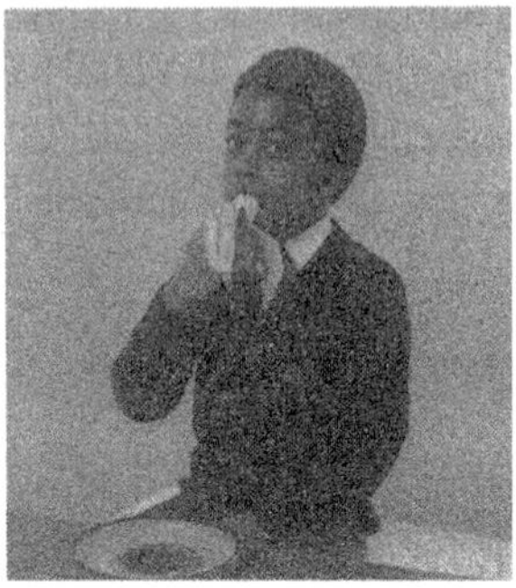
Abb. 3b

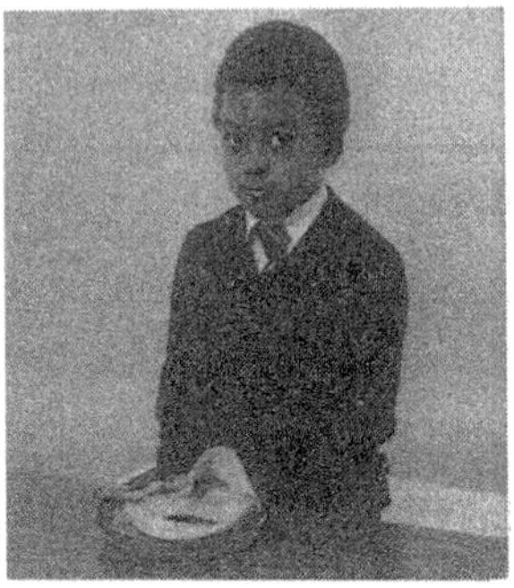
Abb. 3c

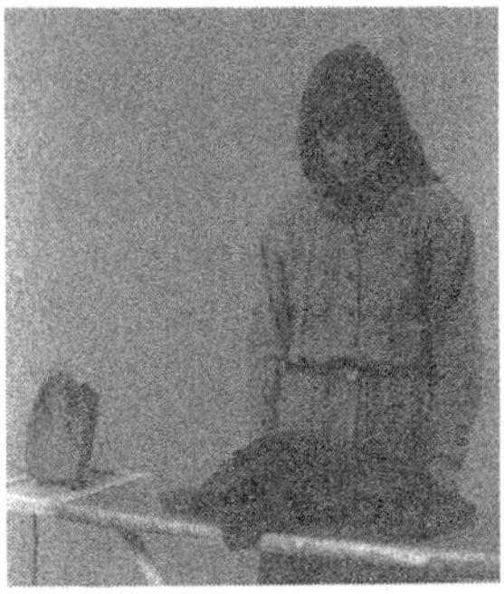
Abb. 4a

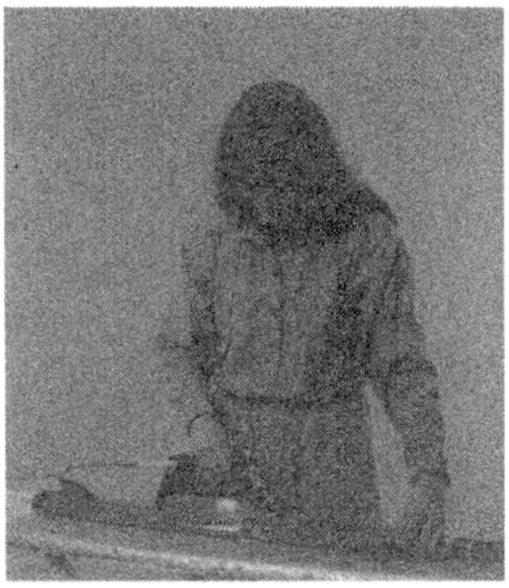
Abb. 4b

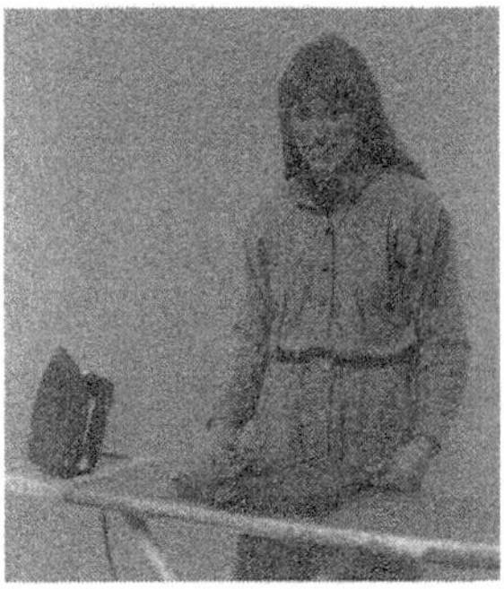
Abb. 4c

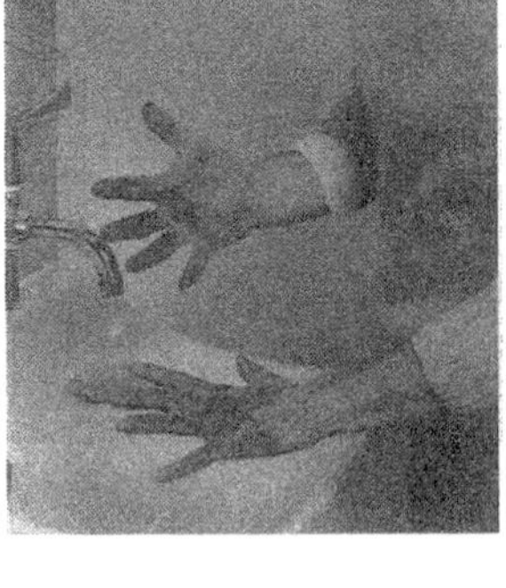
Abb. 5a

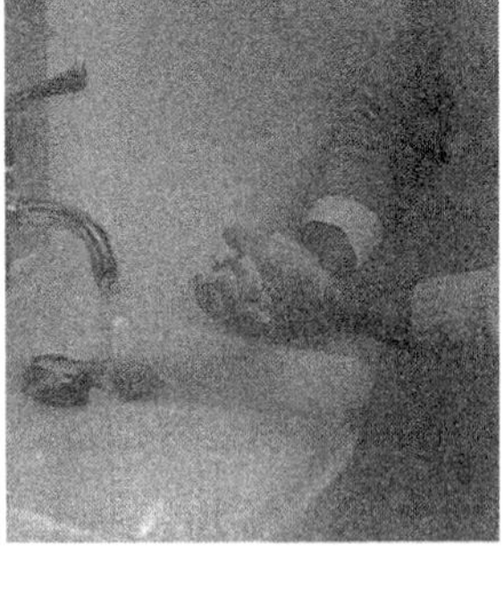
Abb. 5b

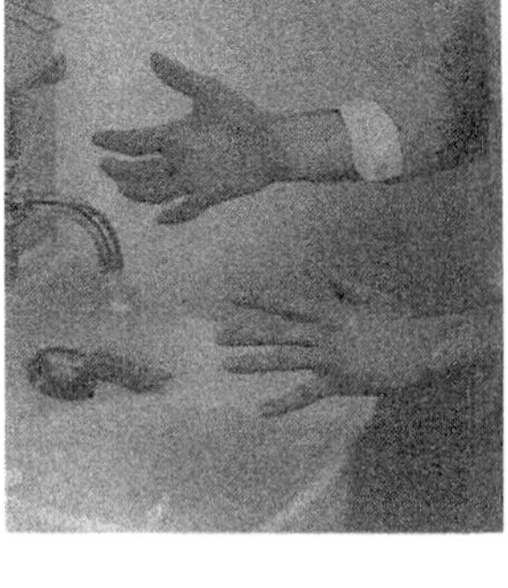
Abb. 5c

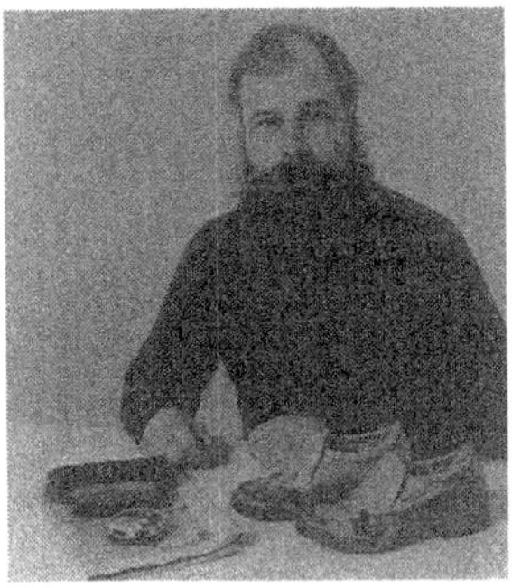

Abb. 6a

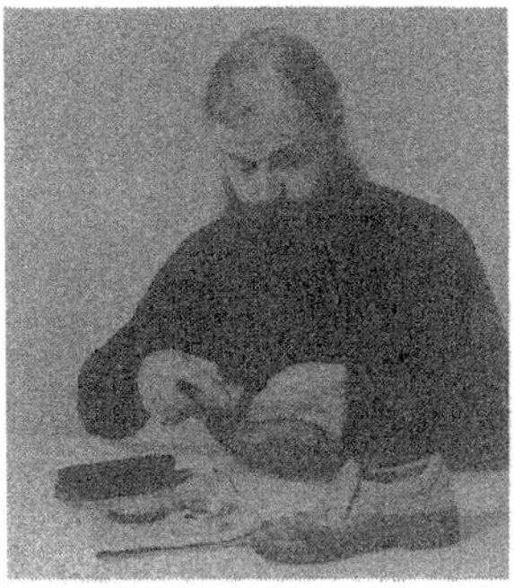

Abb. 6b

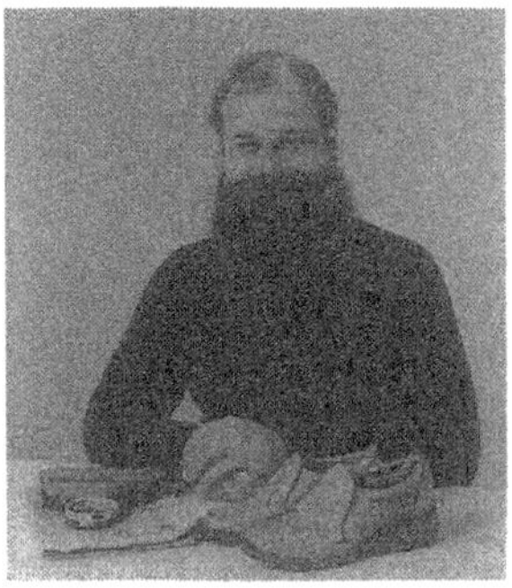

Abb. 6c

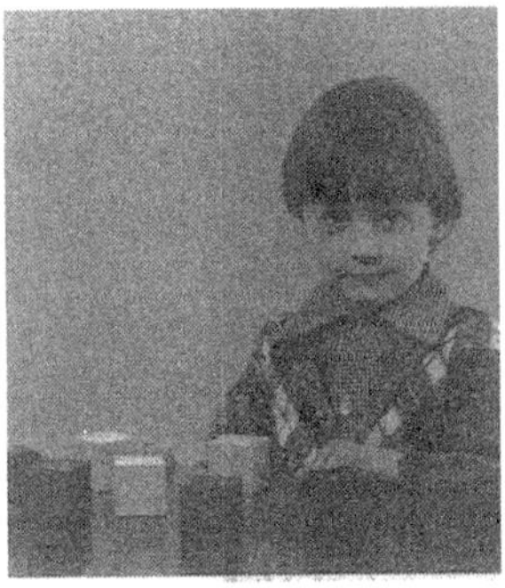

Abb. 7a

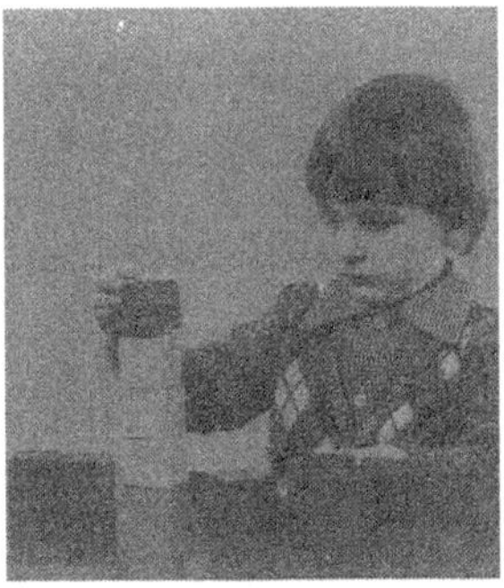

Abb. 7b

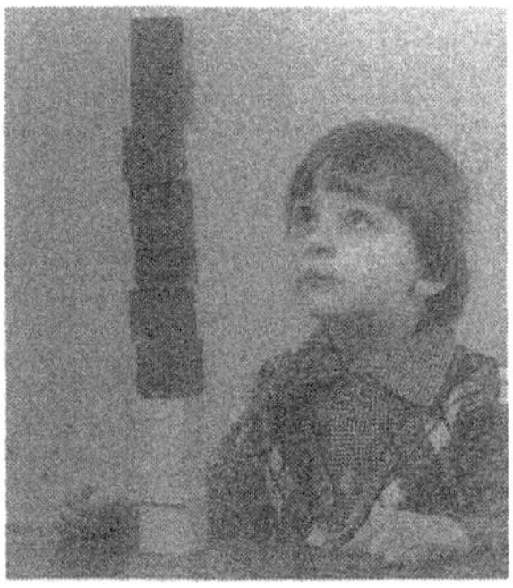

Abb. 7c

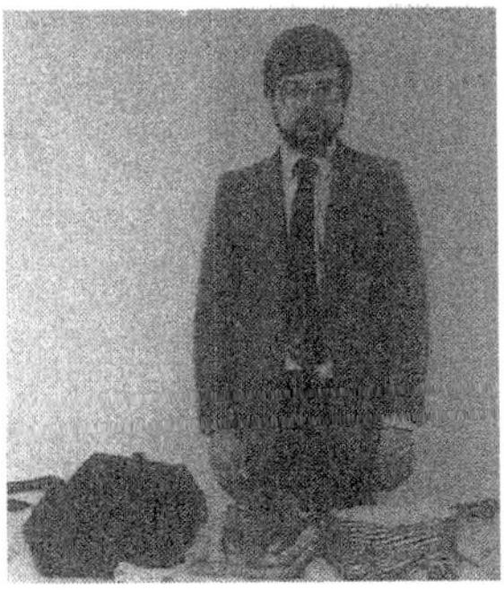

Abb. 8a

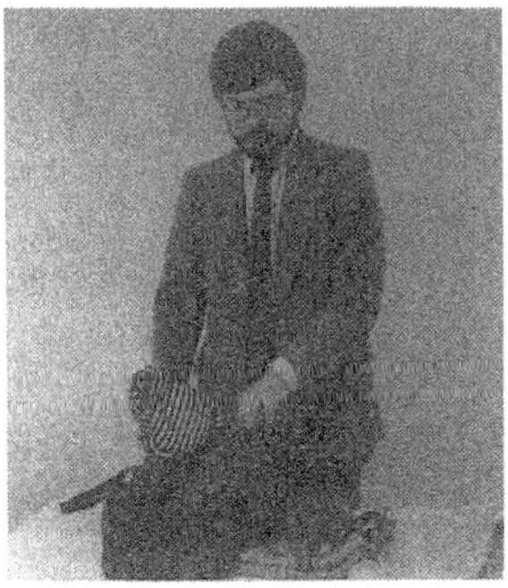

Abb. 8b

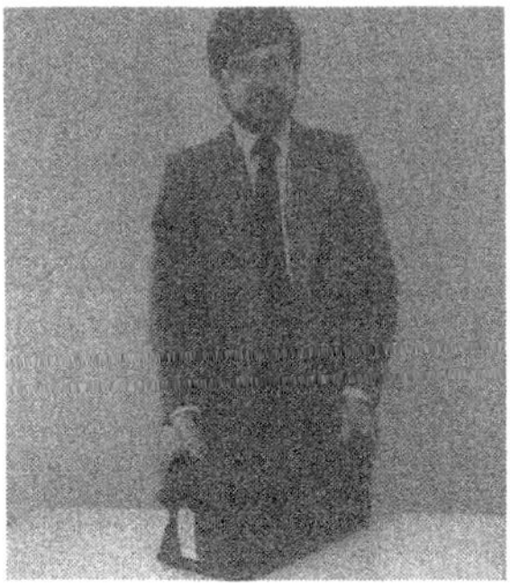

Abb. 8c

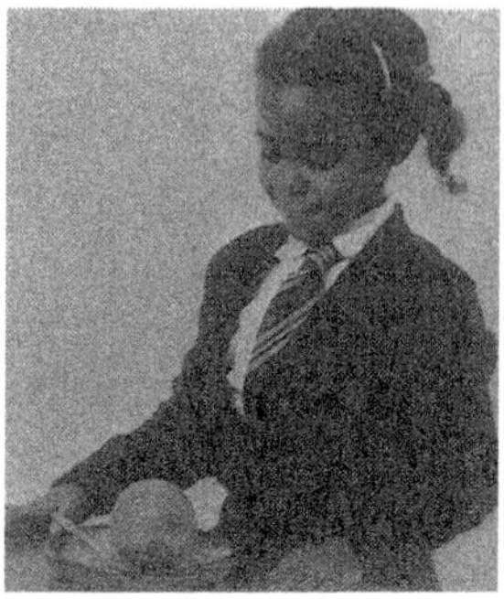

Abb. 9a

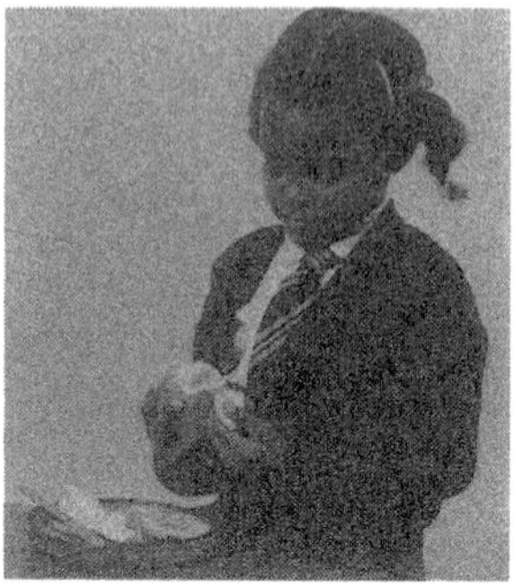

Abb. 9b

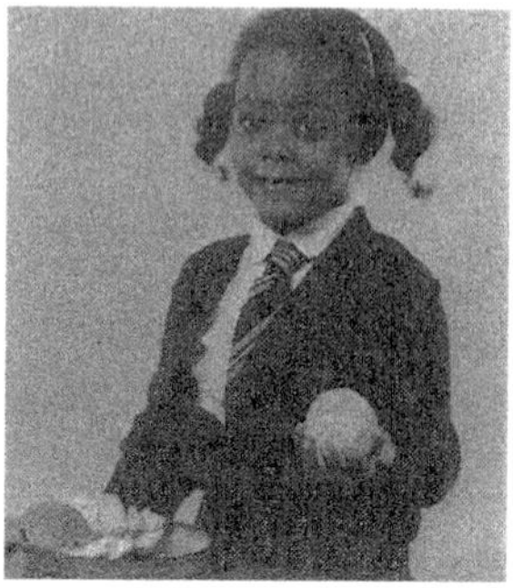

Abb. 9c

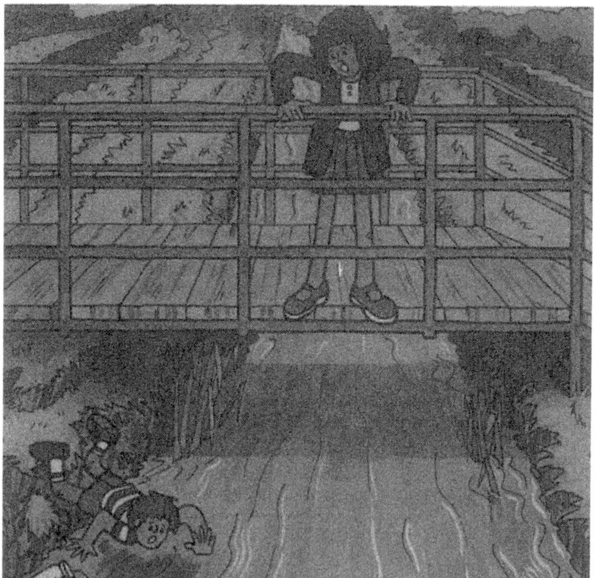

Abb. 10

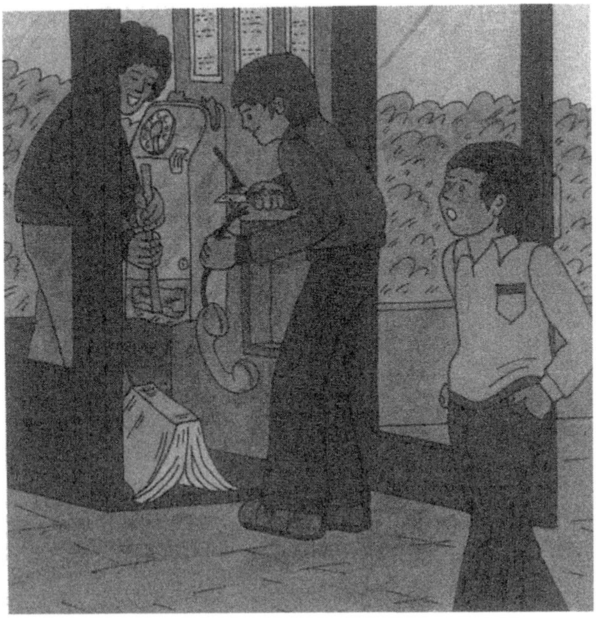

Abb. 11

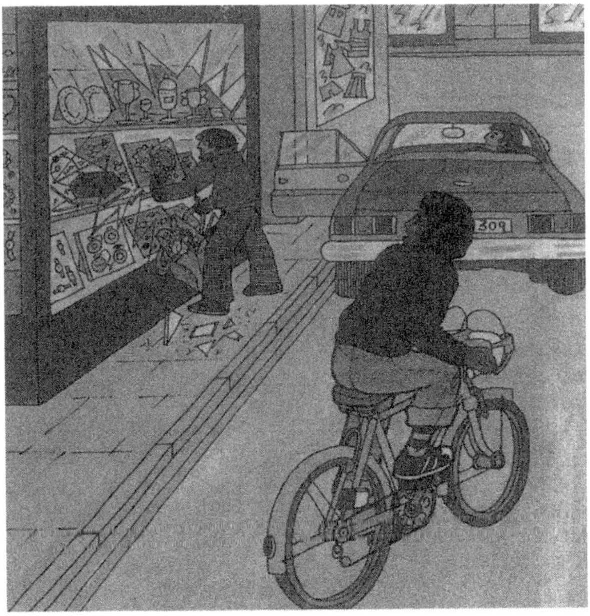

Abb. 12

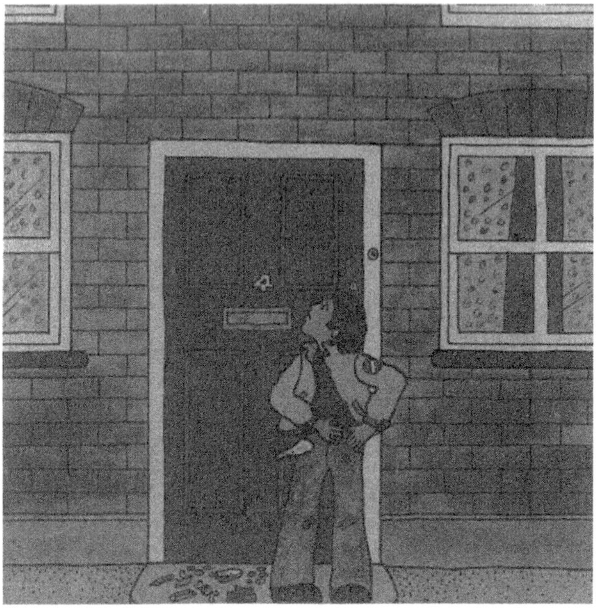

Abb. 13

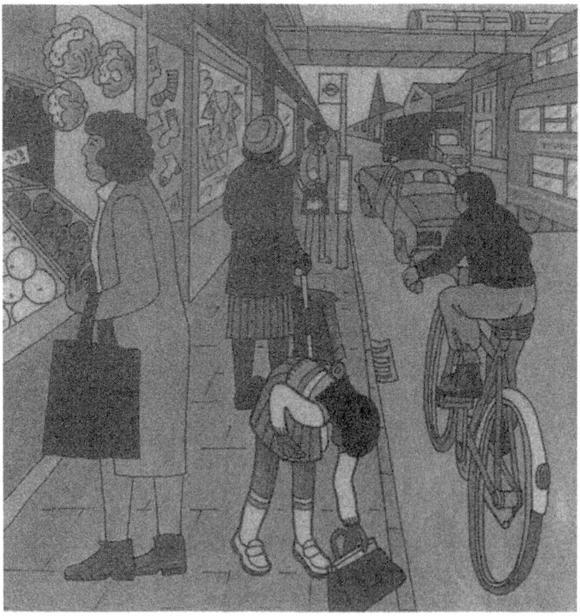

Abb. 14

Anhang D

Isolierte Partizip II-Formen

HJH

aber / noch nicht **gesucht**

ne / persönlich und / ähm diese / Beziehung / Patient und Logopädin / ähm / nicht mehr / **reserviert**

hm / Englisch / wieder / denn in / '86 vor meiner Krankheit habe ich / Polen besucht und alles Englisch gesprochen / denn die / meine Kollegen hatten Biologie alle / alle haben sie haben / Biologie studiert / und ich Theologie (lacht) aber / äh dann immer Englisch **geschwafelt** nicht wahr / und dann habe ich drei oder vier englische / Wörter aber nicht deutsch (lacht) / und dann / ähm / dann ist alles vergessen / auch deutsch habe ich nicht gewußt

ich merke die / die Autonummer / und vielleicht **geklaut** (lacht) / ich muß / wie heißt das? / Alarm schreien / denn / diese / hat / wie heißt das? / ähm / ich schreie / ja

ja / und / wenn im Winter / glatt war kalt und / der das Eis ist glatt aber nicht / nicht **geschneit** dann haben wir Schlittschuhe

ja / ähm / denn früher hatten die Leute / besondere Arbeiten / denn wenn / wenn die Räuber oder so was nicht wahr oder / ähm / auch dreißiger Jahre äh dreißigjähriger Krieg / hat Tilly beschossen nicht wahr / und / diese Mauer ich glaube / zweitausendreihundert Meter lang / diese Häuser oder / äh / wie heißt das? / diese / wenn / eine Mauer in eine Häuser **angebaut** oder / **hineingebaut** das sieht / man /und wo ist ein Haus wo fehlt / das ist / wie heißt das? / eine Konstruktion wo diese Mauer und diese Häuser hinein / äh

das weiß ich nicht sagt er / das ist besoffen und das ist steil und so steil wenn die technischen Möglichkeiten ah auf- **ausgewaschen** oder sowas das geht nicht das ist steil aber / diese Mensch ist gemalt aber wie das weiß niemand

naja / und / diese Dschungel wenn / **gehangelt** / aber wenn er runterrutscht dann die Krabben wegge- / **weggefressen** und rutscht ab und / dann hat gesucht diese Leute und / äh 14 Tage später alle Knochen **gefunden**

ja / und ich glaube ich war der ern- erste Mensch / **gelaufen**

aber trocken und die Flüsse **ausgetrocknet** und dann / Dezember Fluten wie / wie wie **geschwemm- überschwemmt** / also das ist -

ja / aber / aber / diese Sprache muß ich immer üben und / ähm / diese Sprache wenn **eingeschliffen** nicht wahr äh das ist besser als ich leise üben

WZ

ja jaja / **gemolken** und so weiter

ja / des is äh in Wels is äh Hotel / äh zuvor äh der Farmer / hab' ich äh / in der Landwirtschaft / äh **aufgegeben** / der Farmer

ja / stimmt / stimmt / äh / des is äh / äh / ein äh Wald äh / die Römer / mit'm Schiff / **abgeholzt** / und so weiter / des is schlecht / des stimmt stimmt / äh / ... / hab' ich aufgepaßt / des is / überall / zum Beispiel / Jugoslawien / keine Bäume / **ab- abgehaun**

ja / äh / in Wels (lacht) / schon lange / **vorgehabt**

ja jaja / äh die Bahnhof / äh **wegge- äh gerissen** äh die äh na / alles weg alles weg /

hm / naja / äh des is / äh rechts der Pegnitz / die die Bahn / äh der Zug / fährt nicht / vor / na / ein Jahr / **eingestellt**

ja / äh / in Hersbruck die die / äh / Kaufleute / äh / schlecht / äh de- des ähm / die in Lauf in Lauf / äh die U-Bahn / äh **eingestellt** / des des is schlecht / ja / s'geht nicht ja

jaja stimmt / im Fernsehn / extra / **aufgepaßt** / ja ja

ah des ist Reise / ... / äh die Frau / auf- aufgeschrieben / die mit'm Bus

ja des is äh Ka- Kauf-häuser / alles / äh **geschützt**/ die die / ähm für die / Regen / is's geschützt

ja äh / hier / rum- **rumgelaufen**

ja äh / hab' ich äh / mit'm Bus / äh / vorbeigefahr'n die äh / Uhren / museum / äh hab' ich äh / gelesen / einmal / äh noch nicht / **da-gewesen** / die äh / Uhren-museum

äh meine / Freundin / äh / naja / **aufgegeben** / deshalb / Hinterzaben äh / vor Jahren

schlecht schlecht / zum Aussprechen / des is schlecht / des is ähm / Krankenschwester / zusammen / **geheiratet** /

und äh / genauso / ... (WZ sucht etwas)/ aja / hier / ja / äh ich / Web-kurs / **gemacht**

ja / gut / **gesprochen**

ja / ah **vorg'habt** / ja

umgefallen / in äh Rummelsberg

ja / äh / in äh / bei Pommelsbrunn **geboren** / deshalb

umgelernt umgelernt

ah des is schlecht / is schlecht / immer noch **erkältet**

ne / des is wahrscheinlich **erkältet / erkältet**

ja ja / vor einer Woche / die die / **geschwitzt** / ähm **geschwitzt** und so weiter / mitn mit ner Jacke / des is schlecht / warm warm

ja ähm / Paris / äh die U-Bahn / hab' ich leider äh / äh die der Bekannte / äh Geld **gegeben** / die U-Bahn

vorbeigefahren / mit'm Zug

rübergefahren ja / naja wahrscheinlich äh / wieder London / besuchen / ja / is äh / große Stadt

Vergleichssprecher 3

und / äh / ja die kamen zum Essen / schnell **gegessen** und so weiter und was is heut' abend ja / wo gehma hin / dort zum Tanzen und dort und so weiter ja und des

Vergleichssprecher 4

ja jaja / jaja ich komm' aus dem Badischen und die erste Zeit war also ganz schlimm / wenn ich mit den Franken gesprochen hab' ich hab' kein' verstande / ich bin immer heimkommen und war völlig / untröstlich die haben so schnell / nun hatten wir ganz äh bei Forchheim da und die sprechen sehr schnell / die Franken in der Ecke / und ich bin immer heim komme hab' ich / ich weiß überhaupt net was die gesproche haben / und der erste Griff war dann zum Radio / und der Stuttgarter Sender **eingeschaltet**

Vergleichssprecher 5

(...) ich bin in die Aufbauschule nach Schwabach gefahrn mit'm Zug und da is jeden Mittag und da is der beschleunigte Eilzug nach München hat's damals geheißen / war jeden Tag ein Wagen ein Gefangenenwagen hinten bei der Post ist der immer hinten drangehängt worden und wenn die Gefangenen kommen sind / die Frauen des war für mich ewig geht des nimmer raus / die Frauen in die Sträflingskleider mit Holzpantinen und die Männer dann sogar an den Füßen mit Ketten **gefesselt** / die Bilder bring ich net raus die hab' ich gesehn

Isolierte Infinitiv-Formen

HJH

und / **bauen** / und ich mußte auch / mitbauen / ja freilich / und / ... / mein Grundstück muß ich sauberhalten / und / Gartenbau auch / denn wir wußten die Bevölkerung hatten keine / kein Gemüse

ich glaube halben Tag und dann ist geht nicht mehr zu sprechen und dann / drei oder vier Tage / wieder ähm / **aufsteigen** / und dann tschak / wieder runter

ähm wenn er lächelt und nichts **sagen** und dann wußte ich daß /

nenenene / aber aber zum Beispiel wenn er spritzt dieser Garten / und kein Zaun natürlich nicht wahr und diese Känguruh ist da / dann / diese Känguruh hatte ne die hatte nicht sondern wollte der Vater spritzen und er hat dies Känguruh / aufgerichtet und so (deutet an, wie sich das Känguruh stellt) und **spritzen**

aber nie **anfassen** oder sowas

aber / zu **leben** nein ich glaube nicht

ja / aber / aber / diese Sprache muß ich immer üben und / ähm / diese Sprache wenn eingeschliffen nicht wahr äh das ist besser als ich leise **üben**

WZ

aja / ah / nix **sagen** des is im äh im Gehirn / äh gespeichert / äh deshalb

dann ma- nix **machen**

na halt **besuchen besuchen** / äh des is äh / eigene / äh Firma / drei verschiedene äh / Firma is des

ja / des is äh / ähm / pro Monat / is des äh / extra / **bestellen** / des Buch / und äh / Kassette / al- alles

einmal / äh / **zeigen**? / **zeigen** / ja

jaja / wieder **lernen**

äh des is viel gscheiter / **untersuchen untersuchen** / die

rübergefahren ja / naja wahrscheinlich äh / wieder London / **besuchen** / ja / is äh / große Stadt

wenn - dann-Konstruktionen bei HJH

naja / wenn ich die Straße sehe / äh / dann / muß ich / den Zug / schneller als die Autofahrer / äh wie heißt das?

ja / aber / wenn ich spazieren / will dann / Wochen-ende ist zu diese Möglichkeiten / denn die Busse ist nicht mehr

hm / ne nene / äh / wenn ich hätte Geld / dann Sowjetunion ja / aber / Ungarn und / nicht mehr Polen / das ist nicht erlaubt / und / bloß die Tschechen

und wenn wir / im Land lebten / mußten wir / ähm diese angebaut / dann es gibt nicht viel

aber / in Mecklenburg wir sind die kleinste Kirche / oder ja / äh wir kannten jeder / der Bischof / auch / und wenn / ein Pfarrer irgendwo / was / anstößig / also in der Schule von den Kindern oder sowas / dann der Bischof ist da / ja / das ist wirklich / blendend / wirklich

ja auch / ja ja / ... / aber wenn ich die zehn Jahre / ähm ansehe / dann ist es schwierige Zeit / aber / ist gut meine Frau hatte gefragt / der Arzt / wenn es kommt dann kommt's / dann is gut / ja

ja ja / wenn ich / wenn ich abhaue nicht wahr / dann darf ich nicht kirchliche Berufe ausüben

jaja / das das / meine Kirche hat gesagt / ist gut / du / mußt in den Westen und ich schreibe Unterschrift / nicht wahr / und wenn ich etwa abhaue / dann geht das nicht / äh für Pfarrer hier / die Anstellung niemals

ja / früher habe ich nicht gesprochen / das ist klar / und / jetzt zum Beispiel / wenn diese Wetter ist schön / dann habe ich Chancen besser zu reden / aber wenn es trübe und / äh / unbeständig / dann geht es nicht / geht nicht mehr

und früher habe ich nie gel- gelacht ja / ... / und diese Gruppe hat mir gesagt / das ist Regen / geht nicht mehr zu Sprechen / ja / das ist leider so / wenn ich meine Frau sagte / ich glaube morgen oder übermorgen es gibt Regen / aha / dann habe ich wie eine / ... / eine Kurve wie eine Zahn- Säge-zahn-kurve / äh wie heißt das wenn ich oben / äh spreche dann / (? nist) / unbeständig das Wetter dann stürze ich ab

jaja / und jetzt muß ich / in der Woche / äh laufen / zehn oder zwanzig Kilometer oder Fahradfahren denn / wenn ich das nicht mache / dann kann ich nicht mehr laufen

wenn es trüb ist / dann vielleicht

vielleicht / aber ich ich bin schwindlig / nicht wahr / und ich habe / den diese Kollegen gefragt / wie ist das ich bin schwindlig / und die sagten alle / alle wirklich alle schwindlig / wenn ich die Treppen runtergehe / muß ich wirklich angestrengt die frei Stufen / aber dann is gut / diese / diese Angst / ja / wenn mir eine(? r) (? stoß) / dann geht es nicht mehr / ich würde runterpurzeln

wenn es nicht tief ist dann muß ich / rausholen

und eine Telefonzelle muß sein wenn zum Beispiel / Hilfe äh / zum Arzt oder Feuerwehr oder sowas

wenn diese Mädel Zeit hat / dann zum Beispiel / die Polizei abgeben oder Fundbüro

ja / und / wenn im Winter / glatt war kalt und / der das Eis ist glatt aber nicht / nicht geschneit dann haben wir Schlittschuhe

ähm wenn er lächelt und nichts sagen und dann wußte ich daß /

ne nenene / und ähm / wenn ich knipse diese Stelle dann viertel Drehung dann dieses

und / diese alten Soldaten hat gesoffen / und ein / eine Sektflasche muß / wie heißt das? / wenn du wenn du trinkst dann mußt du oben etwas malen und er (?maler hin)

naja / und / diese Dschungel wenn / gehangelt / aber wenn er runterrutscht dann die Krabben wegge- / weggefressen

nenenene / aber aber zum Beispiel wenn er spritzt dieser Garten / und kein Zaun natürlich nicht wahr und diese Känguruh ist da / dann / diese Känguruh hatte ne die hatte nicht sondern wollte der Vater spritzen und er hat dies Känguruh / aufgerichtet und so (deutet an, wie sich das Känguruh stellt) und spritzen

und diese Bug ist wie eine Glaswanne / und wenn diese (?) / und dann ist diese Leute nicht zu sehen / unten drunter ist dann ein / eine eine / ähm Bank

nein nein / und ich muß jeden Tag / äh lesen üben nicht wahr / wenn ich / vier Wochen oder sechs Wochen nicht lesen übe / dann wie ein naja Erst- oder Zweitklässler

ne nenene / sondern äh die / äh Bibel äh diese / zwei Kapitel / dann muß ich lesen und dann diese / zwei Kapitel und dann is gut / äh wenn ich / schlechte / Wetterlage / dann eine ein Kapitel ja

nein das ist zwei Dinge / wenn ich / leise lese dann habe ich / bißchen gewußt / aber laut äh habe ich nie / wie heißt das? ähm / diese Dinge / diese -

GPSR Compliance

The European Union's (EU) General Product Safety Regulation (GPSR) is a set of rules that requires consumer products to be safe and our obligations to ensure this.

If you have any concerns about our products, you can contact us on ProductSafety@springernature.com

In case Publisher is established outside the EU, the EU authorized representative is:

Springer Nature Customer Service Center GmbH
Europaplatz 3
69115 Heidelberg, Germany

Batch number: 10809468

Printed by Printforce, the Netherlands